全国卫生专业技术资格考试推荐辅导用书

U0382881

单科闯关　第1科
护理学（师）基础知识

主　编　徐德颖　王丽霞

副主编　邵越英　陈向韵　李惠娥

编　者　（以姓氏笔画为序）

丁丝露　万辉琴　王　倩　王全华　王志美

王丽霞　毛惠芬　文　平　方　艳　石　娟

叶康杰　刘　璐　刘素梅　刘海霞　孙慧慧

苏翠丹　杜素红　李　娜　李砚池　李胜萍

李惠娥　杨　婧　杨同华　沈丽萍　张萌萌

陈向韵　邵越英　袁亚红　徐　鹏　徐德颖

护理学（师）资格考试

视频课程授权码

使用方法（请严格按照以下顺序操作）：
1. 微信扫描二维码，关注阿虎医考服务号，进入服务号点击"图书增值"。
2. 填写注册信息及课程授权码，领取课程。
3. 然后下载并登录阿虎医考APP，进入"网校课程"。
4. 点击右上角"我的课程"图标观看课程学习。

技术支持电话：010-86464504

科学出版社

科学出版社
北　京

内 容 简 介

《单科闯关 第 1 科——护理学（师）基础知识》是全国护理学（师）资格考试推荐辅导用书之一，专为在上一年度考试中"基础知识"单科未通过的考生而编写。主要包括知识点串讲、试题精选和模拟试卷三部分。知识点串讲根据考试大纲的要求，对内、外、妇、儿各科疾病涉及的解剖、生理、病理、病因和发病机制等医学基础理论做了详细叙述。对需要重点记忆的重要的关键词分别以波浪线和黑体字表示，既考虑到知识点的全面性，又突出重点。试题精选部分精选了历年典型考点试题并附答案。书末附有 3 套模拟试卷，供考生实战演练。

本书紧扣考试大纲，内容全面，重点突出，准确把握考试的命题方向，有的放矢，是参加护理学（师）资格考试的考生复习必备的重要参考书。

图书在版编目（CIP）数据

单科闯关. 第 1 科，护理学（师）基础知识 / 徐德颖，王丽霞主编. —北京：科学出版社，2018.1
全国卫生专业技术资格考试推荐辅导用书
ISBN 978-7-03-055817-6

Ⅰ. 单… Ⅱ. ①徐… ②王… Ⅲ. 护理学－资格考试－自学参考资料 Ⅳ. R47

中国版本图书馆 CIP 数据核字（2017）第 301005 号

责任编辑：李玉梅 王海燕 / 责任校对：张小霞
责任印制：赵 博 / 封面设计：吴朝洪

科 学 出 版 社 出版
北京东黄城根北街16号
邮政编码：100717
http://www.sciencep.com

三河市荣展印务有限公司 印刷
科学出版社发行 各地新华书店经销

*

2018年1月第 一 版 开本：787×1092 1/16
2018年9月第二次印刷 印张：13 1/2
字数：316 000
定价：**58.00元**
（如有印装质量问题，我社负责调换）

出版说明

  全国卫生专业技术资格考试（中初级）是国家卫生计生委人才交流服务中心组织的国家级专业技术资格考试。通过考试取得专业技术资格，表明其已具备担任卫生系列专业相应技术职务的水平和能力，各用人单位以此为依据，从获得资格证书的人员中择优聘任。目前，该考试实行全国统一组织、统一考试时间、统一考试大纲、统一考试命题、统一合格标准的考试制度，覆盖医、药、护、技4个系列的100多个专业，每年参加考试的人数逾百万。其考试通过率各专业略有不同，一般为50%左右。实际的考试中一般会有5%左右的超大纲考题，具有一定难度。

  为了帮助广大考生做好考前复习，我社组织了权威专家，对考试的命题规律和考试特点进行了精心分析研究，严格按照考试大纲的要求，出版了"全国卫生专业技术资格考试推荐辅导用书"，主要为两大系列："应试指导与历年考点串讲"系列和"模拟试卷及解析"系列。针对护理学、药学等考生人数较多的专业，还出版了"单科考试辅导""同步练习及解析""考前冲刺必做"等图书，以满足全国广大考生不同的复习需要。

  "全国卫生专业技术资格考试推荐辅导用书"紧扣考试大纲，内容的安排既考虑知识点的全面性，又结合考试实际，突出重点、难点，在编写形式上力求便于考生理解和记忆，使考生在有限时间内扎实掌握大纲所要求的知识，顺利通过考试。

  "应试指导与历年考点串讲"系列的突出特点是分析了历年数千道考试题的思路，串讲历年考点，把握考试命题方向，有针对性地对考点知识进行详细阐述。

  "模拟试卷及解析"系列是参考真实考试的思路，将一般知识、重点知识、难点知识进行有针对性地、按比例地编写组卷。每个专业一般有3~5套试卷，1200~2000道试题。这个系列的突出特点是试题质量高，贴近真实考试的出题思路及出题方向。

  科学出版社医学考试中心团队由原人民军医出版社医学考试中心的骨干核心力量组成。经过十余年的努力，我们在全国护士执业资格考试、全国卫生专业技术资格考试、国家医师资格考试、国家执业药师资格考试等医学考试用书的策划、出版及培训方面积累了宝贵的理论和实践经验，取得了较好的成绩，得到了考生的一致好评。我们将秉承"军医版"图书一贯的优良传统和优良作风，并将科学出版社"高层次、高水平、高质量"和"严肃、严密、严格"的"三高三严"的要求贯彻到图书的编写、出版过程，继续为考生提供更好、更高标准的服务。

本套考试用书对知识点的把握非常准，试题与真实考试的符合率非常高，许多考生参加考试之后对本套考试用书的质量给予了高度认可。考生通过考试之后对我们出版工作的由衷感谢、支持，是鼓励我们不断努力把考试产品做得更好的不竭动力。

本版书依据最新考试大纲重新编写，各学科的专家对所有指导和试卷进行了仔细审读，对以往版本中存在的个别错误进行了修正。但由于编写及出版时间紧、任务重，书中的不足之处，请读者批评指正。

目　录

第 1 部分 »»» 内科护理学

第 1 单元　呼吸系统疾病患者的护理

一、概论

【呼吸系统结构与功能】

1．**呼吸道**　是气体进出的通道，**以环状软骨为界，分为上、下呼吸道**。①上呼吸道：包括鼻、咽、喉，鼻对吸入气体有过滤、湿化、加温的作用。在发声和嗅觉中起重要作用。②下呼吸道：由气管、支气管组成，是从气管至终末呼吸性细支气管末端的气道。从气管至第 16 级终末细支气管为传导性气道，属解剖无效腔，约 150ml；从第 17 级呼吸性细支气管开始，属呼吸区。为患者施行气管切开的部位是 2～4 **软骨环处**。**隆突**是支气管镜检查时的重要标记。右主支气管较左主支气管**短、粗且陡直**，异物或气管内插管易**进入右肺**。③组织结构和功能：黏膜层为假复层纤毛柱状上皮，具有清除呼吸道内分泌物和异物的功能，杯状细胞分泌黏液。黏膜下层由疏松结缔组织组成。固有层由弹性纤维、胶原纤维和平滑肌构成。

2．**肺泡**　有肺泡上皮细胞（包括Ⅰ**型细胞**，是气体交换的主要场所；Ⅱ**型细胞**分泌表面活性物质）及巨噬细胞。

3．**肺的血液循环**　肺循环由肺动脉-肺毛细血管-肺静脉组成，进行气体交换。支气管循环为营养血管。肺血管的吻合支，建立侧支循环。

4．**胸膜和胸膜腔**　正常胸膜腔内为**负压**，腔内有少量浆液起润滑作用。

5．**肺的通气和换气**　呼吸过程的 3 个环节：①外呼吸；②气体在血液中的运输；③内呼吸。

二、急性上呼吸道感染患者的护理

【病因】急性上呼吸道感染是指鼻腔、咽或喉部的急性炎症，常为**病毒感染**，有 70%～80%由病毒引起，常见病毒有鼻病毒、流感病毒、副流感病毒、呼吸道合胞病毒、腺病毒、柯萨奇病毒、麻疹病毒等。部分由细菌感染所致，其中以**溶血性链球菌最常见**。其次为流感嗜血杆菌、肺炎球菌、葡萄球菌等，偶见革兰阴性杆菌。

【发病机制】当有受凉、过度疲劳等诱因导致全身或呼吸道局部防御功能下降时，从外界侵入或由原在上呼吸道的病毒或细菌繁殖引起。病原体主要通过飞沫、被污染的用具传播。成年人多为**鼻病毒**所致，好发于冬春季节。起病较急，以鼻咽部卡他症状为主。

📄 **试题精选**

引起呼吸系统疾病最常见的病因是
A. 吸烟
B. 理化因素
C. 感染
D. 肿瘤
E. 变态反应
答案：C

三、支气管哮喘患者的护理

【病因】病因不十分清楚。

1. 遗传因素 调查研究显示，哮喘是多基因遗传病，受遗传和环境因素的双重影响，哮喘患者存在与气道高反应性、IgE 调节和特异性反应相关的基因，这些基因在哮喘发病中起着重要的作用。

2. 环境因素 环境因素中可激发因素：①过敏原以吸入为主，有尘螨、花粉、动物的毛屑及真菌等；②呼吸道感染，感染也是哮喘急性发作常见的诱因，如病毒、细菌、原虫、寄生虫等感染；③环境污染（二氧化硫、氨气等）、气候、药物（如阿司匹林、普萘洛尔）、精神因素、剧烈运动、某些食物（如鱼、虾、蟹等海产品，蛋类、牛奶等）。

【发病机制】①变态反应：哮喘主要由接触变应原触发或引起；②气道炎症：哮喘的本质是气道慢性炎症；③神经机制：β_2 肾上腺能受体功能低下，迷走神经张力增高，α 肾上腺素受体功能亢进，均可引起支气管口径缩小；④气道高反应性：气道对各种变应原或非特异性刺激收缩反应增高。

📄 **试题精选**

1. 支气管哮喘的发病机制是
A. 遗传基因突变
B. 气道变态反应
C. 心肌急性缺血
D. 肺泡充血水肿
E. 肺动脉栓塞
答案：B

2. 患儿，女，10 岁。给宠物犬洗澡后即出现咳嗽、咳痰，伴喘息发作，诊断为哮喘。引起该患儿哮喘发作最有可能的过敏原是
A. 花粉
B. 尘螨
C. 毛屑
D. 病毒感染
E. 细菌感染
答案：C

四、慢性支气管炎和阻塞性肺气肿患者的护理

慢性支气管炎是指气管、支气管黏膜及其周围组织的慢性、非特异性炎症，多发生于中、老年人，常可发展为阻塞性肺气肿。肺气肿是指终末细支气管远端的气道弹性减退、气腔异常扩大，伴有肺泡及其组成部分的病理改变。慢性阻塞性肺气肿，是由于在慢性支气管炎和肺气肿的病理基础上，出现气道阻塞，气体排出受阻。把具有气流受阻并且不能完全恢复的这类疾病统称为慢性阻塞性肺疾病（简称 COPD）。患者出现逐渐加重的呼吸困难，可并发

慢性肺源性心脏病和 Ⅱ 型呼吸衰竭。

【病因】①吸烟：是重要的发病因素；②病毒感染（鼻病毒、流感病毒、腺病毒及呼吸道合胞病毒）或细菌感染、支原体感染（肺炎球菌和流感嗜血杆菌）是本病发生及加重的重要因素之一，常见细菌为肺炎球菌、流感嗜血杆菌和葡萄球菌等；③大气污染：包括二氧化硫、二氧化氮、氯及臭氧等的慢性刺激；④气候（冷空气刺激）；⑤遗传因素（α_1 抗胰蛋白酶缺乏）。

【发病机制】①慢性支气管炎：机体抵抗力和气道防御功能减退，是气道反复感染和理化因素刺激的结果。②慢性阻塞性肺气肿：多由慢性支气管炎发展而来，其次为支气管哮喘、支气管扩张症、肺纤维化等。主要是由于黏膜发炎肿胀、分泌物增多堆积，支气管痉挛引起管腔变窄，气体排出困难。

📋 试题精选

关于阻塞性肺气肿的病因与发病机制哪项不正确

A. 由慢性支气管炎演变

B. 慢性感染

C. 大气污染

D. 长期吸烟

E. 抗胰蛋白增多

答案：E

五、慢性肺源性心脏病患者的护理

【病因】由支气管炎、肺疾病、胸廓运动障碍性疾病、其他肺血管疾病引起。以慢性支气管炎伴发 COPD 为最多见（占 80%～90%）。

【发病机制】缺氧、高碳酸血症和呼吸性酸中毒使肺血管收缩、痉挛，引起肺动脉高压；慢性阻塞性肺疾病、肺血管性疾病、肺间质疾病等，都可引起肺血管的重构，使血管腔狭窄、闭塞、肺血管阻力增加，发展为肺动脉高压。低氧血症引起继发性红细胞增加，血液黏稠度增加，血液黏稠度增加和血容量增多，均可导致肺动脉高压。肺循环阻力增加，肺动脉高压使右心室负荷加重，失代偿使右心室扩大。具有肺动脉高压及右心室肥大 2 条即可诊断为慢性肺源性心脏病。

📋 试题精选

1. 慢性肺源性心脏病发病的关键环节是

A. 气管阻塞

B. 肺泡膨大

C. 右心室肥大

D. 肺动脉高压

E. 右心房肥大

答案：D

2. 慢性肺源性心脏病最常见的病因是

A. 肺动脉痉挛

B. 脊柱畸形

C. 慢性阻塞性肺疾病

D. 肺结核

E. 支气管扩张症

答案：C

六、支气管扩张症患者的护理

【病因】

1. **支气管-肺组织感染和支气管阻塞**。在儿童期的麻疹、百日咳合并支气管肺炎时导致支气管-肺组织感染，使支气管管腔黏膜充血、水肿，分泌物阻塞管腔，管腔变窄导致引流不畅而加重感染。反复感染破坏支气管壁各层结构，削弱了管壁的支撑作用。在咳嗽时管内压力增高及呼吸时胸腔内压的牵引下，逐渐形成支气管扩张症。大多数会在 12 岁以前发病，呈慢性过程。

2. 肺结核和慢性肺脓肿，支气管周围纤维组织增生，牵拉管壁，致使支气管变形扩张。

3. 先天性发育缺损和遗传因素，也可形成支气管扩张症。

4. 肿瘤压迫。

试题精选

1. 支气管扩张症最常见的病因是
A. 上呼吸道感染
B. 麻疹、百日咳
C. 肺结核
D. 重症肺炎
E. 支气管哮喘
答案：B

2. 马先生，30 岁，患支气管扩张症已 10 余年。1 周来因受凉咳嗽、咳痰加重，痰呈脓性，每日约 500ml，体温 37.8℃。此患者基本病因最可能是
A. 支气管先天发育不良
B. 支气管防御功能退化
C. 支气管平滑肌痉挛
D. 支气管感染及阻塞
E. 支气管变态反应性炎症
答案：D

七、肺炎患者的护理

肺炎是肺实质或间质内的急性渗出性炎症。可由病原微生物、寄生虫、理化因素、免疫损伤、过敏及药物引起，其中**细菌性肺炎最为常见**。

【分类】

1. **按解剖位置分类**

（1）大叶性肺炎：炎症起于肺泡，通过肺泡间孔向其他肺泡蔓延，以致部分或整个肺段、肺叶发生炎症改变，通常不累及支气管，故又称为肺泡性肺炎。致病菌多为肺炎球菌。

（2）小叶性肺炎：病原体经支气管入侵播散，引起细支气管、终末细支气管及肺泡的炎症，又称为支气管肺炎。常继发于其他疾病，如支气管扩张症等，可由细菌、病毒及支原体感染引起。

（3）间质性肺炎：以肺间质为主要部位的炎症。

2. **按病因学分类**

（1）细菌性肺炎：最为常见，最常见的病原菌是**肺炎球菌**，其次为葡萄球菌、克雷伯杆菌。

（2）病毒性肺炎：如冠状病毒、流感病毒、麻疹病毒、腺病毒等感染。

（3）非典型病原体肺炎：如支原体、衣原体、军团菌等感染。

（4）真菌性肺炎：如白色念珠菌、放线菌等感染。

３．根据感染来源分类

（1）社区获得性肺炎：在医院外感染的感染性肺实质炎症。主要病原菌为肺炎链球菌、流感嗜血杆菌、非典型病原体等。

（2）医院获得性肺炎：也称为医院内肺炎。患者入院时不存在也不处于潜伏期，而于入院48h后在医院内发生的肺炎，也包括出院后48h内发生的肺炎。细菌是医院获得性肺炎最常见的病原。

【病因与发病机制】

１．肺炎球菌性肺炎　由肺炎链球菌或肺炎球菌感染发病。典型病变呈大叶性分布。以冬季与初春为高发季节。正常情况下，肺炎球菌为上呼吸道正常菌群，当免疫力降低时发病。诱因有受凉、淋雨、上呼吸道感染、COPD、糖尿病、醉酒、全身麻醉等。

肺炎链球菌在干燥痰中可存活数月，但经阳光直射 1h，或加热至 52℃ 10min，即可杀灭，对苯酚等消毒剂也较敏感。

２．支原体肺炎　由肺炎支原体引起，在空气中传播，健康人吸入后感染。

３．军团菌肺炎　是由革兰染色阴性的嗜肺军团杆菌引起的以肺炎为主的全身性疾病。军团菌通过污染的供水系统、土壤、空调或雾化吸入等传播，引起呼吸道感染。

４．革兰阴性杆菌肺炎　常见革兰阴性杆菌包括铜绿假单胞菌、流感嗜血杆菌、大肠埃希菌等，均为厌氧菌，多见于年老体弱、长期应用抗生素及糖皮质激素等免疫力低下或全身衰竭的住院患者。

📋 试题精选

1．大叶性肺炎常见的致病菌是

A．葡萄球菌

B．肺炎球菌

C．溶血性链球菌

D．铜绿假单胞菌

E．克雷伯杆菌

答案：B

2．患者，男，21 岁，运动后冷水浴，突然寒战、高热，体温 40℃，咳嗽，胸痛。查体：右上肺部叩诊浊音，听诊有湿啰音。胸透右上肺有云絮状阴影，诊断为肺炎球菌性肺炎，此患者发病的诱因是

A．受凉

B．过劳

C．醉酒

D．长期卧床

E．免疫功能低下

答案：A

八、肺结核患者的护理

【病因与发病机制】

１．病原体　为结核分枝杆菌，引起人类结核病主要是人型菌，其次是牛型菌。此菌对外界抵抗力较强，在阴湿处能生存 5 个月以上；但在烈日下曝晒 2h 或煮沸 1min 能被杀死；用 70%乙醇接触 2min，亦可杀菌。

２．感染途径　经呼吸道传播，排菌的结核患者是重要传染源，也可通过消化道传染。

3．发病　结核杆菌首次侵入人体后，是否感染取决于结核杆菌的毒力和肺泡内巨噬细胞固有的吞噬杀菌的能力。若结核杆菌存活下来，并在肺泡巨噬细胞内外生长繁殖，即出现炎性病变，称为原发病灶。如果机体的免疫功能正常，则经过 4～8 周通过 T 细胞介导的细胞免疫和迟发性变态反应，机体可产生特异性免疫，限制结核杆菌继续复制和扩散，使原发病灶炎症迅速吸收或留下少量钙化灶，增大的肺门淋巴结逐渐缩小、纤维化或钙化。有少量结核杆菌没有被消灭，可长期处于休眠期，成为潜在病灶。当机体免疫功能下降时，受抑制的结核杆菌可重新活动和增殖，大量结核杆菌即从液化干酪灶释放形成播散，发生结核病。

📄 **试题精选**

结核病传染的主要途径与方式是
A．饮用未经消毒的病牛的奶
B．吸入患者排出的带菌飞沫
C．皮肤外伤
D．经胎盘传播
E．泌尿生殖系外伤
答案：B

九、慢性呼吸衰竭患者的护理

【病因与发病机制】①气道阻塞病变：如慢性阻塞性肺疾病（COPD）、气管-支气管炎、哮喘、呼吸道分泌物或异物阻塞等，引起气道阻塞和通气不足，通气/血流比例失调，导致缺氧和二氧化碳潴留。②肺组织病变及肺血管病变：如肺气肿、各种肺炎、重症肺结核等，均可导致肺泡减少，有效弥散面积减少，肺顺应性降低，通气/血流比例失调，导致缺氧和二氧化碳潴留。肺血管病变可使部分静脉血未经氧合进入肺静脉，加重了通气/血流比例失调，导致呼吸衰竭。③胸廓疾病：如胸廓畸形、外伤、手术创伤、大量气胸、胸腔积液等，可影响胸廓活动及肺扩张，造成吸入气体分布不均及通气减少，导致通气和换气功能障碍，往往导致急性呼吸衰竭。④神经、肌肉疾病：如脑血管病变、脑炎、脑外伤、脊髓灰质炎、多发性神经炎及重症肌无力等，造成呼吸肌无力，引起肺通气不足，导致呼吸衰竭。

【分型】

1．按动脉血气分析分为　Ⅰ型，仅有缺 O_2［$PaO_2 < 8kPa$（60mmHg）］，无 CO_2 潴留，$PaCO_2$ 降低或正常，见于换气功能障碍；Ⅱ型，既有缺 O_2，又有 CO_2 潴留［$PaO_2 < 8kPa$（60mmHg），$PaCO_2 > 6.7kPa$（50mmHg）］，肺泡通气不足所致。

2．按病程分为　急性呼吸衰竭和慢性呼吸衰竭。

📄 **试题精选**

1．以下哪项可诊断为Ⅱ型呼吸衰竭
A．$PaO_2 > 60mmHg$，$PaCO_2 > 20mmHg$
B．$PaO_2 > 70mmHg$，$PaCO_2 > 50mmHg$
C．$PaO_2 > 80mmHg$，$PaCO_2 > 40mmHg$
D．$PaO_2 < 60mmHg$，$PaCO_2 > 50mmHg$
E．$PaO_2 > 90mmHg$，$PaCO_2 > 30mmHg$
答案：D

2．临床上最常见的慢性呼吸衰竭病因是
A．重症肺结核
B．呼吸肌病变
C．严重胸廓畸形
D．慢性阻塞性肺疾病
E．神经系统病变
答案：D

第 2 单元　循环系统疾病患者的护理

一、循环系统的解剖与生理

循环系统由心脏、血管和调节血液循环的神经体液装置组成。其功能是为全身各组织器官运输血液，将氧、营养物质输送到组织，并在内分泌腺和靶器官之间传递激素，同时将组织代谢产生的废物和二氧化碳运走。

1. 心脏　心脏是一个主要由心肌构成的圆锥形、中空的器官，分 4 个腔室，即左心房、左心室、右心房、右心室。

心脏的瓣膜有：①左房室之间的瓣膜称二尖瓣；②右房室之间的瓣膜称三尖瓣；③左心室与主动脉之间的瓣膜称主动脉瓣；④右心室与肺动脉之间的瓣膜称肺动脉瓣。心瓣膜具有防止心房和心室在收缩或舒张时出现血液反流的功能。

心脏壁分为 3 层，由外向内依次为心外膜、肌层、心内膜，心外膜即心包的脏层紧贴于心脏表面，与心包壁层形成心包腔，腔内含少量浆液起润滑作用。

心脏的血液供应来自冠状动脉。左冠状动脉又分成前降支和回旋支，主要负责左心房、左心室前壁、侧壁及室间隔前 2/3 部位心肌的血液供应；右冠状动脉主要供给右心房、右心室、左心室后壁、室间隔后 1/3 部位的心肌和窦房结、房室交界区等处血液。

心脏的传导系统包括窦房结、结间束、房室束、希氏束、左右束支及其分支和浦肯野纤维网。本系统能节律地发放冲动，其中窦房结具有最高的自律性。心脏在传导系统的作用下，进行着有节律的收缩和舒张活动，具有驱动血液流动的泵血功能。

2. 血管　循环系统运输血液的管道包括动脉、毛细血管和静脉。动脉是引导血液出心脏的管道，主要功能是输送血液到组织器官，动脉管壁有肌纤维和弹性纤维，能在各种血管活性物质的作用下收缩和舒张，改变外周血管的阻力，又称"阻力血管"；静脉的主要功能是汇集从毛细血管来的血液，将血液送回心脏的管道，其容量大，机体的血液有 60%～70% 存在于静脉中，又称"容量血管"；毛细血管位于小动脉与小静脉之间，呈网状分布，其管壁由单层的内皮细胞和基膜组成，是血液与组织液进行物质交换的场所，又称"功能血管"。

3. 调节循环系统的神经体液因素

（1）调节循环系统的神经：有交感神经和副交感神经。交感神经兴奋时，心率增快、心肌收缩力增强、外周血管收缩、血管阻力增加、血压升高；副交感神经兴奋时，心率减慢、心肌收缩力减弱、外周血管扩张、血管阻力减小、血压下降。

（2）调节循环系统的体液因素：①肾素-血管紧张素-醛固酮系统；②电解质、某些激素等。

二、慢性心力衰竭患者的护理

【病因与发病机制】心力衰竭是指在静脉回流正常的情况下，由于原发性的心脏损害引起心排血量减少，不能维持机体代谢需要的一组临床综合征。按发生的部位分可分为左侧心力衰竭、右侧心力衰竭和全心衰竭；按发展速度可分为急性心力衰竭和慢性心力衰竭，以慢性心力衰竭居多。

1. 基本病因

（1）原发性心肌损害：①缺血性心肌损害，冠心病心肌缺血、心肌梗死是引起心力衰竭最常见的原因；②心肌炎和心肌病，以病毒性心肌炎及原发性扩张型心肌病最为常见；③心肌代谢障碍性疾病，以糖尿病心肌病最常见等。

（2）心脏负荷过重：①容量负荷（前负荷）过重，见于瓣膜关闭不全、间隔缺损、动脉导管未闭及伴有全身血容量增多疾病，如甲状腺功能亢进症、慢性贫血等；②压力负荷（后负荷）过重，见于高血压、主动脉瓣狭窄、肺动脉高压、肺动脉瓣狭窄，以及左、右心室收缩期射血阻力增加的疾病；③心室舒张充盈受限，如缩窄性心包炎、肥厚型心肌病。

2．诱因　①感染，呼吸道感染是最常见、最重要的诱因；②心律失常，心房颤动是诱发心力衰竭的重要因素；③血容量增加，摄入钠盐过多、输液过快过多；④妊娠和分娩；⑤生理或心理压力过大，情绪激动、过度劳累；⑥其他，如药物使用不当（洋地黄用量不足或过量、不恰当地应用某些抑制心肌收缩力的药物）等；⑦合并其他疾病，如甲状腺功能亢进症、贫血或水、电解质、酸碱平衡紊乱。

3．发病机制　慢性心力衰竭的发病机制十分复杂，这些机制可使心功能在一定时间内维持在相对正常的水平，但也有负性效应，久之发生失代偿。①Frank-Starling 机制；②神经体液的代偿机制；③心肌损害与心室重塑。

试题精选

1．心力衰竭加重最常见的因素是
A．呼吸道感染
B．体力活动过多
C．精神压力大
D．高盐饮食
E．药物使用不当
答案：A

2．高血压病导致心脏负荷增加的类型是
A．全心负荷
B．左心室前负荷
C．右心室前负荷
D．左心室后负荷
E．右心室后负荷
答案：D

三、急性心力衰竭患者的护理

急性心力衰竭是指由于急性心脏病变引起心排血量显著、急骤降低，导致组织器官灌注不足和急性淤血的综合征。

【病因】急性广泛心肌梗死、高血压危象、急性瓣膜反流、严重心律失常、输液过多过快等。

【发病机制】心脏收缩力突然严重减弱，心排血量急剧减少，或左心室瓣膜性急性反流，左心室舒张末压迅速升高，肺静脉回流不畅，导致肺静脉压快速升高，肺毛细血管压随之升高，使血管内液体渗入到肺间质和肺泡内，形成急性肺水肿。

四、心律失常患者的护理

（一）窦性心律失常

窦性心律： 心脏的正常起搏点位于**窦房结**，其冲动产生的频率是 60～100 次/分，产生的心律称为窦性心律。窦性心律的频率因年龄、性别、体力活动等不同有显著的差异。心电图特征：P 波在 I、Ⅱ、aVF 导联直立，aVR 导联倒置，P-R 间期 0.12～0.20s。

【病因】

1．窦性心动过速　成人窦性心律频率在 100～150 次/分，称窦性心动过速。窦性心动过速通常逐渐开始与终止。

窦性心动过速多数属于生理现象，健康人常在吸烟及饮茶、咖啡、酒，以及剧烈运动或情绪激动等情况下发生。在某些疾病时也可发生，如发热、甲状腺功能亢进症、贫血、心肌缺血、心力衰竭、休克等。

2．窦性心动过缓　成人窦性心律频率<60 次/分，称窦性心动过缓。常同时伴发窦性心律不齐（不同 P-P 间期的差异>0.12s）。

窦性心动过缓多见于健康的青年人、运动员、睡眠状态，为迷走神经张力增高所致。亦可见于颅内压增高、器质性心脏病、严重缺氧、甲状腺功能减退症、阻塞性黄疸等。服用抗心律失常药物，如β受体阻滞药、胺碘酮、钙通道阻滞药和洋地黄过量等也可发生。

3．窦性心律不齐　窦性心律频率在 60～100 次/分，快慢不规则称之为窦性心律不齐。心电图特征：窦性 P 波，P-P 间期长短不一，相差 0.12s 以上。

（二）期前收缩

窦房结以外的异位起搏点，兴奋性增高、过早发出冲动引起的心脏搏动，根据异位起搏点部位的不同，可分为房性期前收缩、房室交界区性期前收缩和室性期前收缩。期前收缩起源于一个异位起搏点，称为单源性，起源于多个异位起搏点，称为多源性。

临床上将偶尔出现的期前收缩称偶发性期前收缩，但期前收缩>5 个/分称频发性期前收缩。如每一个窦性搏动后出现一个期前收缩，称为二联律；每两个窦性搏动后出现一个期前收缩，称为三联律；每一个窦性搏动后出现两个期前收缩，称为成对期前收缩。

【病因】健康人在过度劳累、情绪激动、大量吸烟和饮酒、饮浓茶、进食咖啡因等时可引起期前收缩。各种器质性心脏病，如冠状动脉粥样硬化性心脏病（冠心病）、心肌炎、心肌病、风湿性心脏病、二尖瓣脱垂等可引起前期收缩。另外，电解质紊乱、应用某些药物亦可引起期前收缩。

（三）颤动

当异位搏动的频率超过阵发性心动过速的范围时，形成的心律称为扑动或颤动。可分为心房颤动和心室颤动。

【病因】

1．心房颤动　心房内产生极快的冲动，心房内心肌纤维极不协调地乱颤，心房丧失有效的收缩，心排血量比窦性心律减少 25% 甚至更多。心房颤动是十分常见的心律失常。

心房颤动常发生于器质性心脏病患者，如风湿性心瓣膜病、冠心病、高血压心脏病、甲状腺功能亢进症、心力衰竭、心肌病、感染性心内膜炎、肺源性心脏病等。健康人情绪激动、手术后、急性酒精中毒、运动后也可出现心房颤动。

2．心室颤动　心室内心肌纤维发生快而微弱的、不协调的乱颤，心室完全丧失射血能力，是最严重的心律失常，相当于心室停搏。

心室颤动常见于急性心肌梗死，心室颤动往往也是心肌梗死短时间内（通常入院 24h）导致死亡的最常见原因；洋地黄中毒、严重低钾血症、心脏手术、电击伤、胺碘酮、奎尼丁中毒等也可引起心室颤动。是器质性心脏病和其他疾病危重患者临终前发生的心律失常。

试题精选

1. 窦性心动过缓不发生于何类患者
A. 病态窦房结综合征
B. 运动员
C. 甲状腺功能减退症
D. 甲状腺功能亢进症
E. 洋地黄中毒
答案：D

2. 下列心律失常中最严重的是
A. 室性期前收缩
B. 心房颤动
C. 心室颤动
D. 房性期前收缩
E. 室性心动过速
答案：C

3. 窦性心动过速不发生于哪种情况
A. 发热
B. 甲状腺功能亢进症
C. 贫血
D. 运动
E. 甲状腺功能减退症
答案：E

4. 心脏冲动的起源部位是
A. 房室结
B. 窦房结
C. 浦肯野纤维
D. 心室
E. 心房
答案：B

5. 频发室性期前收缩至少每分钟超过
A. 3 个
B. 5 个
C. 8 个
D. 10 个
E. 15 个
答案：B

五、心脏瓣膜病患者的护理

【病因与发病机制】风湿性心瓣膜病主要与 A 组乙型溶血性链球菌（或称 A 组 β 族溶血性链球菌）反复感染有关，患者感染后对链球菌产生免疫反应，使心脏结缔组织发生炎症病变，在炎症的修复过程中，心脏瓣膜增厚、变硬、畸形、相互粘连致瓣膜的开放受到限制，阻碍血液正常流通，称为瓣膜狭窄；如心脏瓣膜因增厚、缩短而不能完全闭合，称为关闭不全。<u>风湿病为我国最常见的病因</u>。

【常见临床类型及病理改变】心脏瓣膜病是由于炎症、退行性改变、黏液样变性、先天性畸形、缺血性坏死、创伤等原因引起单个或多个瓣膜结构的功能或结构异常，导致瓣口狭窄和（或）关闭不全。<u>二尖瓣最常受累，其次为主动脉瓣</u>。最常见的联合瓣膜病是<u>二尖瓣狭窄合并主动脉瓣关闭不全</u>。

【病理生理】

1. 二尖瓣狭窄　正常成人的二尖瓣口面积为 $4\sim6cm^2$。当瓣口狭窄、心室舒张时，血液自左心房进入左心室受阻，使左心房不能正常排空，致左心房压力增高，<u>左心房发生代偿性扩张</u>。当瓣口达到中度狭窄（$<1.5cm^2$）甚至重度狭窄（$<1cm^2$），左心房扩张超过代偿极限，引起肺淤血，进一步发展可产生肺动脉高压、<u>增加右心室后负荷</u>，使右心室肥大，甚至右侧心力衰竭，出现体循环淤血的表现。

2. 二尖瓣关闭不全　心室收缩，由于二尖瓣关闭不全，致使部分血液反流入左心房，使<u>左心房</u>压力增高，心室舒张期左心房有过多的血液流入左心室，长此以往，导致左心房和左心室肥大。当左心室功能失代偿，不仅心排出量减少，而且加重反流，导致左心房扩大，最后引起左侧心力衰竭，出现急性肺水肿，继之肺动脉高压，最终导致<u>右侧心力衰竭</u>。

3．**主动脉瓣狭窄** 主动脉瓣狭窄，致使<u>左心室后负荷加重</u>，收缩期排血受阻，左心室发生代偿性扩张肥大，导致左心室顺应性降低，引起左心室舒张末压升高，<u>致左心房后负荷加重</u>。晚期最终导致左侧心力衰竭。

4．**主动脉瓣关闭不全** 由于主动脉瓣关闭不全，主动脉内血液在舒张期反流入左心室，左心室同时接纳左心房的充盈血流，其代偿反应是左心室舒张末容量增加，<u>使左心室扩张</u>、离心性肥厚，久之心室收缩功能降低，发生左侧心力衰竭。另由于舒张期血液反流回左心室，可引起外周动脉供血不足，导致主要脏器，如脑、冠状动脉等灌注不足而出现相应的临床表现。

试题精选

1．风湿性心脏病患者易发生晕厥或猝死的病变基础是

A．二尖瓣狭窄

B．二尖瓣关闭不全

C．主动脉瓣狭窄

D．三尖瓣狭窄

E．肺动脉瓣关闭不全

答案：C

2．二尖瓣狭窄最易出现的心律失常是

A．心房颤动

B．预激综合征

C．二度Ⅱ型 A-VB

D．室性阵发心动过速

E．频发室性期前收缩

答案：A

3．引起慢性风湿性心瓣膜病的病原菌是

A．军团菌

B．厌氧菌

C．肺炎球菌

D．流感病毒

E．溶血性链球菌

答案：E

4．风湿性心瓣膜病最常受累的瓣膜是

A．二尖瓣

B．三尖瓣

C．主动脉瓣

D．肺动脉瓣

E．静脉瓣

答案：A

5．风湿性心脏病主动脉瓣关闭不全患者最主要的体征是

A．主动脉瓣区收缩期杂音

B．主动脉瓣区舒张期吹风样杂音

C．水冲脉

D．心尖区有抬举性搏动

E．脉压差增大

答案：B

六、冠状动脉粥样硬化性心脏病患者的护理

（一）心绞痛的护理

冠状动脉粥样硬化性心脏病是指冠状动脉粥样硬化后造成管腔狭窄或阻塞，导致心肌缺血、坏死的心脏病，简称冠心病。临床分 5 种类型：**隐匿型、心绞痛型、心肌梗死型、心力衰竭和心律失常型、猝死型**。本病病因不明，目前认为与下列危险因素有关：**高血压、高血脂、高血糖（或糖耐量异常）、高体重（肥胖）、高年龄（>40 岁）**，此外与吸烟、缺少体力

活动、饮食不当、遗传等也有关。

稳定型**心绞痛**：是指冠状动脉供血不足，心肌急剧、暂时缺血、缺氧所引起的临床综合征。

【病因】主要是冠状动脉粥样硬化，冠状动脉痉挛也可引起心绞痛。劳累、情绪激动、饱食、受寒、急性循环衰竭是其发生的诱因。

【发病机制】当冠状动脉病变导致管腔狭窄或扩张性减弱时，限制了血流量的增加，但心肌的供血量相对地比较固定。一旦心脏负荷突然增加，如体力活动、情绪激动使心肌氧耗量增加时，心肌对血液的需求量增加；或当冠状动脉发生痉挛时，其血流量减少；或在突然发生循环血流量减少的情况下，冠状动脉血液灌注量突降，其结果均导致心肌血液供求之间矛盾加深，心肌血液供给不足，引起心绞痛发作。

📄 试题精选

1．心绞痛发生的最主要原因是

A．主动脉瓣狭窄

B．主动脉痉挛

C．全身小动脉痉挛

D．冠状动脉痉挛

E．肺动脉痉挛

答案：D

2．决定冠心病预后的主要因素是

A．年龄

B．性别

C．吸烟

D．好强性格

E．病变范围和心功能

答案：E

（二）急性心肌梗死的护理

急性心肌梗死是指在冠状动脉严重狭窄的基础上，一旦心肌需血量剧增或冠状动脉血供锐减，使心肌缺血达1h以上，导致的心肌细胞死亡。

【病因与发病机制】基本病因为冠状动脉粥样硬化，当患者的1支或多支冠状动脉管腔狭窄超过75%，一旦狭窄部血管粥样斑块增大、破溃、出血，局部血栓形成、栓塞或出现血管持续痉挛，使管腔完全闭塞，而侧支循环未完全建立；或由于休克、脱水、大量出血、外科手术或严重心律失常导致心排血量下降，冠状动脉血流量锐减；以及重体力活动、情绪过分激动或血压剧升等使心肌耗氧量剧增，以致心肌严重而持久地急性缺血达1h以上，均可发生心肌梗死。急性心肌梗死患者不能维持正常有效循环血量的主要原因是心排血量减少。

【诱因】休克、脱水、大量出血、外科手术或严重心律失常导致心排血量下降，冠状动脉血流量锐减；重体力活动、饱餐特别是进食高脂肪餐后、情绪过分激动或血压剧升，心肌耗氧量剧增，冠状动脉供血明显不足；晨起6：00～12：00交感神经活性增加，机体应激反应增强，冠状动脉张力增高。

📄 试题精选

1．急性心肌梗死主要由于

A．肺动脉栓塞

B．主动脉瓣狭窄

C．冠状动脉栓塞

D. 上腔静脉受压

E. 肾动脉狭窄

答案：C

2. 急性心肌梗死患者发生休克的主要原因是

A. 心律失常

B. 剧烈疼痛

C. 心脏前负荷加重

D. 心脏后负荷加重

E. 左心室排血量下降

答案：E

3. 冠状动脉管腔直径缩小大于何程度，会严重影响心肌血供

A. 20%～35%

B. 40%～45%

C. 50%～55%

D. 60%～65%

E. 70%～75%

答案：E

七、病毒性心肌炎的护理

【病因与发病机制】病毒性心肌炎是病毒感染引起的心肌炎症性病变。以儿童、青少年多见。各种病毒都可以引起心肌炎，以肠道和呼吸道病毒感染较常见。尤其是柯萨奇病毒B。当机体处于细菌感染、营养不良、劳累、寒冷等情况下，机体抵抗力下降，病毒直接侵犯心肌，导致心肌细胞溶解，免疫反应造成心肌损伤。急性病毒性心肌炎的组织学特征为心肌细胞的溶解、间质水肿、炎性细胞浸润等。

试题精选

由何种病原菌引起的病毒性心肌炎最常见

A. 埃可病毒

B. 柯萨奇 A 组病毒

C. 柯萨奇 B 组病毒

D. 脊髓灰质炎病毒

E. 风疹病毒

答案：C

八、高血压患者的护理

【血压分类和定义】原发性高血压系指病因未明的、以体循环动脉血压升高为主要表现的临床综合征。

我国采用国际上统一的诊断标准，即在非药物状态下，收缩压≥18.7kPa（140mmHg）和（或）舒张压≥12.0kPa（90mmHg）。采用的血压分类和标准见表1-1。

表 1-1　血压水平分类和定义（mmHg）

分类	收缩压		舒张压
正常血压	<120	和	<80
正常高值血压	120～139	和（或）	80～89
高血压	≥140	和（或）	≥90
1 级高血压	140～159	和（或）	90～99
2 级高血压	160～179	和（或）	100～109
3 级高血压	≥180	和（或）	≥110
单纯收缩期高血压	≥140	和	<90

注：当收缩压和舒张压分属于不同分级时，以较高的级别为标准

【病因】目前认为原发性高血压是在一定的遗传背景下由于多种后天环境因素作用，使正常血压调节机制失代偿所致。可能的原因有遗传因素、年龄增大、脑力活动过度、精神过度紧张、环境因素、摄入过量钠盐及肥胖等。

【发病机制】影响血压的因素众多，至今没有一个完整统一的认识，从血流动力学角度，主要决定于心排血量及体循环的外周血管阻力。**高血压的血流动力学特征主要是外周阻力增高，心脏后负荷加重**。主要发病机制如下：①**高级神经中枢功能失调。在高血压发病中占主导地位**，机制为交感神经系统活动亢进，儿茶酚胺分泌增加使心排血量和外周血管阻力增加。②肾素-血管紧张素-醛固酮系统激活。使肾上腺髓质分泌去甲肾上腺素增多，交感神经冲动增加，血管紧张素Ⅱ直接收缩小动脉平滑肌，醛固酮分泌增加，导致水钠潴留，使血压增高。③内分泌因素。肾上腺分泌和去甲肾上腺素增多引起外周小血管收缩。④血管内皮功能异常。

试题精选

1. 高血压的主要危险因素不包括
A. 男＞55岁，女＞65岁
B. 吸烟
C. 高胆固醇血症
D. 家族早发冠心病史
E. 经常性的体育锻炼
答案：E

2. 1999年WHO/ISH对一级高血压的诊断标准是
A. 收缩压＜16.0kPa（120mmHg），舒张压＜10.7kPa（80mmHg）
B. 收缩压＜17.3kPa（130mmHg），舒张压＜11.3kPa（85mmHg）
C. 收缩压18.7～21.2kPa（140～159mmHg），舒张压12.0～13.2kPa（90～99mmHg）
D. 收缩压17.3～18.5kPa（130～139mmHg），舒张压11.3～11.9kPa（85～89mmHg）
E. 收缩压21.3～23.9kPa（160～179mmHg），舒张压13.3～14.5kPa（100～109mmHg）
答案：C

第3单元 消化系统疾病患者的护理

一、胃炎患者的护理

（一）急性单纯性胃炎

【病因】**急性单纯性胃炎在急性胃炎中最多见，主要由外源性刺激因子引起**。①**细菌毒素或微生物感染**：食用被细菌或细菌毒素污染的食物，以沙门菌属、嗜盐菌为最常见，毒素以金黄色葡萄球菌毒素为最多见。若同时合并肠炎称急性胃肠炎。②物理因素：如进食过冷、过热、粗糙食物及暴饮暴食等。③化学因素：如长期服用药物、饮用浓茶、烈性酒等。④应激状态、精神神经功能障碍等。

试题精选

下列理化因素中不属于急性单纯性胃炎病因的是
A. 暴饮暴食
B. 刺激性食物

C．过冷、过热食物

D．误食强酸、强碱溶液

E．进食被细菌污染的食物

答案：D

（二）急性糜烂性胃炎

【病因与发病机制】①饮用**烈性酒**，酒具有亲酯性和溶酯性，高浓度酒可直接破坏胃黏膜，胃腔内的氢离子进入胃黏膜内，进一步加重胃黏膜的损害，最终导致胃黏膜糜烂和出血；②长期服用某些**药物**可破坏胃黏膜而发生糜烂和出血；③严重创伤、大面积烧伤、大手术后、颅内病变、休克及重要器官的功能衰竭等，均可使机体处于应激状态而引起急性胃黏膜缺血、缺氧、黏膜屏障受损，临床表现为出血。

（三）急性腐蚀性胃炎

【病因与发病机制】急性腐蚀性胃炎是由于误食或有意吞服强酸、强碱或其他腐蚀剂引起的急性胃黏膜炎症。其可有频繁的恶心、呕吐，呕吐物为出血性黏膜腐片。

（四）慢性胃炎

【病因与发病机制】在慢性胃炎的进展中，如炎性细胞浸润仅在胃小弯和黏膜固有层的表层，腺体没有损害，称为**慢性浅表性胃炎**。如果病变累及腺体，腺体发生萎缩、消失，胃黏膜变薄，称其为**慢性萎缩性炎症**。慢性萎缩性胃炎可再分为多灶萎缩性胃炎和自身免疫性胃炎两大类，前者以胃窦为主，又称 B 型胃炎，多由幽门螺杆菌（Hp）感染引起的慢性浅表性胃炎发展而来；后者病变主要位于胃体部，又称 A 型胃炎，由自身免疫引起。

慢性胃炎的主要病因包括：①**幽门螺杆菌感染**，目前认为慢性胃炎 90%由幽门螺杆菌**感染所引起**，幽门螺杆菌具有鞭毛，能穿过胃的黏液层到胃黏膜，通过其产氨作用、分泌空泡毒素 A 等物质引起细胞损害，其细胞毒素相关基因蛋白能引起炎性反应；幽门螺杆菌细胞壁可作为抗原诱导免疫反应。以上因素长期存在致使胃黏膜发生慢性炎症。②**自身免疫反应**，病变以富含壁细胞的胃体黏膜萎缩为主。患者血中可检测出壁细胞抗体（PCA）和内因子抗体（1FA）。自身抗体攻击壁细胞，使其总数减少，导致胃酸分泌减少、丧失；因内因子遭到破坏，使维生素 B_{12} 吸收不良导致恶性贫血。③理化因素影响，由于胆汁反流、**长期服用非甾体抗炎药**、长期饮用浓茶、酒、咖啡，以及食用过冷、过热、过于粗糙的食物等因素，均可引起胃黏膜损害。④还有人认为慢性胃炎与年龄有关，慢性萎缩性胃炎是一种老年性改变，可能与黏膜退行性病变使其营养不良、分泌功能下降、屏障功能减低有关。

试题精选

1．慢性胃窦炎的主要病因是

A．幽门螺杆菌感染

B．消炎药

C．烟酒过度

D．暴饮暴食

E．胆汁反流

答案：A

2．慢性胃炎常见的病原菌是

A．幽门螺杆菌

B．四联球菌

C．链球菌

D．支原体

E．衣原体

答案：A

二、消化性溃疡患者的护理

【病因与发病机制】<u>消化性溃疡主要指发生在胃和十二指肠的慢性溃疡</u>，即胃溃疡（GU）和十二指肠溃疡（DU）。临床上 DU 较 GU 为多见。DU 可见于任何年龄，但以青壮年居多，GU 的发病年龄较高。

消化性溃疡的病因与发病机制包括：①<u>**幽门螺杆菌感染为消化性溃疡的重要发病原因**</u>。Hp 感染破坏了胃、十二指肠的黏膜屏障，Hp 分泌的空泡毒素蛋白和细胞毒素相关基因蛋白可造成胃、十二指肠黏膜上皮细胞受损和炎症反应，损害了黏膜的防御、修复机制。Hp 感染还可引起高胃泌素血症，胃酸分泌增加，这两方面协同作用促使胃、十二指肠黏膜损害，形成溃疡。②<u>**胃酸和胃蛋白酶**</u>，在损害因素中，胃蛋白酶的蛋白水解作用和胃酸都对胃和十二指肠黏膜有侵袭作用，其中<u>胃酸分泌增多在十二指肠的发病机制中起主导作用</u>，是起决定性作用的因素。这可能与十二指肠患者壁细胞总数多、壁细胞对刺激物反应性高、胃酸分泌的正常反馈抑制机制失灵和迷走神经长期兴奋而释放乙酰胆碱，刺激壁细胞分泌盐酸和刺激 G 细胞分泌促胃液素有关。③<u>非甾体抗炎药</u>，如阿司匹林、布洛芬、吲哚美辛等，除具有直接损伤胃黏膜的作用外，还能抑制前列腺素和依前列醇的合成，从而损伤黏膜的保护作用。④粗糙或刺激性食物或饮料可引起黏膜的物理性或化学性损伤。⑤<u>持久或过度精神紧张、情绪激动等精神因素可引起大脑皮质功能紊乱，使迷走神经兴奋和肾上腺皮质激素分泌增加</u>，导致胃酸和胃蛋白酶分泌增多，促使溃疡形成。⑥<u>吸烟可增加胃溃疡（GU）和十二指肠溃疡（DU）的发病率</u>，同时也影响溃疡的愈合。⑦遗传因素，<u>GU 和 DU 的发病与遗传因素有关</u>，家族中有患消化性溃疡倾向者，其亲属患病机会比没有家族倾向者高 3 倍。

试题精选

1. 患者，男，38 岁，晨起及半夜有上腹痛，进食后缓解，已经 2 个月。既往 2 年每到秋、冬季均有发作，经胃镜检查确诊为十二指肠溃疡。本病的重要致病菌是
A. 溶血性链球菌
B. 葡萄球菌
C. 幽门螺杆菌
D. 铜绿假单胞菌
E. 厌氧菌

答案：C

2. 与消化性溃疡发病相关的损害性因素中，占主导的是
A. 幽门螺杆菌感染
B. 饮食失调
C. 吸烟
D. 精神因素
E. 胃酸、胃蛋白酶

答案：E

三、溃疡性结肠炎患者的护理

【病因与发病机制】病因尚未完全清楚，目前认为本病可能与遗传、感染、精神因素和免疫机制异常有关。

1. **免疫因素** 研究认为，溃疡性结肠炎患者的肠黏膜存在异常的上皮细胞，分泌异常黏液糖蛋白，正常防御功能被削弱，影响肠黏膜屏障的完整性，使一般不易通过正常肠黏膜及对人体无害菌群、食物等抗原，可以进入肠黏膜，激发一系列免疫反应与炎性变化。

2. **氧自由基损伤** 在肠内黄嘌呤氧化酶等作用下，导致大量氧自由基形成，损伤肠黏膜。

3．遗传因素　有研究表明，患者直系亲属中有 10%～20%的人发病，其遗传性与Ⅱ类组织相容性复合物 HLA-DR$_2$ 区的基因组有关。

4．感染因素　尚不能确定，可能与痢疾杆菌或溶组织阿米巴感染有关。

5．精神因素　应激事件、重大精神创伤后可诱发本病，患者常有焦虑、抑郁等表现。

📄 试题精选

溃疡性结肠炎的临床表现与哪种细菌的感染相似

A．幽门螺杆菌

B．沙门菌

C．嗜盐菌

D．金黄色葡萄球菌

E．痢疾杆菌

答案：E

四、肝硬化患者的护理

【病因与发病机制】肝硬化有多种病因，在我国以病毒性肝炎为肝硬化的主要病因。各种病因引起的肝硬化，病理演变过程基本一致，其特征为广泛肝细胞变性、坏死、结节性再生，以及结缔组织增生、假小叶形成。使肝内血管扭曲、受压、闭塞，肝内门静脉、肝静脉和肝动脉小分支间发生异常吻合，形成短路，导致肝血循环紊乱，形成门静脉高压的基础，使肝细胞营养障碍加重，促进了肝硬化的发展。

①病毒性肝炎：乙型、丙型和丁型病毒性肝炎均可发展为肝硬化，甲型和戊型肝炎不发展为肝硬化；②慢性酒精中毒：长期大量饮酒，主要是乙醇及其中间代谢产物乙醛的毒性作用所致，是引起酒精性肝炎、肝硬化的病因；③药物或工业化学毒物：长期服用双醋酚丁、甲基多巴等药或长期接触磷、砷、四氯化碳等化学毒物，可引起中毒性肝炎，最终演变为肝硬化；④胆汁淤积：持续存在肝外胆管阻塞或肝内胆汁淤积时，高浓度的胆酸和胆红素的毒性作用损害肝细胞，导致肝硬化；⑤循环障碍：慢性充血性心力衰竭、缩窄性心包炎、肝静脉或下腔静脉阻塞等导致肝长期淤血，肝细胞缺氧、坏死和结缔组织增生，最后发展为心源性肝硬化；⑥遗传和代谢性疾病：由于遗传、先天性酶缺陷，如肝豆状核变性、半乳糖血症，某些物质或其代谢产物沉积于肝，引起肝细胞坏死；⑦营养失调：慢性肠道炎症、食物中长期缺乏蛋白质、维生素、胆碱等，以及慢性炎症性肠病，可引起营养不良和吸收不良，降低肝细胞对致病因素的抵抗力，久之发展为肝硬化；⑧免疫紊乱，自身免疫性肝炎也可发展为肝硬化；⑨血吸虫病：反复或长期感染血吸虫病者，由于虫卵沉积在肝汇管区，虫卵及其毒性产物的刺激引起大量结缔组织增生，导致肝纤维化和门静脉高压症，称之为血吸虫病性肝纤维化。

📄 试题精选

1．在我国，肝硬化的主要病因是

A．血吸虫病

B．病毒性肝炎

C．胆石症

D．胆道蛔虫病

E．胃溃疡

答案：B

2．长期饮酒致肝硬化的机制是

A．引起肝门静脉扩张

B．直接损伤肝细胞

C．减少蛋白吸收

D．收缩肝内血管

E．阻碍胆汁流动

答案：B

3．以下哪类病毒性肝炎不会引起肝硬化

A．甲型肝炎

B．乙型肝炎

C．丙型肝炎

D．丁型肝炎

E．庚型感染

答案：A

五、肝性脑病患者的护理

【病因】①各型肝硬化，特别是**肝炎后肝硬化是引起肝性脑病的最常见原因**，肝硬化发生肝性脑病者可达70%；②部分可由改善肝门静脉高压的门体分流术引起；③小部分肝性脑病见于重症病毒性肝炎、中毒性肝炎和药物型肝炎的急性或暴发性肝衰竭阶段；④少数还可由原发性肝癌、妊娠期急性脂肪肝、严重胆道感染等引起。

【诱因】常见的有上消化道出血、高蛋白饮食、排钾利尿药和大量放腹水、应用催眠镇静药和麻醉药、便秘、感染、低血糖、外科手术等。腹泻、尿毒症、分娩等可增加肝、脑、肾代谢负担，从而促使肝性脑病的发生。

【发病机制】肝性脑病的发病机制迄今未完全明确。目前有以下几种学说。

1．**氨中毒学说** 血氨升高是肝性脑病的临床特征之一，氨代谢紊乱引起氨中毒是肝性脑病，特别是门体分流性脑病的重要发病机制。肝性脑病患者血氨增加的原因是血氨生成过多和代谢清除过少，血氨增高，对中枢神经系统产生毒性作用。①氨主要在结肠部位以非离子型（NH_3）弥散入肠黏膜内而被吸收，其吸收率比离子型氨（NH_4^+）高得多。**游离的NH_3有毒性，且能透过血-脑屏障**；NH_4^+呈盐类形式存在，相对无毒，不能透过血-脑屏障。机体清除血氨的最主要途径是在肝内将有毒的氨经鸟氨酸循环合成为无毒的尿素。肝衰竭时，肝利用氨合成尿素的能力减退，而门体分流存在时，肠道的氨未经肝解毒而直接进入体循环，使血氨增高。②氨对中枢神经系统的毒性作用主要是干扰脑细胞的三羧酸循环，使大脑细胞能量供应不足，不能维持正常功能。

2．**假神经递质及芳香族氨基酸增多学说** 神经冲动的传导是通过神经递质来完成的。神经递质分为兴奋性和抑制性神经递质，正常时两者保持生理平衡。兴奋性神经递质有多巴胺、去甲肾上腺素、乙酰胆碱、谷氨酸和门冬氨酸等；抑制性神经递质有5-羟色胺等。食物中的芳香族氨基酸在肝衰竭时，肝内清除发生障碍而进入脑组织，形成β-多巴胺和苯乙醇胺，其化学结构与正常神经递质去甲肾上腺素相似，但几乎不能传递神经冲动，故称为假性神经递质。假性神经递质被脑细胞摄取并取代了突触中正常递质多巴胺或去甲肾上腺素，使神经传导发生障碍而出现意识障碍和昏迷。芳香族氨基酸中的色氨酸衍生为5-羟色胺，是中枢神经某些神经元的抑制性递质，有拮抗去甲肾上腺素的作用，可能与昏迷有关。

3．**色氨酸学说** 肝病时白蛋白合成降低，色氨酸和白蛋白结合减少，造成游离的色氨酸增多，游离的色氨酸可通过血-脑屏障，在大脑中代谢生成抑制性中枢神经某些神经元的递质5-羟色胺和5-羟吲哚乙酸，有拮抗去甲肾上腺素的作用，与昏迷有关。

📋 试题精选

1. 氨中毒引起肝性脑病的主要机制是氨干扰大脑的

A. 血液循环
B. 蛋白质代谢
C. 脂肪代谢
D. 水盐代谢
E. 能量代谢

答案：E

2. 肝性脑病的病理基础不包括

A. 含氮物质代谢障碍
B. 假性神经递质积聚

C. 水、电解质代谢紊乱
D. 芳香族氨基酸增多
E. 低蛋白血症

答案：E

3. 肝性脑病的诱发因素，应除外

A. 大量排钾利尿
B. 上消化道出血
C. 反复放腹水
D. 高蛋白饮食
E. 多次灌肠或导泻

答案：E

六、急性胰腺炎患者的护理

【病因与发病因机制】急性胰腺炎是指胰腺及其周围组织被胰腺分泌的消化酶自身消化的化学性炎症。引起急性胰腺炎的病因很多，其中包括以下几方面。

1. 胆石症与胆道疾病　急性胰腺炎约50%由胆石症、胆道感染或胆道蛔虫引起，其中胆石症最为常见。胆道炎症时，细菌毒素、游离胆酸、非结合胆红素等扩散到胰腺，激活胰酶，引起急性胰腺炎；各种原因导致壶腹部狭窄和（或）Oddi 括约肌痉挛，胆道压力超过胰管内的压力，胆汁逆流入胰管，引起急性胰腺炎；胆结石移行中损伤胆总管、壶腹部，引起 oddi 括约肌松弛，使十二指肠液反流入胰管，损伤胰管。

2. 胰管阻塞　各种原因，如胰管结石、狭窄、肿瘤或蛔虫钻入胰管等均可引起胰管阻塞造成胰液排泄障碍，胰管内压过高，使胰管小分支和胰腺泡破裂，胰液与消化酶外溢至间质引起急性胰腺炎。

3. 酗酒和暴饮暴食　是急性胰腺炎的重要诱因，也是导致其反复发作的主要原因。大量饮酒和暴饮暴食均可使胰液分泌增加，并刺激 Odii 括约肌痉挛，十二指肠乳头水肿，使胰管内压增高，胰液排出受阻，引起急性胰腺炎。慢性饮酒者常有胰液蛋白沉淀，形成蛋白栓堵塞胰管，致胰液排泄障碍。

4. 其他　①手术创伤；②内分泌与代谢障碍；③感染；④药物；⑤特发性胰腺炎。某些内分泌疾病、代谢疾病等均与急性胰腺炎发病有关。

📋 试题精选

1. 与急性胰腺炎的发病有关

A. 暴饮暴食
B. 遗传因素
C. 胆汁反流
D. 慢性肝炎

E. 循环障碍

答案：A

2. 某人于夜宴时暴饮暴食，酒醉后突然胃区剧烈疼痛，恶心呕吐。急诊入观察室。确诊为急性胰腺炎，引发本病的原因是

A. 大肠埃希菌

B. 免疫反应

C. 结核杆菌

D. 幽门螺杆菌

E. 自体消化

答案：E

3. 患者，男，32 岁，上腹疼痛已 1d，进食后加剧，伴呕吐，吐后疼痛不缓解，疑为急性胰腺炎。为避免王先生再次发生急性胰腺炎，应避免的病因中不包括

A. 胆道感染

B. 胰管结石

C. 慢性胃炎

D. 酗酒

E. 暴饮暴食

答案：C

4. 在我国引起急性胰腺炎的最常见病因为

A. 大量饮酒和暴饮暴食

B. 手术创伤

C. 胆道疾病

D. 并发于流行性腮腺炎

E. 高钙血症

答案：C

七、结核性腹膜炎患者的护理

【病因及发病机制】结核性腹膜炎是由于结核分枝杆菌感染腹膜引起，常继发于肺或体内其他部位的结核病。大多数结核性腹膜炎是腹腔脏器直接蔓延侵及腹膜引起。一部分患者可同时发现原发灶，如肠系膜淋巴结结核、肠结核、输卵管结核等为常见原发病灶；少数病例可经血行播散引起腹膜感染，本病依据侵入腹腔的结核菌数量与毒力及机体免疫力，常表现为 3 种基本的临床类型：渗出型、粘连型、干酪型，以前两型多见，干酪型最少见。本病的发展中，可有 2 种或 3 种类型的病变并存，称为混合型。

八、上消化道大出血患者的护理

【病因与发病机制】上消化道大出血是指屈氏韧带以上的消化道，包括食管、胃、十二指肠、胰、胆道病变引起的出血，以及胃空肠吻合术后的空肠病变出血。上消化道大量出血一般指在数小时内失血量超过 1 000ml 或循环血容量的 20%，主要临床表现为呕血和黑粪。上消化道出血的病因很多，主要有以下几种。

1. 上胃肠道疾病　①食管疾病和损伤：可见食管炎（反流性食管炎、食管憩室炎）、食管癌、食管损伤（物理损伤、化学损伤）等；②胃、十二指肠疾病：临床上最常见的病因是消化性溃疡及急性糜烂出血性胃炎（由于常服用非甾体抗炎药、嗜酒引起的急性胃黏膜损害）、促胃液素瘤，其次胃癌、慢性胃炎、胃黏膜脱垂；③空肠疾病：胃肠吻合术后空肠溃疡。

2. 肝门静脉高压　引起食管胃底静脉曲张破裂出血。

3. 上消化道邻近器官或组织的疾病　①胆道出血，可见胆管或胆囊结石、胆道蛔虫病、胆囊或胆管癌等；②胰腺疾病，如急性胰腺炎并发脓肿破溃、胰腺癌等。

4. 全身性疾病　①血液病，如白血病、血小板减少性紫癜、血友病、弥散性血管内凝血及凝血机制障碍疾病等；②尿毒症；③血管性疾病，如过敏性紫癜、遗传性出血性毛细血管扩张等；④结缔组织病，如系统性红斑狼疮等；⑤应激性溃疡。

5. 其他　流行性出血热等。

📋 **试题精选**

上消化道大出血最常见的原因是

A．慢性胃炎

B．胃癌

C．消化性溃疡

D．胆道结石

E．胰腺炎

答案：C

第 4 单元　泌尿系统的常见症状和护理

一、影响肾滤过作用的因素

1．肾小球滤过膜的通透性及滤过面积　滤过膜通透性增加，滤过率增加，可发生蛋白尿、血尿；滤膜滤过面积减少，滤过率降低，则可产生少尿甚至无尿；滤过膜上带负电荷减少或消失，白蛋白滤过增加，形成蛋白尿。

2．肾小球毛细血管压的变化　当血压下降至 80mmHg 以下时，肾小球毛细血管压下降，滤过减少，产生少尿；血压下降至 40～50mmHg 以下时，肾小球滤过率降到零，产生无尿。

3．其他　血浆胶体渗透压降低时，有效滤过压升高，尿量往往增多；当肾小囊内压升高时，如尿路梗阻，有效滤过压降低，将出现少尿，甚至无尿；肾血流量减少则尿量减少。

二、慢性肾小球肾炎患者的护理

【病因与发病机制】多数病因不明，仅少数是由急性肾炎发展所致，发病的起始因素是**免疫介导炎症**，多数病例肾小球内有免疫复合物沉积。**非免疫性因素**在慢性肾炎的发生与发展中也可能起重要作用，如高血压、超负荷的蛋白饮食等。

📋 **试题精选**

1．慢性肾小球肾炎发病的起始因素是

A．细菌直接损害

B．免疫介导炎症

C．超量蛋白饮食

D．慢性肾盂肾炎

E．慢性心力衰竭

答案：B

2．导致慢性肾小球肾炎加重的饮食因素是

A．高蛋白、高脂饮食

B．低钠、低蛋白饮食

C．低钾饮食

D．低必需氨基酸饮食

E．高纤维素饮食

答案：A

三、原发性肾病综合征患者的护理

肾病综合征为一组临床综合征，临床表现为**大量蛋白尿（24h 尿蛋白定量＞3.5g）、低白蛋白血症（血浆白蛋白低于 30g/L）**，常伴有**高度水肿、高脂血症**。肾病综合征是多种肾病的共同表现，不是一独立疾病。

【病因与发病机制】肾病综合征可由多种肾小球疾病引起，按病因分为原发性和继发性。原发性肾病综合征是指原发于肾本身疾病，如急性肾炎、急进性肾炎、慢性肾炎等疾病过程中发生肾病综合征，病因为免疫因素。继发性肾病综合征是指继发于全身系统疾病或先天遗传性疾病，如糖尿病肾病、肾淀粉样变、狼疮性肾炎、过敏性紫癜、感染等。

原发性肾病综合征的病因及发病机制至今并未完全清楚，较肯定的是**免疫因素**。

📋 试题精选

肾病综合征水肿的主要病理改变是
A．低钠血症
B．低钾血症
C．氮质血症
D．高脂血症
E．低蛋白血症
答案：E

四、肾盂肾炎患者的护理

【病因与发病机制】肾盂肾炎是尿路感染中常见的重要临床类型。主要是由细菌引起的**肾盂肾盏和肾实质的感染性炎症**。肾盂肾炎一般都伴有下尿路感染。肾盂肾炎临床上分为急性和慢性，多发于女性，尤其是育龄女性、女幼婴及老年妇女。已婚和未婚者发病率之比约为2∶1。

1．致病菌　以**大肠埃希菌**最为多见，其次为副大肠埃希菌、变形杆菌、葡萄球菌、铜绿假单胞菌、产碱杆菌、粪链球菌等，偶见厌氧菌、真菌、原虫及病毒等。

2．感染途径　①上行感染：**是最常见的感染途径**，正常情况下，尿道口及其周围有细菌寄生，当机体抵抗力下降或尿道黏膜有损伤时，或者细菌毒力大，细菌可沿尿路上行引起感染；②血行感染：较少见，多为体内感染灶的细菌侵入血液循环到达肾，引起肾盂肾炎；③淋巴管感染：更少见，多因盆腔、肠道炎症时，细菌经该处淋巴管与肾周围淋巴管交通支进入肾，引起炎症；④直接感染：偶见外伤或肾周围器官发生感染时，该处细菌直接侵入肾引起感染。

3．发病机制　细菌侵入肾后，血液循环与肾感染局部均可产生抗体，与细菌结合，引起免疫反应。另外，细菌毒力在发病机制中也起重要作用，某些大肠埃希菌对尿路上皮细胞有特殊亲和力，可黏附在尿路上皮细胞的相应受体上引起感染。

4．易感因素　①尿路梗阻：如结石，肿瘤等。②尿路畸形：如肾、肾盂、输尿管畸形，多囊肾、马蹄肾等。③机体抵抗力降低：如糖尿病或长期应用肾上腺皮质激素的患者等。④女性：**女性尿道短直而宽，括约肌收缩力弱；尿道口与肛门、阴道相近；女性经期、妊娠期、绝经期因内分泌等因素改变而更易发病**。⑤泌尿系统局部损伤与防御机制的破坏：如外伤、手术、做逆行肾盂造影和导尿操作时，导尿导致黏膜损伤，使细菌进入深部组织而发病。

5．泌尿系统局部损伤与防御机制的破坏　如外伤、手术、导尿导致黏膜损伤，使细菌进入深部组织而发病。

📋 试题精选

1．肾盂肾炎的病因中最常见的是
A．大肠埃希菌感染

B．呼吸浅慢渐深快，再浅慢后暂停

C．呼吸与短暂呼吸停止相交替

D．水冲脉

E．全血细胞减少

答案：A

2．下列哪项因素与肾盂肾炎发病无关

A．妊娠

B．结肠炎

C．便秘

D．尿中有盐类结晶

E．长期使用糖皮质激素

答案：C

3．肾盂肾炎的最常见感染途径是

A．上行感染

B．血行感染

C．淋巴管感染

D．直接感染

E．接触感染

答案：A

五、慢性肾衰竭患者的护理

慢性肾衰竭是各种慢性肾实质疾病进行性发展恶化的最终结局，主要表现为肾功能减退，**代谢产物潴留引起全身各系统症状**，水、电解质紊乱及酸碱平衡失调的一组临床综合征。

【病理生理】慢性肾功能不全可分为 4 个阶段。

1．肾功能代偿期　肾小球滤过率（GFR）降低至 20%～35%，但内生肌酐清除率（表明肾小球剩余的正常肾功能）在 50～80ml/min，血肌酐 133～177μmol/L，临床无症状。

2．肾功能失代偿期　**肾小球滤过率继续降低，当内生肌酐清除率降至 20～50ml/min 时**，临床出现夜尿多、乏力、轻度消化道症状和贫血等，肾浓缩功能差，血尿素氮及肌酐（186～442μmol/L）明显升高，可有酸中毒。此期又称**氮质血症期**。

3．肾衰竭期　当内生肌酐清除率降至 10～20ml/min 以下时即进入此阶段。血肌酐多在451～707μmol/L 以上。出现全身的严重中毒症状（表现在消化系统、心血管系统、造血系统、神经系统等）及水、电解质、酸碱平衡紊乱，还可出现继发性甲状旁腺功能亢进症。

4．尿毒症期　是慢性肾衰竭的晚期，其血肌酐在 707μmol/L 以上，内生肌酐清除率在10ml/min 以下，酸中毒症状明显，全身各系统症状严重，需透析治疗维持生命。

【病因】可分为①原发性肾脏疾病：如慢性肾小球肾炎、慢性肾盂肾炎；②继发于全身疾病的肾脏病变：如高血压肾小动脉硬化症、系统性红斑狼疮、过敏性紫癜、糖尿病等引起的肾损害最后均可导致慢性肾衰竭；③慢性尿路梗阻：如结石；④先天性疾病：如多囊肾、遗传性肾炎、肾发育不良等均可导致肾衰竭。我国以慢性肾小球肾炎、梗阻性肾病、糖尿病肾病、高血压肾小动脉硬化症等较多见。

【发病机制】慢性肾衰竭发病机制未完全清楚，目前主要有以下学说。①健存肾单位学说：肾实质疾病导致相当数量肾单位破坏，而残余健全肾单位代偿，当肾实质疾病的破坏继续进行，健全肾单位越来越少，最后不能达到人体代谢的最低要求，出现肾衰竭的临床表现。②矫枉失衡学说：当出现肾衰竭时，就有一系列病态现象，为了纠正病态现象，机体要做出相应调整，调整过程中，又产生机体各系统之间新的不平衡，使机体再次受到新的损害。③肾小球高灌注、高压、高滤过学说：随着肾单位破坏增加，残余健全肾单位代偿性发生高灌注、高压、高滤过。肾小球高压促使残余肾小球代偿性肥大，继而发生肾硬化，肾功能进一步恶化。

📄 **试题精选**

1. 引起慢性肾衰竭的最常见病因是
A. 慢性肾盂肾炎
B. 慢性肾小球肾炎
C. 肾结核
D. 肾小球硬化症
E. 慢性尿路梗阻
答案：B

2. 关于健存肾单位学说的叙述，正确的是
A. 每个肾单位中，肾小球受累时，所属肾小管也受累

B. 相当数量肾单位破坏，残余健全肾单位代偿
C. 肾单位一部分受损，又再生一批肾单位代偿
D. 随着肾单位破坏增加，残余健全肾单位代偿性发生高灌注、高过滤
E. 机体在纠正肾衰竭出现的病态现象时，产生各系统间新的不平衡
答案：B

第5单元 血液及造血系统疾病患者的护理

一、造血系统和血液病的分类

【造血系统】

1. 造血器官 由骨髓、肝、脾、淋巴结等造血器官构成，胎儿期肝、脾参加造血，出生后骨髓为人体主要造血器官。5～7岁以前全身骨髓都为红骨髓，20岁左右红骨髓仅限于扁骨及长骨的髓端。

肝、脾造血功能在出生后基本停止，在造血功能应激情况下，肝、脾能够重新恢复造血，称为髓外造血。

2. 血细胞 是血液重要组成部分，包括红细胞、白细胞及血小板。

（1）红细胞成熟时，外形呈双凹扁圆形，中央较薄，边缘较厚，细胞内无细胞核和细胞器，细胞质中充满血红蛋白。其功能是结合与输送 O_2 和 CO_2。红细胞进入血液循环后的寿命约为120d。

（2）白细胞种类多，功能较复杂，中性粒细胞、单核细胞具有吞噬作用；T淋巴细胞参与细胞免疫，B淋巴细胞参与体液免疫。

（3）血小板对机体止血和凝血过程起重要作用，血小板在循环血液中寿命为8～11d。

【血液病的分类】

（1）红细胞疾病：常见各类贫血、红细胞增多症。

（2）粒细胞疾病：如粒细胞减少或缺乏症、中性粒细胞分叶功能不全及类白血病反应等。

（3）淋巴细胞和浆细胞疾病：如各种淋巴瘤，急、慢性淋巴细胞白血病等。

（4）单核细胞和巨噬细胞疾病：如反应性组织细胞增多症等。

（5）造血干细胞疾病：如再生障碍性贫血、阵发性睡眠性血红蛋白尿症等。

（6）出血性及血栓性疾病：如过敏性紫癜、原发性血小板减少性紫癜、血小板无力症、凝血功能障碍性疾病、弥散性血管内凝血（DIC）及血栓性疾病等。

试题精选

再生障碍性贫血属于
A. 红细胞疾病
B. 粒细胞疾病
C. 淋巴细胞和浆细胞疾病
D. 造血干细胞疾病
E. 出血性及血栓性疾病

答案：D

二、缺铁性贫血患者的护理

缺铁性贫血是由于体内储存铁缺乏，血红蛋白合成不足，红细胞生成障碍引起的一种小细胞、低色素性贫血。缺铁性贫血是最常见的一种贫血，各年龄组均可发生，以育龄妇女和婴幼儿更多见。

【铁的代谢】

1. 铁的来源和吸收　正常人体每天制造新鲜红细胞所需的铁大部分来源于衰老红细胞破坏后释放的铁，每天从食物中只需摄取 1～1.5mg 即可满足需要。含铁量较丰富的食物有肝、瘦肉类、蛋黄、豆类、紫菜、海带及香菇等，谷类、大多数蔬菜、水果含铁较低，乳类（如牛奶）含铁最低。铁的吸收分两步：①胃酸将铁游离化；②铁的主要吸收部位在十二指肠及空肠上端，亚铁离子被小肠吸收后，大部分进入血液，小部分与肠黏膜上皮细胞内去铁蛋白结合形成铁蛋白。

2. 铁的转运　经肠黏膜进入血流的亚铁大部分被氧化为高铁，高铁与血浆转铁蛋白（β_1球蛋白）相结合成为血清铁，将铁运送到全身各组织中，主要是骨髓。

3. 铁的储存及排泄　储存铁主要以铁蛋白和含铁血黄素形式储存在肝、脾和骨髓、肠黏膜等组织中。正常男性每天排泄铁不超过 lmg，女性每天排泄铁 1～1.5mg。

【病因与发病机制】

1. 需要增加而摄入不足　婴幼儿、青少年生长快，需铁量多，如果铁摄入不足，可导致缺铁。育龄期女性需铁量亦增加，如哺乳期妇女每天从乳汁中丢失铁 0.5～lmg；妊娠妇女需供给胎儿每千克体重 80mg 的铁。育龄妇女若饮食中供铁不足，易发生缺铁性贫血。

2. 铁吸收不良　十二指肠及空肠上端是铁的主要吸收部位，胃大部切除或胃空肠吻合术后，由于胃酸缺乏、肠道功能紊乱、小肠黏膜病变等均可使铁吸收障碍。

3. 损失铁过多　慢性失血是成年人缺铁性贫血的主要病因，由于反复多次小量失血，常使体内储存铁耗竭。消化性溃疡出血、痔出血、月经过多、钩虫病等均可引起缺铁性贫血。

试题精选

1. 储存铁指的是
A. 总铁结合力
B. 血红蛋白
C. 运铁蛋白
D. 血清铁
E. 骨髓含铁血黄素

答案：E

2. 铁的吸收部位主要在
A. 胃
B. 十二指肠和空肠上部
C. 食管
D. 结肠

E．回肠

答案：B

3．成年人缺铁性贫血的主要病因是

A．需要量增加而摄入不足

B．铁吸收不良

C．慢性失血

D．理化因素

E．生物因素

答案：C

4．患者，男，57岁。胃大部切除术后出现头晕、乏力。查血红蛋白为 80g/L。其贫血的原因是

A．铁摄入不足

B．铁损失过多

C．铁利用障碍

D．铁吸收不良

E．铁需要量增加

答案：D

三、再生障碍性贫血患者的护理

再生障碍性贫血是由各种原因引起骨髓抑制而发生造血干细胞的数量减少和（或）功能异常而引起的一类贫血。

【病因】多数患者患病原因不明确。

1．药物及化学物质　最常见的是氯霉素，其毒性可引起骨髓造血细胞受抑制及损害骨髓微环境，常与使用氯霉素剂量无关。苯是重要的骨髓抑制毒物，长期与苯接触危害性较大。此外，还包括滴滴涕（DDT）、有机磷农药、染发剂等。

2．物理因素　X线、γ射线等可干扰 DNA 的复制，使造血干细胞数量减少，骨髓微环境也受损害。

3．病毒感染　各型肝炎病毒均能损伤骨髓造血，EB病毒、流感病毒、风疹病毒等也可引起再生障碍性贫血。

【发病机制】再生障碍性贫血（简称再障）的发生可能与下述因素有关。

1．造血干细胞缺陷（"种子"学说）　上述各种病因损伤造血干细胞，使骨髓各系统造血细胞明显减少，导致外周血全血细胞减少。

2．造血微环境受损（"土壤"学说）　骨髓微环境由巨噬细胞、网状组织及微血管构成。动物实验证实造血微环境受损的小鼠，输入造血干细胞不能恢复造血，说明正常微环境是造血干细胞再生、分化的必备条件。

3．免疫机制（免疫学说）　研究发现骨髓体外培养时，再生障碍性贫血患者骨髓或血的淋巴细胞能抑制红细胞、粒细胞生长，说明再生障碍性贫血的发生可能与免疫机制有关。

试题精选

1．再生障碍性贫血的发病原因不包括下列哪项

A．药物及化学物质

B．物理因素

C．病毒感染

D．苯

E．紫外线

答案：E

2．长期无保护地接触 X 线可引起

A．表皮灼伤

B．骨脱钙

C．骨髓抑制

D．营养不良

E．肺结核

答案：C

四、特发性血小板减少性紫癜患者的护理

特发性血小板减少性紫癜（ITP）是一组免疫介导的血小板过度破坏所致的出血性疾病，血小板的主要功能为保护毛细血管完整性，参与止血和凝血过程，其生成减少或破坏增加，外周血中血小板减少，会导致皮肤、黏膜等出血。

【病因】

1. 感染　约80%急性ITP患者，在发病前2周左右有上呼吸道感染史；慢性ITP患者常因感染而使病情加重。

2. 免疫因素　患者体内有病理性免疫所产生的抗血小板抗体，血小板与抗体结合后易遭破坏。抗体不仅导致血小板破坏，同时也影响巨核细胞成熟，使血小板生成减少。

3. 脾因素　体外培养证实，慢性型患者脾能产生血小板特异性IgG，与抗体结合的血小板主要在脾遭到破坏，正常血小板平均寿命为7～11d，ITP患者血小板寿命明显缩短，为1～3d。另外，患者做脾切除后，多数血小板计数上升，表明脾在发病机制中可能起重要作用。肝在血小板的破坏中的作用与脾相似。

4. 雌激素　慢性型多见于年轻女性且多于40岁以前发病，推测本病可能与雌激素抑制血小板生成及增强单核吞噬细胞对与抗体结合的血小板的破坏有关。常见于青春期和绝经期前。

试题精选

1. 下列哪项不是ITP的发病原因

A. 感染

B. 自身免疫缺陷

C. 肝、脾作用

D. 遗传因素

E. 单核-巨噬细胞对与抗体结合的血小板吞噬增强

答案：D

2. 与特发性血小板减少性紫癜血小板减少无关的是

A. 营养不良使血小板生成减少

B. 病理性免疫产生血小板抗体

C. 脾产生血小板特异性IgG

D. 血小板在脾遭到破坏

E. 免疫抗体影响巨核细胞成熟

答案：A

五、白血病患者的护理

【病因和发病机制】白血病的病因目前尚不完全清楚，可能与以下因素有关。

1. 病毒　已经证明C型RNA肿瘤病毒是某些动物患白血病的病因。从动物白血病细胞分离出C型RNA病毒接种于多种动物，常能发生白血病。人类白血病病因的研究，到目前为止已肯定证明人类T淋巴细胞病毒能引起成人T细胞白血病，并从恶性T细胞中已分离出病毒，就是一种C型RNA病毒。

2. 放射因素　电离辐射可致白血病已被肯定。一次大剂量或多次小剂量照射均可引起白血病。

3. 化学因素　多种化学物质或药物均可诱发白血病，苯及其衍生物已被认为可致白血病。氯霉素、保泰松、烷化剂及细胞毒药均有可能导致白血病。

4. 遗传因素　遗传因素与白血病发病有关。同卵孪生子一个患白血病，另一个患病的

机会约是 20%，比双卵孪生子高 12 倍。有染色体异常的一些遗传性疾病，如先天性愚型、先天性再生障碍性贫血等较易发生白血病。

 试题精选

已证明与白血病发病有密切关系的病毒是
A．DNA 病毒
B．柯萨奇病毒
C．流感病毒
D．埃可病毒
E．C 型 RNA 病毒

答案：E

第 6 单元　内分泌代谢性疾病患者的护理

一、内分泌系统的组成与功能

【组成】内分泌系统是由内分泌腺及存在于机体某些脏器中的内分泌组织和细胞所组成的一个体液调节系统。

【主要功能】其主要功能是在神经系统支配下和物质代谢反馈调节基础上**释放激素，调**节人体的生长、发育、生殖、代谢、运动、病态、衰老等生命现象，**维持人体内环境的相对稳定性**。

【分类】

1．按功能分类　多种原因可引起内分泌腺的病理生理改变，按功能可分为功能亢进、减退或正常。

2．按病变部位（发生在下丘脑、垂体或周围靶腺）分类　可分为原发性和继发性。内分泌腺或靶组织对激素的敏感性或应答反应降低可导致疾病为原发性疾病。非内分泌组织恶性肿瘤可异常地产生过多激素或类激素从而导致继发性病变。因治疗、预防而应用激素或某些药物也可以导致医源性内分泌疾病。

二、毒性弥漫性甲状腺肿、甲状腺功能亢进症患者的护理

甲状腺功能亢进症（简称甲亢）是指由多种病因导致甲状腺功能增强，从而分泌甲状腺激素（TH）过多所致的临床综合征。其特征有甲状腺肿大、眼征、基础代谢增加和自主神经系统功能失常。各种病因所致的甲状腺功能亢进症中，以 Graves（简称 GD）病最多见。

【病因与发病机制】GD 发生的基本因素是一种伴 TH 合成、分泌过多，与遗传和人类白细胞抗原（HLA）有关，属于 Ts 细胞功能缺陷的器官特异性自身免疫性疾病。有家族发病倾向，感染、创伤、精神刺激、劳累等因素破坏机体免疫稳定性，是诱发本病的因素。

Graves 病（格雷夫斯病）：又称毒性弥漫性甲状腺肿或 Basedow 病，临床表现除甲状腺肿大和高代谢综合征外，尚有突眼及较少见的胫前黏液性水肿或指端粗厚等。Graves 病女性多见，本病病因及发病机制，已明确的有以下因素。

1．遗传因素　该病有家族发病倾向，患者家族中发生自身免疫性疾病者常多见；同卵

双生子患病的一致性达 30%～60%，异卵者为 3%～9%，显示本病与遗传有密切关系。

2．自身免疫　患者体内 T、B 淋巴细胞功能缺陷，可合成多种针对自身甲状腺抗原的抗体。其中一种甲状腺刺激免疫球蛋白可直接作用于甲状腺细胞膜上的促甲状腺素（TSH）受体，刺激甲状腺细胞增生，分泌亢进，**是 Graves 病的主要原因**。

3．应激因素　感染、创伤、精神刺激、劳累等因素破坏机体免疫稳定性，使有遗传性免疫监护和调节功能缺陷者发病。

试题精选

1．Graves 病最主要的病因是
A．遗传因素
B．应激因素
C．自身免疫
D．病毒感染
E．环境因素
答案：**C**

2．Graves 病又称
A．多结节性甲状腺肿伴甲状腺功能亢进症
B．自主性高功能甲状腺腺瘤
C．毒性弥漫性甲状腺肿
D．慢性淋巴细胞性甲状腺炎
E．亚急性甲状腺炎
答案：**C**

三、糖尿病患者的护理

【病因与发病机制】

1．遗传因素　糖尿病是一种常见的**内分泌-代谢疾病，是由多种原因引起胰岛素分泌或作用的缺陷**，或者两者同时存在而引起的以**慢性高血糖**为特征的代谢紊乱。

2．自身免疫　病因与发病机制复杂，至今未完全阐明。目前公认糖尿病不是唯一病因所致的单一疾病，而是复合病因的综合征，与遗传、自身免疫和环境等因素有关。**病毒（柯萨奇病毒、ECHO 病毒、巨细胞病毒、风疹病毒等）感染**可启动胰岛 B 细胞的自身免疫反应。

3．胰岛素分泌异常　糖尿病主要以胰岛素依赖型糖尿病、非胰岛素依赖型糖尿病最为常见。**胰岛素依赖型糖尿病（也称 1 型糖尿病），胰岛受病毒、自身免疫等因素破坏，B 细胞破坏引起胰岛素绝对缺乏（分泌不足）。主要见于年轻人，易发生酮症酸中毒；非胰岛素依赖型糖尿病（也称 2 型糖尿病），有家族史，多见于 40 岁以上的成年人，超体重者占大多数，常对胰岛素发生抵抗。**妊娠期糖耐量减低，可发生妊娠期糖尿病。

试题精选

1．胰岛素依赖型糖尿病的发病原因是
A．细菌感染
B．摄糖过多
C．代谢不良
D．供血不足
E．自身免疫
答案：**E**

2．胰岛素依赖型糖尿病发病的机制是
A．老年人肾小球排糖少
B．吃糖过多，短期内无法排出
C．胰岛素分泌绝对不足
D．肝糖原快速释放糖
E．老年人肾小管重吸收糖多
答案：**C**

3．与胰岛素依赖型糖尿病发病无关的病毒是

A．流感病毒

B．柯萨奇病毒

C．巨细胞病毒

D．风疹病毒

E．ECHO病毒

答案：A

第7单元 风湿性疾病患者的护理

一、系统性红斑狼疮患者的护理

系统性红斑狼疮（SLE）是一种病变累及全身多个系统、血清中存在多种致病性自身抗体、有明显的免疫紊乱的自身免疫性结缔组织疾病。以年轻女性好发，发病年龄多在15～35岁，育龄妇女占患者的90%～95%。典型症状是面部蝶形红斑，反复发作，迁延不愈，并伴有多脏器的受累。

【病因与发病机制】SLE的病因尚不清楚，目前认为与遗传、性激素、环境因素（阳光照射）、药物（普鲁卡因胺、肼屈嗪、氯丙嗪）等有关。在以上因素作用下，易感机体丧失正常免疫耐受性，不能正确识别自身组织，继而出现自身免疫反应，产生多种自身抗体，其中尤以抗核抗体（ANA）为重，体液和细胞免疫紊乱，导致组织炎症性损伤。

【病理改变】SLE的病理表现为炎症及炎症后病变，以血管炎和血管病变为突出，结缔组织有较广泛的纤维蛋白样变性及淋巴细胞、浆细胞浸润、坏死性血管炎。特征性病变如下。

1．苏木紫小体（狼疮小体） 是抗核抗体作用于细胞和形成的蓝染的圆形或椭圆形物质，为诊断SLE的特征性依据。

2．"洋葱皮样"病变 是指脾中央动脉和其他小动脉周围显著的向心性纤维增生。

3．疣状心内膜炎 是在心瓣膜腱索上形成的赘生物。

4．狼疮性肾炎 几乎所有SLE患者均有肾损伤，称为狼疮性肾炎。其病理改变可位于肾小球、肾间质、肾小管及肾血管。

试题精选

1．系统性红斑狼疮的发病原因是

A．自身免疫

B．烈日暴晒

C．烟酒过多

D．劳累过度

E．药物过敏

答案：A

2．患者，女，因全身关节痛，面有蝶形红斑，查血有抗Sm抗体（＋），确诊为系统性红斑狼疮，医嘱避免日光直射，病室紫外

线消毒时应回避，外出穿长袖上衣及长裤，戴帽或撑伞遮阳。原因是

A．紫外线可致雌激素作用强

B．紫外线是本病重要诱因

C．紫外线直接破坏细胞

D．紫外线加重关节骨膜炎

E．紫外线直接损害骨髓

答案：B

3．与系统性红斑狼疮发病可能有关的是

A．甲状旁腺素

B．性激素

C．生长激素

D．肾素

E．肾上腺素

答案：B

二、类风湿关节炎患者的护理

类风湿关节炎（RA）是一种主要表现为周围对称性、多关节、慢性炎症的自身免疫性疾病。好发于 20～45 岁女性，是造成人群丧失劳动力及致残的主要病因之一。多伴有关节外的系统性损害，累及浆膜、心、肺、眼等器官。其病理为关节的滑膜炎，当累及软骨和骨质时出现关节畸形。化验检查多数患者血清中出现类风湿因子。

【病因与发病机制】尚无定论，可能与环境、感染、遗传、性激素及神经精神状态等因素密切相关。某些可疑病原体（细菌、病毒、支原体等）感染人体，在适当诱因（潮湿、寒冷、创伤等）作用下，侵及滑膜和淋巴细胞，引发自身免疫反应，产生一种自身抗体 IgM，称类风湿因子（RF）。RF 引起免疫反应，形成抗原-抗体复合物沉积在滑膜组织上，激活补体，产生多种过敏因素，导致关节滑膜炎症，破坏软骨和骨质。滑膜炎是类风湿关节炎最基本病理改变。

试题精选

1．患者，男，30 岁，因双手掌、指关节肿痛就医。体检：双手掌、指关节及近端指关节呈对称、持续、时轻时重疼痛，伴压痛，其周围软组织肿胀。化验：类风湿因子（＋），C 反应蛋白增高，拟诊为类风湿关节炎。本病基本病变是

A．软骨炎

B．滑膜炎

C．关节周围肌炎

D．相关肌肉腱鞘炎

E．关节炎

答案：B

2．患者，男，50 岁，患类风湿关节炎已 30 年，双手多数掌指关节均已出现向尺侧偏斜呈鹰爪样，双手指运动困难，并仍有晨僵现象，患者因此到医院就诊，咨询病因，护士

告知主要原因是

A．关节囊炎症

B．滑膜炎症

C．肌腱和腱鞘炎

D．关节面软骨破坏

E．关节上、下端肌萎缩

答案：B

3．患者，女，40 岁。因关节肿痛伴僵硬多年，诊断为类风湿关节炎。其发病的相关因素是

A．遗传因素

B．感染因素

C．环境因素

D．化学物理因素

E．自身免疫因素

答案：E

第 8 单元　理化因素所致疾病患者的护理

一、急性有机磷农药中毒患者的护理

有机磷杀虫药的主要毒性是抑制胆碱酯酶，引起乙酰胆碱蓄积，使胆碱能神经受到持续冲动，导致先兴奋后衰竭的一系列症状，严重者可因昏迷、呼吸衰竭而死亡。

【病因】①职业性中毒：由于生产设备密闭不严，或使用中违反操作规定，防护不完善而造成，使毒物污染空气或在产品包装过程中手套破损和衣裤、口罩污染，杀虫药通过皮肤、呼吸道吸收入体内，或在使用及喷洒过程中违反操作规则，个人防护措施不符合防毒要求造成中毒；②生活性中毒：多由于误服、误用或摄入被杀虫药污染的水源和食物所致。

【发病机制】有机磷农药大多数属磷酸酯类或硫代酸酯类化合物，其结构近似乙酰胆碱，进入人体后可与胆碱酯酶结合形成磷酰化胆碱酯酶，而失去酶活性，使其失去分解乙酰胆碱的能力，乙酰胆碱在体内大量蓄积，引起胆碱能神经先兴奋后抑制，造成胆碱能神经的化学递质——乙酰胆碱积聚，导致神经传导功能障碍，出现一系列中毒症状。

📋 **试题精选**

1. 患者，男，48 岁，误服敌敌畏约 100ml，出现呼吸困难、面肌细颤的原因是
A. 肾上腺素过多
B. 胆碱酯酶活性降低
C. 胰淀粉酶不足
D. 乙酰胆碱失活性
E. 去甲肾上腺素过多
答案：B

2. 有机磷中毒主要的死因是
A. 肾衰竭
B. 肝衰竭
C. 呼吸衰竭
D. 心力衰竭
E. 脑出血
答案：C

二、急性一氧化碳中毒患者的护理

【病因】一氧化碳是无色、无臭、无味的气体，含碳物质燃烧不完全时，可产生一氧化碳（CO），俗称煤气。①职业性中毒：如煤气、炼钢、炼焦、烧窑等生产过程中煤气管道漏气；②生活性中毒：如家庭室内使用煤炉取暖及煤气加热淋浴器，因通风不良均可造成一氧化碳中毒。

【发病机制】一氧化碳（CO）经呼吸道进入血液，与红细胞内的血红蛋白结合形成碳氧血红蛋白（HbCO）。由于 CO 与血红蛋白的亲和力比氧与血红蛋白亲和力大 240 倍，同时 HbCO 的解离较氧合血红蛋白的解离速度慢 3600 倍，易造成碳氧血红蛋白在体内的蓄积。HbCO 不能携氧，而且还影响氧合血红蛋白正常解离，即氧不易释放到组织中，从而导致组织和细胞的缺氧。此外，CO 还可抑制细胞色素氧化酶，影响细胞呼吸，这些因素更加重组织和细胞缺氧。CO 中毒时，脑、心对缺氧最敏感，最先受损害。脑血管先发生痉挛，后麻痹扩张，脑内三磷酸腺苷（ATP）生成不足，钠泵转移失灵，细胞内钠离子蓄积可引起脑细

胞内水肿，缺氧使血管渗透性增加又引起细胞间质水肿，最终致脑血管循环障碍，造成缺血性坏死及大脑白质发生广泛脱髓鞘性病变。心脏发生心肌坏死。

📑 试题精选

1. 患者，女，25 岁，天寒燃木炭取暖，出现呕吐，昏迷，经医生诊断为急性一氧化碳中毒，其发病机制是

A. 细胞中毒

B. 呼吸中枢受抑制

C. 血红蛋白不能携氧

D. 气道通气受阻

E. 大脑受抑制

答案：C

2. CO 经呼吸道进入血液中，最先受累的脏器是

A. 心

B. 肺

C. 肝

D. 肾

E. 脑组织

答案：E

3. 一氧化碳（CO）中毒的主要机制是

A. CO 破坏红细胞膜

B. CO 与血红蛋白结合形成不能携带氧气的 COHb

C. CO 破坏血红蛋白结构

D. CO 引起血液固性发生改变

E. CO 对脑细胞造成不可逆损伤

答案：B

三、中暑患者的护理

中暑是指在高温环境下或受到烈日暴晒引起体温调节障碍、汗腺功能衰竭和水、电解质代谢紊乱所致的疾病。

【病因】①环境因素：在高温（室温 35℃）、烈日暴晒环境下劳动，若环境温度偏高、空气中湿度大、通风不良时，从事重体力劳动也易中暑；②诱发因素：年老体弱、产妇、慢性病患者及睡眠不足、工作时间过长、劳动强度过大、过度疲劳等易诱发中暑。

【发病机制】正常人的体温在下丘脑体温调节中枢控制下，使产热和散热处于平衡状态，维持体温在 37℃左右。散热方式有辐射、传导、对流及蒸发，以保持体温在正常范围。在周围环境温度超过体表温度（室温超过 35℃）时，通过辐射、传导及对流散热发生困难，人体只能借助于汗液蒸发进行散热，有时大量出汗不足以散热，或空气中湿度大、通风不良时，出汗减少使散热受阻。以上 4 种情况均可造成体内热的积蓄而致中暑。高热对人体系统的影响有以下几方面。①体温调节障碍：在高温环境下，产热过多散热不足时，体温调节中枢功能障碍，汗腺功能衰竭导致汗闭，使体温迅速升高发生热射病。②中枢神经系统抑制：高温对中枢神经系统起抑制作用，使患者注意力不集中，反应迟钝，四肢无力。烈日或高热辐射长时间作用于头部，可穿透头皮和颅骨引起脑组织损伤、充血。大脑温度可达 40～42℃，体温不一定升高称为日射病。③心脏负担加重：散热时皮肤血管扩张，血液重新分配，血流加速，心排血量增加，而且大量出汗引起血液浓缩及黏稠度增高，均造成心脏负担加重，最终导致心排血量降低。④水、盐代谢紊乱：高温工作出汗是主要的散热途径，而汗液中氯化钠含量为 0.3%～0.5%，排汗增多引起盐及水丢失，导致脱水，此时血管扩张，血容量更加不足可引起周围循环衰竭的症状称为热衰竭；丢失盐过多且补充不足引起肌痉挛，可发生热

痉挛。⑤其他：高热心排血量降低，可使肾血流量减少，肾小球滤过率下降易致肾功能减退。体温＞42℃时，蛋白质可变性；体温＞50℃时，数分钟后所有细胞均死亡。

📋 试题精选

不属于人体散热主要方式的是

A．蒸发

B．辐射

C．对流

D．传导

E．呼吸

答案：E

第9单元　神经系统疾病患者的护理

一、急性脑血管疾病患者的护理

【病因与发病机制】

1．出血性脑血管病

（1）脑出血：为脑实质内出血。可发生于大脑半球、脑干、小脑中，以内囊处出血最常见。高血压和动脉硬化为脑出血最常见的原因。还见于颅内动脉瘤、脑动（或静）脉畸形、脑动脉炎、血液病、抗凝及溶栓治疗等。其发病机制为动脉硬化造成脑动脉血管弹性降低或产生小动脉瘤，当兴奋或活动时，在高血压的基础上，血压骤然升高，引起血管破裂，以大脑中动脉深部分支豆纹动脉最常见。

（2）蛛网膜下腔出血：为脑表面血管破裂，血液进入蛛网膜下腔。最常见的病因为先天性脑动脉瘤、脑部血管畸形、白血病、恶性贫血、再生障碍性贫血等。用力或情绪激动时可致血管破裂。

2．缺血性脑血管病

（1）短暂性脑缺血发作：主要病因是动脉粥样硬化。颈内动脉颅外段粥样硬化部位纤维素与血小板黏附，脱落后成为微栓子，进入颅内动脉，引起颅内小血管被堵塞缺血而发病。但栓子很小，容易自溶或因血流冲击被击碎，使更小的碎片进入远端末梢血管，使得循环恢复，神经症状消失。微栓子可反复产生，因此本病可反复发作。目前发病机制有微栓子学说、血流动力学障碍学说、脑血管痉挛学说。其他可有颈部动脉纡曲或扭结、受压、心功能障碍、高凝状态等。

（2）脑血栓形成：见于动脉硬化、红斑性狼疮性动脉炎、结节性动脉周围炎等。脑动脉粥样硬化是最常见的病因。在颅内血管病变的基础上，管腔狭窄形成血栓。同时血小板破裂使红细胞、纤维素等黏附于粗糙处，血小板破裂释放花生四烯酸，转化为血栓烷，能促使血小板再聚集，血栓不断增大而最终阻塞血管。

（3）脑栓塞：颅外其他部位病变，如风湿性心脏病、心肌梗死、骨折、人工气胸等均可形成栓子，随血流进入颅内动脉，使血管腔急性闭塞引起脑缺血、脑软化。当栓子直径与某血管直径相同时，则栓子堵塞此血管，使此动脉闭塞，而引起偏瘫和意识障碍。

试题精选

1. 脑血栓形成最常见的病因是
A. 风湿性心脏病
B. 脑动脉粥样硬化
C. 高血压
D. 休克
E. 先天性脑底动脉瘤
答案：B

2. 患者，女，50 岁，脑栓塞最常见的原因是
A. 高血压病
B. 动脉硬化
C. 脑动脉瘤
D. 脑动脉炎
E. 风湿性心脏病
答案：E

3. 某老人行走时突然跌倒，神志不清，即送医院。经检查发现一侧上、下肢瘫痪，口斜眼歪，其原因是
A. 颅内压增高
B. 脑动脉血栓形成
C. 脑疝
D. 脑膜炎
E. 脑肿瘤

答案：B

4. 脑出血最常见的病因是
A. 肺源性心脏病
B. 高血压
C. 心肌炎
D. 风湿性心脏病
E. 冠状动脉粥样硬化性心脏病
答案：B

5. 短暂性脑缺血发作的主要病因是
A. 动脉硬化
B. 结节性动脉炎
C. 先天性血管畸形
D. 风湿性心脏瓣膜病
E. 持久发作心房颤动
答案：A

6. 脑出血最常见的部位是
A. 脑桥
B. 脑干
C. 大脑半球
D. 内囊
E. 小脑
答案：D

二、癫痫患者的护理

癫痫是一组反复发作的由于<u>大脑神经元突然异常放电</u>所引起的短暂<u>大脑功能失调</u>的慢性疾病。根据异常放电神经元的部位不同，临床上表现短暂的运动、感觉、意识、自主神经功能障碍。每次发作称为痫性发作。

【病因】癫痫分原发性和继发性两类。①原发性（特发性）癫痫原因不明，可能<u>与遗传因素有关</u>，多数患者在<u>儿童或青年期</u>首次发病。②继发性（症状性）癫痫多为脑部疾病或全身性疾病的临床表现。由脑部器质性病变，如颅脑外伤、感染、颅内肿瘤、脑血管病和代谢疾病（如尿毒症）引起。

【发病机制】癫痫的发病机制牵涉到神经系统的内在性质，虽然已有许多发现，迄今尚无全面的、一致的了解。主要为①遗传因素；②环境因素。

 试题精选

与原发性癫痫的发生有关的因素是

A. 脑膜炎

B．脑肿瘤
C．脑血管病
D．颅脑外伤

E．遗传因素
答案：E

三、急性感染性多发性神经炎患者的护理

【病因和发病机制】急性感染性多发性神经炎可能与病毒感染有关。**大量资料提示**，本病是一种自身免疫的周围神经病，病毒感染可能对免疫反应起一种启动作用。

试题精选

急性感染性多发性神经炎危及生命的原因是
A．吞咽困难
B．呼吸肌麻痹
C．面神经麻痹

D．水、电解质紊乱
E．肢体感觉异常
答案：B

第2部分 》》 外科护理学

第1单元　水、电解质及酸碱平衡失调患者的护理

一、正常体液平衡

（一）水的平衡

成年人男性体液总量占体重的60%，女性为55%，婴幼儿为70%～80%。体液中细胞内液占体重的40%（女性占35%），细胞外液占20%。细胞外液中组织间液为15%，血浆为5%。

体液分布还可用3个间隙的分布表示。第一间隙容纳细胞内液，是细胞进行物质代谢的场所；第二间隙容纳细胞外液的主体部分，属于功能性细胞外液，具有快速平衡水、电解质的作用；第三间隙指存在于体内密闭腔隙的一小部分组织间液，如胸腔液、心包液、腹腔液、脑脊液、关节液、滑膜液、消化液和前房水等，在维持体液平衡方面的作用甚少，称为无功能性细胞外液。病理状态下无功能性细胞外液的变化也可导致机体水、电解质和酸碱平衡显著失调，如大量液体积聚腹腔可造成体液量及成分明显改变。

正常成人24h液体出入量约为2500ml（表2-1）。

表 2-1　正常成人 24h 液体出入量（ml）

摄入量	排出量
饮水 1600	尿 1500
食物水 700	粪 200
内生水 200	无形失水 800
	呼吸蒸发 300
	皮肤蒸发 500
总入量 2500	总出量 2500

1. **无形失水**　人体在正常生理条件下，皮肤和呼吸蒸发的水分，每日约 800ml，因为是不显的，又称为不显性失水。在异常情况下失水量可能更多，如体温增高可增加水分蒸发，体温每增高 1℃，每日每千克体重将增加失水 3～5ml；明显出汗失水更多，汗液湿透一身衬衣裤约失水 1000ml；气管切开患者呼吸失水量是正常时的 2～3 倍；大面积烧伤和肉芽创面的患者水分丢失更为惊人。

2. **尿液**　正常人每日尿量约为 1500ml，尿比重为 1.012。肾每日排泄体内固体代谢物为 30～40g，每溶解 1g 溶质需 15ml 水分，故每日尿量至少需 500～600ml，才能将体内固体

代谢产物排出体外。

3. 消化液　消化道每日分泌消化液 8000ml 以上，但仅有约 200ml 的水分从粪便中排出，其余经消化道被重新吸收。在病理情况下，如频繁呕吐、严重腹泻、肠瘘等使水分丢失过多，可导致脱水。

4. 内生水　机体在新陈代谢过程中，物质氧化到最终生成 CO_2 和水（约 200ml）。一般人计算出入量时不用考虑。急性肾衰竭患者需严格限制入水量，必须将内生水计入出入量。

（二）电解质的平衡

电解质在细胞外液和细胞内液中的分布有显著不同。细胞外液阳离子以钠离子（Na^+）为主，阴离子有氯离子（Cl^-）和碳酸氢根离子（HCO_3^-）等；细胞内液阳离子以钾离子（K^+）为主，阴离子有蛋白质、磷酸氢根离子（HPO_4^{2-}）等。

1. 钠　细胞外液的主要阳离子是 Na^+，正常值是 135～145mmol/L，平均 142mmol/L。人体钠自食物中获得，正常成年人每日需氯化钠 5～9g。钠由尿、粪和汗中排出，其中肾是排出和调节的主要部位。人体对钠盐调节能力比较强，禁食时尿钠排出可减少至最低限度。

2. 钾　细胞内液的主要阳离子是 K^+，正常值为 3.5～5.5mmol/L。钾能维持细胞膜的应激性，维持细胞的正常代谢，维持细胞内容量，维持心肌的正常功能。钾来源于食物，主要由肾排泄，肾对钾的调节能力很低，在禁食和低钾血症时，肾仍继续排钾。患者禁食 2d 以上，应补充钾。正常人需钾盐 2～3g/d，相当于 10%氯化钾 20～30ml。

3. 氯和碳酸氢根　细胞外液中的主要阴离子是 Cl^- 和 HCO_3^-，与钠共同维持体液的渗透压和含水量。碳酸氢根与氯的含量有互补作用，当碳酸氢根增多时氯含量减少，反之碳酸氢根减少时氯的含量增加。患者频繁呕吐丢失大量胃液时，氯离子大量丢失，碳酸氢根代偿性增加，引起**低氯性碱中毒**；患者大量输入等渗盐水，由于氯离子增多碳酸氢根相应减少，出现高氯性酸中毒。

4. 钙　体内的钙 99%以磷酸钙和碳酸钙的形式存在于骨骼中，细胞外液中含钙很少，只占总钙量的 0.1%，血清钙正常值为 2.25～2.75mmol/L，相当恒定。离子钙与非离子钙的比率受血 pH 影响，pH 下降离子钙增加，pH 升高离子钙下降。

5. 磷　体内的磷 85%存在于骨骼中，血清磷正常值为 0.96～1.62mmol/L。磷参与核酸、磷脂、细胞膜、凝血因子的组成和高能磷酸键的合成及蛋白质的磷酸化过程，同时维持体内的钙、磷代谢及酸碱平衡等。

6. 镁　是细胞内液的阳离子，约有 50%存在于骨骼内，其余几乎都存在于细胞内，仅有 1%存在于细胞外液。血清镁的正常值为 0.70～1.10mmol/L。镁是细胞内多种酶的激活剂，在糖、蛋白质代谢及降低神经-肌肉应激性方面也有重要作用。

体液的主要成分是水和电解质，正常情况下保持平衡并共同维持人体渗透压。正常血浆渗透压为 290～310mmol/L。体液平衡受神经-内分泌系统调节，一般先通过下丘脑-垂体后叶-抗利尿激素系统恢复正常的渗透压，继而通过肾素-醛固酮系统恢复血容量。

（三）酸碱平衡

人体体液 pH 维持在 7.35～7.45。机体通过血液缓冲系统、肺和肾调节酸碱平衡。

血液缓冲系统最主要的缓冲对是 HCO_3^-/H_2CO_3，是调节酸碱平衡**最迅速**的途径，正常比值为 20：1。肺是排出体内挥发性酸（碳酸）的主要器官；肾是调节酸碱平衡的**最重要器**官，一切非挥发性酸和过剩的碳酸氢盐都从肾排泄。

二、水和钠代谢紊乱的护理

（一）高渗性脱水

【病因】包括①摄水不足：如长期禁食、昏迷未补充液体、高温下劳动饮水不足等；②失水过多：如高热、呼吸深快、使用大剂量利尿药、大面积开放性创面、血糖过高导致高渗性利尿等。

【病理生理】患者**失水多于失钠**，细胞外液渗透压增高。由于细胞内液渗透压相对较低，细胞内水分向细胞外渗出，导致细胞内脱水，严重时脑细胞功能障碍。体液渗透压升高，肾重吸收水分增加，患者尿少、尿比重增高。

（二）低渗性脱水

【病因】包括①胃肠道消化液持续性丢失，如反复呕吐、长期胃肠减压引流或慢性肠梗阻，导致大量钠随消化液而排出；②大创面的慢性渗液；③治疗性原因，如应用排钠利尿药时未及时补充钠盐，治疗等渗性脱水时过多补充水分而忽略钠的补充。

【病理生理】患者**失钠多于失水**。脱水早期，由于抗利尿激素分泌减少，肾小管对水的重吸收减少，尿量反而增多，加重了细胞外液的丢失，所致的血容量显著下降是其主要特点。后期因血容量降低，醛固酮和抗利尿激素分泌增加，导致尿量减少。如代偿功能无法维持血容量时，将出现休克。

（三）等渗性脱水

外科最常见脱水。

【病因】主要是等渗性体液大量丢失，如急性腹膜炎、急性肠瘘、急性肠梗阻及烧伤休克期等。

【病理生理】患者**水和钠成比例丧失**，细胞外液渗透压无明显变化。若不及时补充液体，由于皮肤、呼吸道无形失水增加，可转化为高渗性脱水，若大量补充无盐溶液，又可能转化为低渗性脱水。

（四）水中毒

【病因】包括①抗利尿激素增多；②水排出障碍，如肾功能不全；③摄入水分过多等。

【病理生理】患者血清钠因被稀释而浓度降低，细胞内液渗透压高于细胞外液，水分向细胞内转移，细胞内、外液量均增加，而渗透压均降低。循环血量增多抑制醛固酮分泌，使远曲小管和集合管对 Na^+ 重吸收减少，尿液排 Na^+ 增加，血清钠浓度进一步降低，细胞外液渗透压下降更加严重。

三、电解质代谢异常的护理

（一）钾代谢异常

【病因】

1. **低钾血症**　①因疾病或手术，患者长期不能进食导致钾摄入不足；②严重呕吐、腹泻、持续胃肠减压、长期应用排钾利尿药等导致钾排出过多；③输入大量葡萄糖，尤其是与胰岛素合用时，葡萄糖转化为多糖时带钾进入细胞内（体内转移）；④碱中毒时细胞内 H^+ 移出，细胞外 K^+ 移入，细胞外液 K^+ 浓度下降；同时肾小管分泌 H^+ 减少，H^+、Na^+ 交换减少，K^+、Na^+ 交换增多，K^+ 排出增多。

2. 高钾血症 ①急性肾衰竭导致肾排钾困难；②静脉补钾过量、过快、浓度过高，进入体内的钾过多；③严重组织损伤（如挤压伤）、输入大量库存血或溶血等，细胞内钾移入细胞外液；④酸中毒时，细胞外液 H^+ 移入细胞内，细胞内 K^+ 转出。

（二）钙代谢异常

【病因】

1. 低钙血症 见于维生素 D 缺乏、甲状旁腺功能减退症、慢性肾衰竭、急性重症胰腺炎和小肠吸收不良等。

2. 高钙血症 见于甲状旁腺功能亢进症、骨转移癌、过量服用维生素 D 及肾上腺功能不全等。

四、酸碱平衡失调的护理

（一）代谢性酸中毒

代谢性酸中毒系因体内酸性物质积聚或产生过多或 HCO_3^- 丢失过多所致，是临床最常见的酸碱平衡失调。

【病因】包括①高热、脱水、休克、缺氧等致体内产酸过多；②急性肾衰竭致体内 H^+ 排出减少；③腹泻、肠瘘、胆瘘、胰瘘等造成碱性物质丢失过多。

（二）代谢性碱中毒

代谢性碱中毒因体内 H^+ 丢失或 HCO_3^- 增多所致。

【病因】包括①酸性物质丢失过多：幽门梗阻、长期胃肠减压、急性胃扩张等致胃液丧失过多，导致 H^+ 及 Cl^- 大量丢失。大量胃液的丧失也丢失了 K^+，患者出现低氯低钾性碱中毒；②碱性物质输入过多；③低钾血症：细胞外液 K^+ 浓度低，细胞内 K^+ 外移，H^+ 进入细胞内。

（三）呼吸性酸中毒

呼吸性酸中毒系指肺泡通气及换气功能减弱，不能充分排出体内生成的 CO_2，致血液中 $PaCO_2$ 增高引起的高碳酸血症。

【病因】任何影响呼吸、阻碍气体交换的因素都可引起呼吸性酸中毒。

（四）呼吸性碱中毒

呼吸性碱中毒指由于肺泡通气过度，体内 CO_2 排出过多导致血液中 $PaCO_2$ 降低而引起的低碳酸血症。

【病因】凡换气过度都可发生呼吸性碱中毒，常见原因有癔症、高热、中枢神经系统疾病、疼痛、严重创伤或感染、肝衰竭、呼吸机辅助通气过度。

试题精选

1. 正常人每日如果要将体内固体代谢产物排出体外，至少需要的尿量为

A. 100～300ml

B. 300～400ml

C. 400～500ml

D. 500～600ml

E. 600～800ml

答案：D

2. 细胞外液最主要的阳离子是

A. K^+

B. Na^+

C. Mg^{2+}

D. H^+

E. Ca^{2+}

答案：B

3. 正常血液的 pH 是

A. 7.15～7.25

B. 7.25～7.35

C. 7.35～7.45

D. 7.45～7.65

E. 7.65～7.75

答案：C

4. 下列哪项可引起低渗性脱水

A. 大量出汗

B. 烧伤后大量饮水

C. 高热

D. 昏迷不能进食

E. 急性胃肠炎

答案：B

5. 下列哪种情况下患者不易出现高钾血症

A. 食物中毒

B. 输注较多库存血

C. 地震后身体受到挤压

D. 休克后期肾功能障碍

E. 以每分钟 70 滴速度输入 0.3% 的含钾溶液

答案：A

6. 关于代谢性酸中毒的病因病理，以下描述不正确的是

A. 组织缺氧，体内产酸增多

B. 呼吸抑制，体内 CO_2 浓度升高

C. 肾功能障碍，H^+ 排出减少

D. 肠瘘患者肠液丢失过多

E. 酸性食物或药物摄入过多

答案：B

第 2 单元 外科营养支持患者的护理

一、概述

（一）手术、创伤、严重感染后营养代谢特点

体内的能量来源包括糖原、脂肪和蛋白质。糖原储备有限，在饥饿状态下只可供能 12h。蛋白质构成体内组织、器官，一旦消耗必定损伤其结构和影响功能。体内脂肪是饥饿时的主要能源。

人体在手术、创伤、严重感染等应激状态下，合成代谢减少，分解代谢增加。应激早期，机体对葡萄糖的利用能力下降，血糖升高；体内储存糖原消耗完后，骨骼肌进行性消耗，出现负氮平衡；脂肪分解增加，即使提供外源性脂肪也难以控制体内脂肪分解。

人体遭受手术、创伤、严重感染后，也容易出现水、电解质、酸碱代谢紊乱，出现微量元素和维生素缺失，更加影响身体的康复过程。

（二）营养不良的分类

1. 消瘦型营养不良　能量缺乏为主，又称能量缺乏型营养不良。

2. 低蛋白型营养不良　蛋白质缺乏为主，又称水肿型营养不良。

3. 混合型营养不良　能量和蛋白质均有不足。

二、肠内营养

肠内营养制剂可分为以下几类。

1．大分子聚合物　消化道需要一定的消化和吸收功能。临床多使用自制匀浆膳，即用牛奶、豆浆、鱼、肉、蔬菜、水果等食物加水研碎制成。

2．要素饮食　营养成分明确，可不经消化直接吸收，消化道有吸收功能即可应用，不产生残渣。

3．特殊配方制剂　根据特殊患者的需要而制成，主要有高支链氨基酸配方、必需氨基酸配方、组件配方。

（1）高支链氨基酸配方：支链氨基酸含量高，芳香族氨基酸含量低，主要适用于肝衰竭患者。

（2）必需氨基酸配方：含有足够能量和必需氨基酸，只含少量脂肪和电解质，适用于肾衰竭患者。

（3）组件配方：各类营养成分单独存在，可根据患者需要单独供给或配制成不同的营养素。

三、肠外营养

肠外营养制剂有以下几种。

1．葡萄糖　提供能量，成年人每日总量不可超过 300～400g[即 4～5g/（kg·d）]，摄入过多可转化为脂肪。

2．脂肪　提供能量和必需脂肪酸，成年人 1～1.5g/（kg·d），占总能量的 20%～30%。

3．氨基酸　分为必需氨基酸和非必需氨基酸两种，用于合成人体蛋白质，成年人 1～1.5g/（kg·d），占总能量的 15%～20%。

4．维生素和矿物质　维生素可分为水溶性和脂溶性两大类，前者在体内无贮备，肠外营养时应每日给予；后者在体内有一定储备，禁食时间超过 2～3 周才需补充。根据需要补充矿物质。

试题精选

1．人体的糖原储备有限，在饥饿状态下只可供能约
A．6h
B．8h
C．10h
D．12h
E．16h
答案：D

2．实施肠内营养时，给肝性脑病患者应使用
A．必需氨基酸配方制剂
B．自制匀浆膳
C．要素饮食
D．高支链氨基酸制剂
E．大分子聚合物
答案：D

第 3 单元 外科休克患者的护理

一、概述

休克是机体受到强烈的致病因素侵袭后，导致以有效循环血容量锐减、组织灌注不足、细胞代谢紊乱和功能受损为特征的病理过程。

【病因与分类】根据病因休克可分为低血容量性休克、感染性休克、心源性休克、神经性休克和过敏性休克 5 类。低血容量性休克和感染性休克外科最常见，其中低血容量性休克包括失血性休克和创伤性休克。

【病理生理】各型休克共同的病理生理基础是有效循环血量锐减和组织灌注不足导致的微循环、代谢改变及内脏器官继发性损害。

1. 微循环障碍

（1）微循环收缩期：休克早期机体有效循环血量锐减，机体出现以下变化：①血压下降刺激主动脉弓和颈动脉窦压力感受器引起血管舒缩中枢加压反射，交感神经肾上腺轴兴奋引起大量儿茶酚胺释放、肾素-血管紧张素分泌增加，使心跳加快、心排血量增加；②选择性地使外周（如骨骼肌、皮肤）和内脏（如肝、脾和胃肠）的小血管、微血管平滑肌收缩，以保证心、脑等重要器官供血；③毛细血管前括约肌强烈收缩但后括约肌相对开放，使得微循环内出现"少灌多流"，真毛细血管网内静水压降低，组织液回吸收入毛细血管网，在一定程度上补充循环血量，同时动静脉短路和直接通道开放，进一步增加回心血量。以上反应有助于维持血压，保障重要脏器血供，如采取积极复苏措施，休克较容易纠正，此期也称休克代偿期。

（2）微循环扩张期：若休克未及时纠正，流经毛细血管的血流量继续减少，组织因严重缺氧产生大量酸性代谢产物（代谢性酸中毒），同时释放舒张血管的组胺、缓激肽等介质。这些物质可使毛细血管前括约肌松弛，而后括约肌因敏感性低还处于相对收缩状态，组织出现"多灌少流"，血液大量淤滞于毛细血管网内，致静水压升高、通透性增加。血浆外渗至组织间隙，导致血液浓缩、血黏稠度增加、回心血量进一步减少、血压下降，进而重要器官灌注不足，休克进入抑制期。

（3）微循环衰竭期：由于血液浓缩、黏稠度增加，加之酸性环境中的血液高凝状态，红细胞与血小板发生凝集而形成微血栓，甚至发生弥散性血管内凝血（DIC）。随着各种凝血因子的大量消耗，纤维蛋白溶解系统被激活，机体出现严重的出血倾向。DIC 的形成导致组织严重缺少血液灌注，细胞严重缺氧、酸中毒，内毒素使细胞内溶酶体膜破裂，释放多种水解酶，造成组织细胞自溶、死亡，引起广泛的组织损害甚至多器官功能受损，此期也称休克失代偿期。

2. 代谢改变 ①血容量下降，引起抗利尿激素和醛固酮分泌增加，肾保水保钠，增加血容量；②儿茶酚胺能促进胰高糖素的生成，抑制胰岛素的产生和其作用，加速肌肉和肝内糖原分解，刺激垂体分泌促肾上腺皮质激素，使血糖升高；③组织缺氧，葡萄糖无氧代谢增加，丙酮酸和乳酸产生增多，引起酸中毒；④蛋白质分解代谢增加，肾排尿减少，血液尿素、肌酐和尿酸增加；⑤细胞缺氧，ATP 减少，能量不足，细胞膜的钠泵功能失常，使细胞内钾进入细胞外的量和细胞外钠进入细胞内的量增多，血钾升高；⑥细胞外液随钠进入细胞内，细胞发生肿胀、死亡;⑦ATP的减少和代谢性酸中毒可影响溶酶体膜,溶酶体膜破裂后释放的酸性水解酶中的组织蛋白酶可使组织蛋白分解,生成多种有活性的多肽,加重休克。

3. **内脏器官的继发性损害** 休克导致的**多器官功能衰竭**是患者死亡的主要原因。①肺:低灌注和缺氧可损伤肺毛细血管和肺泡上皮细胞。肺毛细血管内皮细胞损伤可致其通透性增加而引起肺间质水肿;肺泡上皮细胞损伤可使表面活性物质生成减少、肺泡表面张力升高,继发肺泡萎陷而引起肺不张、通气/血流比例失调。患者出现以进行性呼吸困难和缺氧为主要表现的急性呼吸窘迫综合征(ARDS)。②肾:休克早期肾血管收缩、血流量减少,肾滤过率降低,尿量减少,患者可能出现急性肾衰竭,此时如果休克得到缓解,肾功能可恢复。晚期肾血流持续减少,肾细胞缺血坏死,再加上肾 DIC 的出现,肾出现不可逆损害。③心:休克早期心脏血供基本上可以得到保障;休克中晚期,舒张压下降,冠状动脉灌流量减少,心肌缺氧受损;低氧血症、代谢性酸中毒、高钾血症和心肌抑制因子等损害心肌,引起心力衰竭。④肝:肝血流量减少,肝血管窦和中央静脉内微血栓形成,引起肝小叶中心坏死。⑤胃肠道:黏膜缺血可以使正常黏膜上皮细胞的屏障功能受损,发生急性胃黏膜糜烂、应激性溃疡或上消化道出血。由于肠的屏障结构和功能受损、肠道内细菌及毒素易位,患者可并发肠源性感染或毒血症。⑥脑:毛细血管周围胶质细胞肿胀,血浆外渗至脑细胞间隙,引起脑水肿,甚至发生脑疝。

二、低血容量性休克

【病因病理】失血性休克和创伤性休克统称为低血容量性休克。急性大量出血所引起的休克称为失血性休克,当出血量超过总血量的20%时,即可发生休克。严重创伤使血液和血浆同时丢失所引起的休克称为创伤性休克。

三、感染性休克

【病因病理】感染性休克常继发于以革兰阴性杆菌为主的感染,革兰阴性杆菌释放的内毒素与体内的抗原抗体复合物作用,可引起血管痉挛及血管内皮细胞损伤;内毒素还可促使体内多种炎性介质释放,引起全身炎症反应综合征(SIRS),导致微循环障碍、代谢改变及器官功能衰竭。

📑 试题精选

1. 各种休克共同的病理生理改变是
A. 脉压缩小
B. 血压下降
C. 中心静脉压下降
D. 有效循环血量锐减
E. 血管张力降低
答案:D

2. 休克患者不可能出现的病理生理改变是
A. 血糖升高
B. 代谢性酸中毒
C. 低钾血症
D. 血尿素、肌酐和尿酸增加
E. 细胞肿胀、死亡
答案:C

第 4 单元　多器官功能障碍综合征

一、概述

多器官功能障碍综合征（MODS）是指急性疾病过程中，同时或序贯发生 2 个或 2 个以上重要器官或系统的功能障碍。

【病因】MODS 可发生于严重的损伤、心脏停搏复苏后、严重急腹症、脓毒血症、妇科急症等。患者如患有冠心病、肝硬化、慢性肾衰竭、糖尿病、系统性红斑性狼疮、营养不良等，更易发生 MODS；输血、输液、用药或呼吸机使用不当也容易诱发 MODS。

【病理】多系统器官功能衰竭中最常见的器官是肺。

二、急性呼吸窘迫综合征

急性呼吸窘迫综合征（ARDS）是急性呼吸衰竭的类型之一，多指在严重创伤、感染、休克、大手术等严重疾病的过程中继发的一种以进行性呼吸困难和难以纠正的低氧血症为特征的急性呼吸衰竭。

【病因】主要为严重损伤、感染、肺外器官病变、休克和药物等。

【病理生理】各种损伤和疾病引起肺毛细血管内皮和肺泡上皮细胞受损，肺毛细血管内皮细胞损伤可致其通透性增加而引起肺间质水肿、氧气弥散障碍；肺泡上皮细胞损伤可使表面活性物质生成减少、肺泡出现萎陷，肺顺应性降低而引起肺不张；肺功能残气量减少并且分布不均，使通气/血流比例失调。以上导致患者出现换气功能受损的低氧血症。

三、急性肾衰竭

急性肾衰竭是指由各种原因引起的肾功能急剧损害，在短时间（几小时至几日）内出现血中氮质代谢产物积聚，水、电解质和酸碱平衡失调及全身并发症，是一种严重的临床综合征。肾功能受损的突出临床表现是尿量明显减少，血中尿素氮、肌酐升高。

【病因】急性肾衰竭病因分为肾前性、肾性和肾后性 3 种。

1. 肾前性肾衰竭　主要为各种引起肾血流量减少的因素，如脱水、休克早期、出血等引起血容量减少，或心脏功能不全导致心排血量减少。

2. 肾性肾衰竭　多见于肾脏本身疾患或各种因素导致肾实质坏死，前者如肾炎，后者如休克晚期肾缺血、肾中毒（重金属、抗生素、化学制剂、蛇咬伤）、肾小管阻塞（挤压伤、严重溶血）等。

3. 肾后性肾衰竭　主要与各种原因引起尿流受阻有关，如双肾结石、双侧肾盂输尿管梗阻、前列腺增生等。如能早期解除梗阻，肾功能容易恢复；如梗阻时间过长，肾功能出现不可逆损害。

四、弥散性血管内凝血

弥散性血管内凝血（DIC）是某些致病因子导致的凝血功能障碍综合征。其病理特征是微循环内广泛性微血栓形成，全身皮肤黏膜和内脏出血，受累器官发生栓塞与梗死。临床上主要表现为全身广泛性出血、休克，甚至多器官衰竭。

【病因】包括①**感染是最常见的原因**；②严重创伤和恶性肿瘤组织损伤或坏死，启动外源性凝血系统引起凝血；③休克可促使 DIC 的形成。

【病理生理】DIC 在病理上有高凝期、消耗性低凝期、继发性纤溶期 3 期变化。

1. 高凝期　在促凝物质作用下，凝血因子被激活，血液呈高凝状态，易出现血栓形成。最早的征兆是护士抽血取化验标本时，发现血液不易抽出、血液易凝固。实验室检查见凝血时间缩短、血小板黏附性增高。

2. 消耗性低凝期　广泛的血管内凝血消耗大量的凝血因子和血小板，使血液转入低凝状态。患者多以出血表现为主，全身各个部位均可发生，但以皮肤、胃肠道、口鼻黏膜、创口及注射部位多见。实验室检查见出、凝血时间和凝血酶原时间延长、血小板和纤维蛋白原等凝血因子减少。

3. 继发性纤溶期　大量纤溶酶原转变成纤溶酶，同时纤维蛋白（原）降解产物（FDP）的形成，它们均有很强的纤溶和抗纤凝作用。此期血液凝固性更低，出血倾向更为明显，常表现为严重出血和渗血、休克，甚至 MODS 等。实验室检查见血小板计数、纤维蛋白原和其他凝血因子量降低，纤溶酶原减少，凝血酶时间延长，FDP 增多和血浆鱼精蛋白副凝试验（3P 试验）阳性。

试题精选

1. 多系统器官功能衰竭，最易受损的脏器是
A. 肝
B. 血液
C. 肾
D. 心脏
E. 肺
答案：E

2. 严重挤压伤引起肾衰竭，其肾衰竭类型属于
A. 肾前性
B. 肾后性
C. 肾性
D. 肾前性及肾性
E. 肾性及肾后性
答案：C

3. 弥散性血管内凝血患者高凝期的特点是
A. 注射部位大片出血
B. 血液不易抽出，易凝固
C. 大量咯血
D. 严重便血
E. 多器官衰竭
答案：B

第 5 单元　麻醉患者的护理

一、概述

麻醉主要分为局部麻醉和全身麻醉两大类。

1. 全身麻醉　麻醉药经呼吸道吸入或静脉、肌内注射进入人体，使中枢神经产生一过性抑制，呈现神志消失、无痛、遗忘、一定程度的肌肉松弛和反射抑制，这种方法称为全身麻醉。可分为吸入麻醉、静脉麻醉和复合麻醉。

2．局部麻醉　又称区域麻醉，麻醉药作用于周围神经系统，使相应区域的痛觉消失，运动出现障碍，但患者意识清醒。根据麻醉药阻滞部位不同，局部麻醉包括表面麻醉、局部浸润麻醉、区域阻滞麻醉、神经阻滞麻醉、神经丛阻滞麻醉（颈丛阻滞、臂丛阻滞）、椎管内阻滞麻醉（蛛网膜下腔阻滞、硬膜外阻滞）。

二、局部麻醉药

根据局部麻醉药的化学结构的不同，可分为两大类。

1．酯类　包括普鲁卡因、氯普鲁卡因、丁卡因和可卡因等。酯类局麻药在体内水解或被胆碱酯酶分解产生的代谢产物成为半抗原，可引起少数患者发生过敏反应。

2．酰胺类　包括利多卡因、丁哌卡因、依替卡因和罗哌卡因等。酰胺类局麻药在肝内被酰胺酶分解，不形成半抗原，极少引起过敏反应。

三、围麻醉期护理

合理的术前用药可以减轻患者的精神负担、完善麻醉效果。

（一）镇静催眠药

可抑制患者的情绪激动和多种生理功能，引起感觉减退、肌张力下降、血压下降、心率下降、自主神经功能得以平衡及基础代谢率降低，常用于麻醉诱导。

1．巴比妥类　苯巴比妥术前晚或术前 2h 应用。

2．地西泮类　如地西泮、劳拉西泮、硝西泮。此类药物抗焦虑及遗忘作用优于巴比妥类，在治疗局部麻醉药中毒反应时属首选。

（二）镇痛药

与全身麻醉药起协同作用，增强麻醉效果，减少麻醉药用量。常用药物有吗啡、哌替啶、芬太尼、喷他佐辛等。其中吗啡、芬太尼、喷他佐辛对呼吸中枢抑制明显，老年人及有呼吸功能障碍的患者禁用或慎用。

（三）抗胆碱能药

主要作用为抑制涎腺、呼吸道腺体分泌，利于保持呼吸道通畅。常用药物包括阿托品、东莨菪碱。

（四）抗组胺药

可以拮抗或阻止组胺释放，术前常用 H_1 受体阻滞药，如异丙嗪，其作用包括解除平滑肌和血管痉挛、镇静、止吐，术前用药能加强催眠药、镇痛药及麻醉药的中枢抑制作用。

🗐 试题精选

1．多用于麻醉前诱导的药物是
A．苯巴比妥
B．吗啡
C．哌替啶
D．异丙嗪

E．阿托品
答案：A

2．关于麻醉前用药，阿托品的叙述下列哪项不正确
A．可减少呼吸道的分泌

B．可引起呼吸中枢抑制
C．常用剂量为 0.5mg
D．麻醉前 30min 肌内注射

E．心动过速者不宜应用

答案：B

第 6 单元　心肺脑复苏

（一）心搏、呼吸骤停的原因

1．意外事故，以<u>创伤最为常见</u>。

2．心脑血管疾病，如<u>冠心病</u>、急性心肌梗死、脑出血等。

3．麻醉及手术意外。

4．水、电解质、酸碱平衡严重紊乱，如血钾过高（或过低）、严重酸中毒。

5．药物过敏、中毒。

其中<u>冠心病</u>是心搏、呼吸骤停的<u>最常见原因</u>。

（二）心搏、呼吸骤停的类型

1．心脏停搏　心脏完全停止搏动，心电图呈直线。

2．心室颤动　心室肌快速、无序、不协调地连续颤动，心电图呈现高大或细微的心室颤动波。

3．心电机械分离　心脏弱而缓慢的搏动，有微弱的心搏图形。当心搏呼吸完全停止后，在一定的时间内生命器官的细胞还有代谢，称为临床死亡，此时急救得当尚有回生希望。复苏的目的不仅是恢复自主心搏和呼吸，更重要的是恢复中枢神经系统功能。一般认为<u>大脑缺血缺氧超过 4～6min</u>，即可遭受不可逆的损伤。

试题精选

1．引起心搏、呼吸骤停最常见心脏疾病是
A．病毒性心肌炎
B．风湿性心脏病
C．先心病
D．冠心病
E．心肌病

答案：D

2．脑组织耗氧量大，血流中断造成不可逆

的脑损害时限是
A．2min
B．4min
C．6min
D．8min
E．12min

答案：C

第 7 单元　外科重症监护（ICU）

（一）ICU 设置及仪器设备

ICU 的设置应根据医院规模、病种、技术和设备条件而定。一般认为，<u>病床在 500 张以</u>

下的综合性医院可设综合性 ICU，床位数可占医院病床数的 3%～6%；500 张床位以上的医院应设有专科 ICU；而专科医院，如心脏外科、脑外科，其 ICU 床位可适当增加。每个 ICU 以 6～8 张床为宜，病床之间距离应＞1.5m，多采用矩形和开放式，必要时用帷幕隔开。

ICU 的基本监测治疗设备包括多功能监测仪、心排血量测定仪、有创动静脉测压装置、脉搏血氧饱和度仪、呼气末 CO_2 测定仪、血气分析仪、呼吸机、氧治疗用具、心电图机、除颤器、输液泵、注射泵及各种急救用具等。

（二）ICU 的人员结构及要求

重症监护病房人员多来源于麻醉科、急诊科、外科，要求有较丰富的多专科工作经验，并能够对多种危重病既突出病的病情变化，又有成熟的应变能力和处理能力，并且熟练掌握 ICU 各种仪器的应用。ICU 护士长应有 1～2 名，负责护理工作和护士培训并参与行政管理工作。护士总数与病床数之比为 3∶1～4∶1。

合格的 ICU 护士应具备以下条件：①从事临床护理工作 2 年以上或经过 ICU 专业培训；②具有独立工作和处理紧急问题的能力；③良好的身体素质、较强的责任心、准确的判断力及沉着冷静、动作敏捷的素质；④具有一定的外语基础，善于学习及更新知识；⑤掌握非语言沟通的技巧，除能通过望、触、听、嗅觉直接观察病情外，还能从患者的手势、表情、体态、眼神中会意患者的需求；⑥熟练掌握各种仪器的使用方法、故障排除及保管方法，掌握心肺脑复苏及监测技术，并能识别正常和常见的异常心电图，诊断及处理一般心律失常等。

📑 试题精选

1. 病床在 500 张以下的综合性医院可设综合性 ICU，床位数可占医院病床数的

A. 1%～2%

B. 3%～4%

C. 3%～6%

D. 4%～6%

E. 6%～8%

答案：C

2. ICU 内护士总数与病床数之比为

A. 2∶1～3∶1

B. 3∶1～4∶1

C. 3∶1～5∶1

D. 4∶1～5∶1

E. 4∶1～6∶1

答案：B

第 8 单元　外科感染患者的护理

一、概述

外科感染是指需要外科治疗的感染，包括创伤、烧伤、手术、器械检查或有创伤性检查、治疗后等并发的感染，具有以下特点：①多数为几种细菌引起的混合感染，少数在感染早期为单一细菌所致，以后发展为混合感染；②大部分感染有明显而突出的局部症状和体征；③感染常较局限，随着病理发展引起化脓、坏死等，使组织遭到破坏，愈合后形成瘢痕组织而影响局部功能。

【分类】

1．**按致病菌种类和病变性质**

（1）非特异性感染：又称化脓性或一般性感染，占外科感染的大多数。可以是单一病菌引起的感染，也可以是几种病菌引起的混合感染。病变通常先有急性炎症反应，继而进展为局部化脓。大多数感染的病程演变、临床表现、防治措施有共同的规律。

（2）特异性感染：是指由一些特殊的病菌、真菌，如结核分枝杆菌、破伤风杆菌、产气荚膜梭菌、炭疽杆菌、白色念珠菌等引起的感染。不同的病菌可分别引起比较独特的病理变化过程，防治措施各有特点。

2．**按病变进程**

（1）急性感染：病变以急性炎症为主，病程多在 3 周以内。

（2）慢性感染：病程持续超过 2 个月。

（3）亚急性感染：病程介于急性与慢性感染之间。

【病因】

1．**病菌的致病因素**

（1）黏附因子：病菌侵入人体后产生的黏附因子有利于其附着于组织细胞并入侵。有些病菌有荚膜或微荚膜，能抗拒吞噬细胞的吞噬或杀菌作用而在组织内生长繁殖，并导致组织细胞损伤。

（2）病菌毒素：多种病菌可释放胞外酶、外毒素、内毒素，导致感染扩散、组织结构破坏、细胞功能损害和代谢障碍等，是引起临床症状和体征的重要因素。

（3）病菌数量与增殖速度：病菌数量越多，增殖速度越快，感染的概率越高。

2．**机体的易感性**

（1）局部因素：①皮肤或黏膜破损使体表屏障破坏，病菌易于入侵；②管腔阻塞，如胆道梗阻，局部细菌易大量繁殖；③留置于血管或体腔内的导管处理不当，为病菌侵入开放了通道；④异物与坏死组织的存在，可抑制吞噬细胞功能；⑤局部组织血液供应障碍或水肿、积液，降低组织防御和修复的能力，局部组织缺氧有助于致病菌的生长。

（2）全身因素：①严重损伤或休克；②糖尿病、尿毒症、肝硬化等慢性消耗性疾病；③长期使用肾上腺皮质激素、免疫抑制剂、抗肿瘤的化学药物和放射治疗；④严重营养不良、贫血、低蛋白血症、白血病或白细胞过少等；⑤先天性或获得性免疫缺陷综合征。

【病理生理】

1．**炎症反应**　致病菌可产生多种酶与毒素，激活凝血、补体、激肽系统及血小板和巨噬细胞等，引起血管扩张与通透性增加。白细胞和巨噬细胞进入感染部位发挥吞噬作用，单核-巨噬细胞通过释放促炎细胞因子协助炎症及吞噬过程，渗出液中的抗体与细菌表面抗原结合激活补体，参与炎症反应。

炎症反应的作用是使入侵微生物局限化，最终被清除，部分炎症介质、细胞因子和病菌毒素等可进入血流，引起全身炎症反应。

2．**感染的结局**　感染的演变与结局取决于致病菌的种类、数量、毒性，以及机体抵抗力、感染的部位、治疗护理措施是否得当等。

（1）炎症消退：当机体抵抗力较强、治疗及时有效，炎症可完全消退，感染痊愈。

（2）炎症局限：当机体抵抗力占优势，感染可被局限化，局部形成脓肿。经有效治疗，小的脓肿可以吸收消退；较大的脓肿破溃后或经手术引流后感染好转，局部肉芽组织填充，瘢痕形成而痊愈。

（3）炎症扩散：当机体抵抗力较差、病菌毒性大且数量多，感染迅速扩散，导致菌血症或脓毒症等，严重者可危及生命。

（4）转为慢性炎症：当机体抵抗力与病菌毒力相持的情况下，组织炎症持续存在，变为慢性炎症。一旦机体抵抗力降低，病菌可再次繁殖，感染可急性发作。

二、浅部软组织的化脓性感染

（一）疖

疖是单个毛囊及其所属皮脂腺的急性化脓性感染。

【病因病理】好发于毛囊与皮脂腺丰富的部位，如头、面、颈项、背部等。致病菌多为金黄色葡萄球菌和表皮葡萄球菌，发病与皮肤不洁、擦伤、局部摩擦、环境温度较高或人体抗感染能力低下相关。在身体不同部位，多个疖同时或反复发生称为疖病，常见于免疫力较低的糖尿病患者和小儿。

（二）痈

痈是指邻近的多个毛囊及其周围组织的急性化脓性感染，也可由多个疖融合而成。

【病因病理】多见于免疫力差的老年人和糖尿病患者，好发于皮肤较厚的颈部和背部。主要致病菌为金黄色葡萄球菌，发病与皮肤不洁、擦伤、局部摩擦或人体抗感染能力低下相关。

（三）急性蜂窝织炎

急性蜂窝织炎是发生在皮下、筋膜下、肌间隙或深部结缔组织的一种急性弥散性化脓性感染。

【病因病理】致病菌多为乙型溶血性链球菌（β型溶血性链球菌）、金黄色葡萄球菌、大肠埃希菌等。乙型溶血性链球菌产生溶血素、透明质酸酶、链激酶等，能破坏局部组织，使病变不局限，扩散迅速，导致毒血症或菌血症。

（四）丹毒

丹毒是皮肤及其网状淋巴管受乙型溶血性链球菌侵袭所致感染。

【病因病理】乙型溶血性链球菌经皮肤小伤口或足癣病灶处侵入，可引起局部淋巴回流障碍，好发于下肢和面部，是一种具有传染性的非特异性感染。

（五）急性淋巴管炎及淋巴结炎

急性淋巴管炎是致病菌经破损的皮肤、黏膜或其他感染灶引入淋巴管引起的急性炎症。当病变波及淋巴结时，即为急性淋巴结炎。

【病因病理】致病菌多为金黄色葡萄球菌及溶血性链球菌，多来源于口咽部炎症、足癣、皮肤损伤、皮下化脓性感染灶。

三、手部急性化脓性感染

（一）脓性指头炎

【病因】由甲沟炎扩展、蔓延所致，也可发生于指尖或手指末节皮肤损伤后。

（二）急性化脓性腱鞘炎、滑囊炎和手掌深部间隙感染

【病因】由手指掌面的损伤或邻近组织的感染蔓延所致。

四、全身性感染

　　全身性感染　是指致病菌经局部感染病灶进入人体血液循环，并在体内生长繁殖或产生毒素，而引起的严重的全身性感染症状或中毒症状。通常指脓毒血症和菌血症。脓毒血症是指因感染引起的全身性炎症反应，如体温、循环、呼吸等明显改变的外科感染的统称。血培养检出致病菌者，称为菌血症，即菌血症是脓毒症的一种。

　　【病因】全身性感染常继发于严重创伤后的感染和各种化脓性感染。致病菌数量多、毒力强和机体抵抗力低下是引起全身性感染的主要因素，见于人体抵抗力低下、长期静脉内留置导管、局部病灶处理不当及长期应用免疫抑制药和糖皮质激素者。

　　【病理生理】

　　1. 革兰阴性杆菌　该类细菌所致的脓毒血症常较严重，多见于肠道、胆道、泌尿道感染和大面积烧伤时。临床特点为全身寒战或间歇发热、四肢湿冷和"三低"现象（体温不升、低血白细胞计数、低血压），早期即可发生感染性休克，且持续时间长。

　　2. 革兰阳性球菌　该类细菌的外毒素能使周围血管麻痹、扩张，发热多呈稽留热和弛张热。临床特点为患者面色潮红、四肢温暖，常有皮疹、腹泻、呕吐等。感染易经血液播散，可在体内形成转移性脓肿，较迟发生感染性休克。

　　3. 无芽孢厌氧菌　大多数厌氧菌感染伴需氧菌感染，两类细菌协同作用，促使组织坏死，形成脓肿，脓液有粪臭味。

　　4. 真菌感染　临床表现酷似革兰阴性杆菌感染，如寒战、高热、神志淡漠、嗜睡甚至休克。由于常同细菌感染混合存在，临床容易漏诊。

五、特异性感染

（一）破伤风

　　破伤风是由破伤风杆菌侵入人体伤口并生长繁殖，产生毒素所导致的一种特异性感染。

　　【病因】破伤风杆菌是一种革兰染色阳性厌氧梭状芽孢杆菌，广泛存在于泥土和人畜粪便中。

　　【病理生理】破伤风杆菌经体表破损处侵入人体组织且在缺氧的环境中生长繁殖，产生外毒素，即痉挛毒素和溶血毒素。痉挛毒素经血液循环和淋巴系统至脊髓前角灰质或脑干的运动神经核，使运动神经系统兴奋性增强，导致随意肌紧张与痉挛；痉挛毒素亦可阻断脊髓对交感神经的抑制，引起血压升高、心率增快、体温升高、出汗等。溶血毒素可引起局部组织坏死和心肌损害。

（二）气性坏疽

　　气性坏疽通常指由梭状芽孢杆菌引起的一种严重的以肌组织坏死或肌炎为特征的急性特异性感染，发病急，预后差。

　　【病因】由革兰染色阳性梭状芽孢杆菌引起，如产气荚膜梭菌、水肿杆菌、腐败杆菌和溶组织杆菌等，此类细菌广泛存在于泥土和人畜粪便中，易在厌氧环境生长繁殖。

　　【病理生理】梭状芽孢杆菌在局部伤口生长繁殖，产生多种外毒素和酶。一部分酶有较强的分解糖和蛋白质的作用，糖类分解可产生气体，蛋白质分解可产生硫化氢（具有恶臭），这些气体聚集在组织之间；某些酶能使组织蛋白溶解，造成组织细胞坏死、水肿。积气和水肿使组织局部张力迅速增高，体表可变如"木板样"硬，筋膜下张力急剧增加，进一步加重组织的缺血、缺氧，更有利于细菌生长繁殖，如此形成恶性循环。此外，细菌还可产生卵磷脂酶、透明质酸酶等使细菌易于穿透组织间隙而加速扩散。外毒素、坏死组织等引起严重脓毒血症，损害重要脏器。

试题精选

1. 外科感染的特点不包括
A. 临床表现以局部症状和体征为主
B. 多数由单一细菌引起感染
C. 创伤、手术也可引起感染
D. 多数需要外科治疗
E. 组织感染愈合后瘢痕组织影响功能
答案：B

2. 痈的常见致病菌是
A. 金黄色葡萄球菌
B. 溶血性链球菌
C. 大肠埃希菌
D. 无芽孢厌氧菌
E. 产气荚膜梭菌
答案：A

3. 有关气性坏疽病因病理描述，正确的是

A. 一种致病菌引起发病
B. 致病菌属于厌氧菌
C. 浅表伤口更易发病
D. 致病菌只存在于人畜粪便中
E. 属于革兰染色阴性杆菌
答案：B

4. 致病菌引起的皮肤及其网状淋巴管的急性感染，称为
A. 疖
B. 痈
C. 急性蜂窝织炎
D. 丹毒
E. 急性淋巴管炎
答案：D

第 9 单元　损伤患者的护理

一、概述

（一）分类

1. 闭合性损伤　损伤部位的皮肤黏膜完整，但可合并深层组织及脏器的严重损伤。

（1）挫伤：最常见的软组织损伤，由钝器或钝性暴力引起的，表现为局部肿胀、触痛或皮肤发红、发绀。

（2）挤压伤：由巨大重力持续作用于肌肉丰富的肢体和躯干所引起。严重时肌肉组织广泛缺血、坏死，坏死组织的分解产物（如肌红蛋白、乳酸等）吸收，可引起挤压综合征，患者出现高钾血症、急性肾衰竭。

（3）扭伤：关节在外力作用下过度伸曲，超出其正常活动范围所造成的损伤。

（4）爆震伤：由爆炸产生的强烈冲击波造成的损伤，伤者体表无明显损伤，但内脏器官可能发生出血、破裂或水肿，如耳鼓膜破裂、肺出血。

（5）关节脱位、半脱位：关节部位受到不均匀的暴力作用后所引起的损伤。骨骼完全脱

离关节面者称为完全性脱位，部分脱离关节面者称为半脱位。

（6）闭合性骨折：强暴力作用于骨组织所产生的骨断裂。

（7）闭合性内脏伤：强暴力传入体内后所造成的内脏损伤。

2．开放性损伤　损伤部位的皮肤黏膜破损，可有体腔、骨面与体外相通或有伤口出血。

（1）擦伤：<u>皮肤被粗糙物摩擦造成的浅层组织损伤</u>。创面有擦痕、小出血点和浆液渗出。

（2）切割伤：<u>由锐利器械所造成的损伤，创缘整齐，周围组织损伤较少</u>。易造成血管、神经、肌腱等深部组织损伤。

（3）刺伤：<u>尖锐物体刺入人体所造成的损伤</u>。创口小而深，有时可伤及深部器官。

（4）裂伤：<u>钝性暴力打击造成的软组织的裂开，伤口不规则，创缘多不整齐，组织破坏较重</u>。

（5）撕脱伤：暴力的牵拉或撕扯，造成皮肤、皮下组织、肌肉、肌腱等组织的剥脱，损伤严重，出血多且易感染。

（6）火器伤：由枪、炮等武器的发射物所致的损伤。伤情复杂，易伤及深部器官和组织，破坏多，污染重，常有异物存留。

（二）病理生理

1．局部炎症反应　任何创伤都会激发人体最基本的生理反应——炎症反应，局部炎症是一种保护性反应，利于创伤修复。

2．全身反应　严重创伤时，释放出大量炎性介质和细胞因子，可造成全身性病理反应，包括发热、神经内分泌反应、代谢反应和免疫反应。

（三）创伤的修复

1．创伤修复的过程　包括充填期、增生期、塑形期。

2．伤口愈合类型

（1）一期愈合：又称原发愈合。修复以原来的细胞组织为主，连接处仅有少量纤维组织。伤口边缘整齐、严密、平滑，呈线状。

（2）二期愈合：又称瘢痕愈合。伤口由肉芽组织填充，需周围上皮逐渐覆盖或植皮后才能愈合。修复时间长，有明显的瘢痕挛缩或瘢痕增生，影响外观和功能。

3．影响创伤愈合的因素　包括①年龄；②慢性疾病，如糖尿病等；③伤口特点，大而深的伤口、血供不佳伤口、位于关节处伤口愈合较慢；④伤口感染和异物；⑤营养不良、低蛋白血症、维生素和微量元素缺乏；⑥长期使用糖皮质激素；⑦缝合技术不佳；⑧心理压力。

二、烧伤

【病理生理】

1．休克期　严重烧伤后，最早的反应是体液渗出。烧伤后的体液渗出可自伤后数分钟开始，8h达高峰，烧伤后 **48h 内**，最大的危险是**低血容量性休克**。

2．感染期　严重烧伤所致的全身应激性反应，对致病菌的易患性增加，早期即可并发全身性感染。

3．修复期　烧伤早期出现炎症反应的同时组织修复开始。

📄 试题精选

1. 不属于开放性损伤的是
A. 擦伤
B. 挫伤
C. 刺伤
D. 割伤
E. 火器伤
答案：B

2. 下列哪项会影响伤口愈合过程
A. 小儿、青年人
B. 长期抑郁
C. 糖尿病控制良好
D. 伤口对合良好，无明显张力

E. 血清蛋白在正常范围内
答案：B

3. 患者，男，55 岁，火灾事故引起大面积烧伤，约占全身面积 35%。烧伤后 48h 内患者的主要病理生理改变是
A. 休克
B. 心力衰竭
C. 肾衰竭
D. 肝衰竭
E. 感染
答案：A

第 10 单元　器官移植患者的护理

一、概述

（一）概念

将自体或异体的细胞、组织或器官移植到身体的某一部位，以恢复被破坏器官或组织的解剖结构和功能，称为移植术。提供移植物的个体称为供体；接受移植物的个体称为受体或受者。

（二）分类

1. 根据移植的组织分类

（1）细胞移植：指移植某种大量游离的、具有活力的细胞，采用输注到受者的血管、体腔或组织器官内的方法。如输注全血或浓缩红细胞、骨髓与造血干细胞移植等。

（2）器官移植：指移植脏器的全部或部分，保留其解剖学的外形轮廓和内部结构框架，带有主要供血和主干管道。属于活体移植，在移植过程中始终保持活力，并在移植后较快地恢复其原有的生理功能。

（3）组织移植：指移植某一组织，如皮肤、筋膜、肌腱、软骨、骨、血管等，或整体联合移植几种组织，如皮肌瓣。一般采用游离移植或血管吻合移植以修复某种组织的缺损。

2. 根据移植物来源分类

（1）自体移植：以自身的细胞、组织或器官进行移植，可永久存活。

（2）同质移植：在一卵双生的孪生兄弟或孪生姐妹之间进行组织器官移植，亦能永久存活而不产生排斥反应。

（3）同种异体移植：供体和受体属同一种族，如一个人的组织或器官移植给另一人，短时期内可存活，但以后有排斥反应，移植物不能永久存活。

（4）异种异体移植：以不同种族动物的组织器官进行移植，有强烈的排斥反应。

3．根据移植的方法分类

（1）游离移植：移植物从供体取下后完全断绝与供体的各种联系，移植至受体后重新建立血液循环，如游离皮片移植。

（2）带蒂移植：是自体移植的一种方法，移植物与原来部位没有完全脱离，尚有一部分相连，主要包括血管和神经，等移植物在受体上完全建立血液循环时，再将蒂切断。如带蒂皮瓣、带蒂肌瓣、带蒂大网膜移植等，可以增加移植物的存活率。

（3）吻合移植：利用血管吻合技术，将移植物中的血管与受体的血管吻合，使移植器官即刻得到血液供应，如断肢再植、肾移植和肝移植等。

（4）输注移植：将具有活力的细胞输注到受体的血管、体腔或组织器官内的方法，如输血、骨髓移植、干细胞移植、胰岛移植等。

二、皮肤移植患者的护理

皮肤移植又称植皮术，是利用自体或异体皮片移植到皮肤缺损区域，使创面愈合，或因整形需要再造体表器官的方法。

1．按皮片的来源分类　①自体皮移植；②同种异体皮移植；③异种异体皮移植；④人造皮。

2．按移植的方法分类　①游离植皮；②带蒂移植；③吻合移植。

游离植皮根据所取皮片厚度不同，分为4种。①刃厚皮片：为表皮及少量真皮乳头层，成活率高，用于消灭肉芽创面。但因过薄，愈合后不耐磨，易受皮下纤维组织收缩影响而变形；有色素沉着，不宜植入面部、手掌、足底等处。②中厚皮片：含表皮及部分真皮层，用途最广，存活率高，不易收缩，色素变化不大。③全厚皮片：包括全层皮肤，需在新鲜创面上移植，愈合后功能好。由于供皮区切除皮片后必须缝合，故取皮面积有限，受到限制。④点状植皮：皮片面积小，很易存活，用于肉芽创面移植容易成功。

试题精选

1．下列哪种移植不会发生排斥反应
A．异体间心脏移植
B．父子间肾移植
C．断肢再植
D．异体间肝移植
E．兄弟间骨髓移植
答案：C

2．植皮术中应用最广的皮片是
A．刃厚皮片
B．中厚皮片
C．点状皮片
D．全厚皮片
E．带蒂皮片
答案：B

第11单元　肿瘤患者的护理

概述

【分类】根据肿瘤的形态学和生物学行为，将其分为良性和恶性两大类。良性肿瘤细胞分化成熟，呈膨胀性生长，不发生转移，对人体影响不大。长在重要部位也可威胁生命，部分良性肿瘤可恶性变。恶性肿瘤细胞分化不成熟，生长较快，呈浸润性、破坏性生长，可破坏所在器官并发生转移进而危害生命。

临床还有少数交界性肿瘤，其形态上属良性，但常呈浸润性生长，切除后容易复发。

【病因】

1. 外源性因素（致癌因素）　包括化学、物理、生物因素及不良生活方式、癌前病变。

2. 内源性因素（促癌因素）　包括遗传倾向性、内分泌、免疫和营养因素，以及心理、社会因素。

【病理】

1. 肿瘤细胞的分化　高分化肿瘤细胞接近正常，恶性程度低；未分化肿瘤细胞核分裂较多，恶性程度高，预后差；中分化的恶性程度介于两者之间。

2. 转移

（1）直接蔓延：肿瘤细胞由原发部位直接侵入毗邻组织。

（2）淋巴转移：多数为肿瘤邻近区域淋巴结转移，少数不经区域淋巴结而转移至第二、第三站淋巴结。

（3）血行转移：原发病灶的癌细胞由血液循环转移到肺、肝、骨骼及脑等部位。

（4）种植转移：肿瘤细胞脱落后在体腔或空腔器官内的转移，如肝癌种植转移至盆腔。

试题精选

良性肿瘤与恶性肿瘤的根本区别是

A. 肿块硬度

B. 细胞分化程度

C. 生长速度

D. 表面光滑程度

E. 疼痛程度

答案：B

第 12 单元　颅内压增高患者的护理

一、颅内压增高

正常颅内压成人为 $70\sim200mmH_2O$，儿童为 $50\sim100mmH_2O$。当颅腔内容物的体积增加或颅腔容积缩小超过颅腔可代偿的容量，使颅内压持续高于 $200mmH_2O$，并出现头痛、呕吐和视盘水肿等临床表现时，称为颅内压增高。

【病因】

1. 颅腔内容物体积增加　包括①脑部创伤、炎症、缺血缺氧、中毒所致的脑水肿；②脑脊液分泌或吸收失衡所致的脑积水；③二氧化碳蓄积和高碳酸血症时脑血管扩张导致的脑血流量持续增加。其中脑水肿是引起颅内压增高最常见原因。

2. 颅内占位性病变　如颅内血肿、肿瘤、脓肿等。

3. 颅腔容量缩小　如凹陷性骨折、狭颅症、颅底凹陷症等使颅腔空间缩小。

【病理生理】<u>脑疝</u>是颅内压增高的**危急并发症**和引起死亡的主要原因，常见的有小脑幕切迹疝和枕骨大孔疝。

二、急性脑疝

【病理】颅内病变发展到一定程度可导致颅内各分腔压力不均，脑组织由压力高的地方挤向压力低的地方从而引起脑疝。根据移位的脑组织及其通过的硬脑膜间隙和孔道，常见的脑疝有小脑幕切迹疝和枕骨大孔疝。小脑幕上方的颞叶沟回、海马回通过小脑幕切迹向幕下移位，称小脑幕切迹疝（又称颞叶沟回疝），移位的脑组织压迫中脑的大脑脚，并牵拉动眼神经引起锥体束征和瞳孔变化。小脑扁桃体经枕骨大孔向椎管内移位，称枕骨大孔疝（又称小脑扁桃体疝）。

 试题精选

引起颅内压增高的病因不包括
A. 脑损伤
B. 颅内肿瘤
C. 颅盖骨凹陷性骨折
D. 颅内脓肿
E. 婴幼儿颅骨未闭
答案：E

第 13 单元　颅脑损伤患者的护理

颅骨骨折

【解剖概要】颅盖骨的外板厚，内板较薄，内外板表面均有骨膜覆盖，内骨膜是硬脑膜的外层。在颅骨的穹窿部，内骨膜与颅骨板结合不紧密，颅顶部骨折易形成硬脑膜外血肿。

颅底骨面凹凸不平，厚薄不匀，有两侧对称、大小不等的骨孔和裂隙，脑神经和血管由此出入颅腔。颅底被蝶骨嵴和岩骨嵴分为颅前窝、颅中窝和颅后窝。颅底部的硬脑膜与颅骨贴附紧密，颅底骨折时易撕裂硬脑膜形成脑脊液漏，进而导致颅内感染。

第 14 单元　颈部疾病患者的护理

一、解剖生理概要

（一）解剖

甲状腺位于甲状软骨下方、气管的两旁，分左、右两侧叶，中间以峡部相连，甲状腺借外层被膜固定于气管和环状软骨上，还借两叶上极内侧的悬韧带悬吊于环状软骨上，因此，做吞咽动作时，<u>甲状腺随之上下移动</u>，临床上常以此鉴别颈部肿块是否与甲状腺有关。

甲状腺的血液供应非常丰富，主要来自两侧的甲状腺上动脉（颈外动脉的分支）和甲状腺下动脉（锁骨下动脉的分支）。甲状腺有甲状腺上、中、下 3 条主要静脉。甲状腺的淋巴液汇入颈深淋巴结。

声带的运动由来自迷走神经的喉返神经支配。喉上神经也来自迷走神经，内支（感觉支）分布于喉黏膜，外支（运动支）支配环甲肌，与甲状腺上动脉贴近走行，使声带紧张。甲状腺手术如果损伤这两个神经，患者将会出现相应症状。

（二）生理

甲状腺有合成、储存、分泌甲状腺素的功能。甲状腺素主要包括四碘甲状腺原氨酸（T_4）和三碘甲状腺原氨酸（T_3）。甲状腺素储存于甲状腺的结构单位-滤泡中。释放入血的甲状腺素与血清蛋白结合，其中 90% 为 T_4、10% 为 T_3。甲状腺素的主要作用是增加全身组织细胞的氧耗量和热量产生，促进蛋白质、脂肪、糖类的分解，促进人体生长发育和组织分化，并影响体内水和电解质的代谢。

甲状腺的功能与各器官、系统的活动及外环境相互联系，并受大脑皮质-下丘脑-垂体-甲状腺轴控制系统的调控。

二、甲状腺肿瘤

【概述】

1．甲状腺腺瘤　是最常见的甲状腺良性肿瘤。滤泡状腺瘤多见，周围有完整的包膜。乳头状囊性腺瘤少见，常不易与乳头状腺癌区分。多见于 40 岁以下的女性。

患者多无不适症状，常在无意间或体检时发现颈部肿块。结节多为单发，呈圆形或椭圆形，质地稍硬，表面光滑，边界清楚，无压痛，能随吞咽上下移动。腺瘤生长缓慢，经历数年或更长时间仍保持单发。若乳头状囊性腺瘤因囊壁血管破裂而发生囊内出血时，肿瘤体积可在短期内迅速增大，局部出现胀痛。

2．甲状腺癌　是最常见的甲状腺恶性肿瘤。

按肿瘤的病理类型可分为：①乳头状腺癌：约占成人甲状腺癌的 60% 和儿童甲状腺癌的全部。多见于 30~45 岁女性，恶性程度低，生长较缓慢，较早出现颈部淋巴结转移，但预后较好。②滤泡状腺癌：约占 20%。多见于 50 岁左右的中年人，中度恶性，发展较迅速，主要经血液循环转移至肺、肝和骨及中枢神经系统，预后较乳头状腺癌略差。③髓样癌：较少见，仅占 7%。恶性程度中等，可兼有颈淋巴结侵犯和血行转移，预后较乳头状腺癌差，较未分化癌好。④未分化癌：约占 15%。多见于 70 岁左右的老年人，高度恶性，发展迅速，早期即可发生颈部淋巴结转移，除侵犯气管和（或）喉返神经或食管外，常经血液转移至肺、骨等处，预后很差。

患者发病初期多无明显症状，仅在颈部发现单个、固定、质硬、表面高低不平、随吞咽上下移动的肿块。肿块逐渐增大，吞咽时上下移动度减低。晚期可产生声音嘶哑及呼吸、吞咽困难和压迫颈交感神经节引起的 Horner 综合征，颈丛浅支受侵出现耳、枕、肩等部位的疼痛、局部淋巴结及远处器官转移（多见于颅骨、椎骨、胸骨、盆骨等扁骨和肺）等表现。

三　试题精选

1．以下甲状腺癌中，最常见而恶性程度最　　　低的是

A．甲状腺瘤恶变

B．髓样癌

C．未分化癌

D．乳头状腺癌

E．滤泡状腺癌

答案：D

2．临床上查体时鉴别颈部肿块是否与甲状腺有关的主要依据是

A．肿块和甲状腺随吞咽动作一起上下移动

B．触诊时肿块和甲状腺一起左右、上下移动

C．听诊时肿块和甲状腺血流声音一致

D．平视时肿块是否位于甲状腺正前方

E．平视时肿块是否位于甲状腺旁侧

答案：A

第 15 单元　乳房疾病患者的护理

一、解剖生理概要

1．**乳房的解剖**　成年女性乳房位于胸廓前第 2~6 肋间水平的浅筋膜浅层与深层之间。外上方呈角状伸向腋窝的腺体组织称为 Spence 腋尾区。乳房中央前方突起为乳头，其周围色素沉着区为乳晕。

乳腺有 15~20 个腺叶，每个腺叶分成若干腺小叶，腺小叶由小乳管和腺泡组成，是乳腺的基本单位。每个腺叶有各自汇总的导管（大乳管），呈放射状向乳晕集中，开口于乳头。大乳管靠近开口的 1/3 段略为膨大，是乳管内乳头状瘤的好发部位。腺叶、腺小叶和腺泡间有结缔组织间隔，腺叶之间有许多与皮肤垂直的纤维束，上连浅筋膜浅层，下连浅筋膜深层，称 Cooper 韧带（乳房悬韧带），起支持、固定乳房的作用。

2．**乳腺的生理**　乳腺生理活动受腺垂体、卵巢和肾上腺皮质等分泌的激素影响。妊娠和哺乳期乳腺明显增生，腺管伸长，腺泡分泌乳汁；哺乳期后，乳腺处于相对静止状态。平时，育龄妇女在月经周期各阶段，乳腺生理状态随激素水平呈现周期性变化。绝经后腺体逐渐萎缩，由脂肪组织所代替。

乳房淋巴液输出主要有 4 个途径：①大部分乳房淋巴液经胸大肌外侧缘淋巴管流至腋窝淋巴结，再流向锁骨下淋巴结；部分乳房上部淋巴液流向胸大肌、小肌间淋巴结，直接到达锁骨下淋巴结，继之达锁骨上淋巴结。②来自乳房中央区和内侧的淋巴液，沿肋间淋巴管流向胸骨旁淋巴结。③乳房深部淋巴网与腹直肌鞘和肝镰状韧带的淋巴管相通，进入肝。④两侧乳房间皮下有交通淋巴管，一侧乳房淋巴液可流向对侧，甚至达双侧腹股沟淋巴结。

二、急性乳腺炎

【病因】

1．**乳汁淤积**　为发病的**重要原因**。乳汁淤积的原因有：①乳头发育不良（过小或内陷）妨碍哺乳；②乳汁过多或婴儿吸乳少，以致乳汁不能完全排空；③乳管不通，影响排乳。

2．**细菌入侵**　乳头破损使细菌沿淋巴管入侵是感染的主要途径；细菌也可直接入侵乳管，上行至腺小叶而致感染，多与婴儿患口腔炎或口含乳头睡眠有关。急性乳腺炎致病菌以**金黄色葡萄球菌**为主。

三、乳房良性肿块

（一）乳房纤维腺瘤

【病因病理】本病发生于卵巢功能期，小叶内纤维细胞对雌激素的敏感性异常增高有关。好发年龄是 20～25 岁，多见于乳房外上象限，约 75% 为单发。

（二）乳管内乳头状瘤

【病因病理】本病多见于 40～50 岁女性，3/4 的病例发生在大乳管近乳头的膨大部分。瘤体甚小，带蒂并有许多绒毛，血管丰富且壁薄、质脆，极易出血。

（三）乳腺囊性增生病

【病因病理】多见于 25～45 岁女性。黄体素分泌减少，雌激素相对增多，是本病的重要原因，它们引起乳腺生理增生与复旧不全，导致乳腺正常结构出现紊乱。

四、乳腺癌

【病因】乳腺癌的病因尚未阐明，目前认为雌酮及雌二醇与乳腺癌的发生有直接关系。相关易感因素包括以下几方面。

1. 生育和哺乳：月经初潮早于 12 岁、绝经期迟于 50 岁、40 岁以上未孕或初次足月产迟于 35 岁与乳腺癌发病有关。

2. 部分乳房良性疾病：乳腺小叶上皮高度增生或不典型增生者发生乳腺癌可能性高。

3. 遗传因素：主要表现在有乳腺癌家族史上。

4. 营养过剩、肥胖、高脂饮食。

5. 环境因素和生活方式。

【病理】

1. 病理类型

（1）非浸润性癌：包括导管内癌、小叶原位癌及乳头湿疹样乳腺癌，属早期，预后较好。

（2）早期浸润性癌：包括早期浸润性导管癌及早期浸润性小叶癌，仍属早期，预后较好。

（3）浸润性特殊癌：包括乳头状癌、髓样癌、乳头湿疹样癌等，一般分化程度高，预后尚好。

（4）浸润性非特殊癌：包括浸润性小叶癌、浸润性导管癌、硬癌、髓样癌、单纯癌、腺癌等。是乳腺癌中最常见的类型，一般分化低，预后较上述类型差。

（5）其他罕见癌：包括分泌型（幼年型）癌、富脂质型（分泌脂质）癌、纤维腺瘤癌变、乳头状瘤癌变等。

2. 转移途径

（1）局部浸润：癌细胞沿导管或筋膜间隙蔓延，会侵及 Cooper 韧带和皮肤。

（2）淋巴转移：可循乳房淋巴液的 4 条输出途径扩散。原发癌灶位于乳头、乳晕区及乳房外侧者，约 80% 发生腋窝淋巴结转移；位于乳房内侧者，约 70% 发生胸骨旁淋巴结转移。

（3）血行转移：一般易侵犯肺、骨骼和肝。

【分期】

第一期：癌瘤完全位于乳房组织内，其直径不超过 2cm，与皮肤无粘连，无腋窝淋巴结转移。

第二期：癌瘤直径不超过 5cm，尚能推动，与覆盖的皮肤有粘连，同侧腋窝有数个散在而能推动的淋巴结。

第三期：癌瘤直径超过 5cm，与覆盖的皮肤有广泛的粘连，且常形成溃疡，或癌瘤底部与筋膜、胸肌有粘连。

第四期：癌瘤广泛地扩散至皮肤或与胸肌、胸壁固定。同侧腋窝的淋巴结块已经固定或呈广泛地淋巴结转移（锁骨上或对侧腋窝）。

试题精选

1. 乳腺的基本功能单位是
A. 大乳管
B. 腺小叶
C. 小乳管
D. 腺泡
E. 腺叶
答案：B

2. 乳腺癌临床二期的特点为
A. 肿块直径＜5cm，与皮肤无粘连，无腋窝淋巴结肿大
B. 肿块直径＜5cm，与皮肤粘连但能推动，同侧腋窝有可活动散在肿大淋巴结
C. 肿块直径＜5cm，与皮肤广泛粘连，与深部筋膜、胸肌粘连固定，同侧腋窝肿大淋巴结融合成团，能推动
D. 肿块直径≥5cm，与皮肤广泛粘连，与深部筋膜、胸肌粘连固定，同侧腋窝肿大淋巴结融合成团，不能推动
E. 癌肿与皮肤或胸肌、胸壁广泛粘连，锁骨下淋巴结增大
答案：B

第16单元　胸部损伤患者的护理

一、胸部解剖生理概要

胸部由胸壁、胸膜和胸腔内器官组成。

1. **胸壁**　由胸椎、胸骨和肋骨构成的骨性胸廓及附着在其外面的肌群、软组织和皮肤组成。

2. **胸膜**　分为脏胸膜和壁胸膜，两者构成一潜在的密封腔隙——胸膜腔，胸膜腔内负压为$-0.98\sim-0.78$kPa（$-10\sim-8$cmH$_2$O）。吸气时胸膜腔负压增大，呼气时减小，稳定的负压可以维持正常的呼吸，并能防止肺萎缩。

3. **胸腔内器官**　包括肺、心脏和心包、大血管、食管、气管。

二、肋骨骨折

【病因】肋骨骨折的病因有直接暴力和间接暴力。引起受力点部位骨折的外力属于直接暴力。胸壁前后受到挤压，远离受力点的腋下肋骨骨折，此类外力属于间接暴力。

【病理生理】第4～7肋骨最易发生。单根或数根肋骨单处骨折对呼吸影响不大。相邻的多根多处肋骨骨折因胸壁失去完整肋骨的支撑而软化，患者出现反常呼吸运动，即吸气时软

化区的胸壁内陷；呼气时，该区胸壁向外鼓出，又称**连枷胸**。若软化区范围较广泛，在呼吸时两侧胸膜腔内压力不平衡，可致**纵隔左右摆动**，进而导致患者缺氧和二氧化碳滞留，重者可出现呼吸和循环衰竭。

肋骨骨折的同时如刺破壁胸膜和肺组织，可产生气胸、血胸等。

三、气胸

【病因与分类】

1. 按病因分类　气胸分为自发性气胸和损伤性气胸。

（1）自发性气胸：包括继发性气胸和原发性气胸两种。

1）继发性气胸：继发于肺部基础疾病，其中**慢性阻塞性肺疾病及肺结核**最为常见。形成的**肺大疱破裂**或病变直接损伤胸膜所致。

2）原发性气胸：**多见于瘦高体形的男性青壮年**。常规 X 线检查，肺部无明显病变，在胸膜下（多在肺尖部）可有肺大疱，破裂后形成气胸。肺大泡形成可能与非特异性炎症瘢痕或先天性弹性纤维发育不良有关。

自发性气胸的诱因包括抬举重物用力过猛、剧烈咳嗽、屏气、大笑、持续正压机械通气等，从事航空、潜水作业的人员，如未采取适当防护，从高压环境到低压环境，也可能发生气胸。

（2）损伤性气胸：利器或肋骨断端刺破胸膜、肺及支气管后，空气进入胸膜腔。

2. 按胸膜腔内压力改变分类　气胸分为闭合性气胸、开放性气胸（又称交通性气胸）和张力性气胸三类。

【病理生理】

1. 闭合性气胸　气体进入胸膜腔后，伤道立即闭合，不再有空气进入，胸膜腔压力保持稳定。患侧肺部分萎陷，肺萎缩程度和进入气体量有关。大量气胸影响患者通气和换气功能。

2. 开放性气胸　胸膜腔经胸壁伤口与外界大气相通，空气随呼吸自由出入胸膜腔，伤侧胸膜腔负压消失，肺被压缩而完全萎陷。两侧胸膜腔压力不等，纵隔移向健侧，健侧肺亦受压。吸气时，健侧胸膜腔与伤侧压力差增大，纵隔向健侧进一步移位；呼气时，两侧胸膜腔压力差减小，纵隔移向伤侧，纵隔位置随呼吸运动左右摆动，临床称为**纵隔扑动**。纵隔扑动影响静脉回流，导致循环功能严重障碍。此外，吸气时健侧肺扩张，吸入的气体也有来自伤侧肺排出的含氧量低的气体；呼气时健侧的气体亦会排至伤侧的支气管及肺内，含氧低的气体在两侧肺内重复交换而造成严重缺氧。

3. 张力性气胸　又称高压性气胸。肺或支气管裂口与胸膜腔相通，且形成活瓣，吸气时空气从裂口进入胸膜腔，呼气时活瓣关闭，空气只进不出，使胸膜腔内积气不断增多，压力不断升高。高压迫使伤侧肺逐渐萎缩，将纵隔推向健侧，挤压健侧肺，产生呼吸和循环功能严重障碍；有时胸膜腔积气被挤入纵隔并扩散至皮下组织，形成颈部、面部、胸部等处皮下气肿。

四、损伤性血胸

【病因病理】肺裂伤出血时，出血量少而缓慢，多能自行停止；肋间血管、胸廓内血管或动脉损伤出血不易自行停止；心脏和大血管受损，出血多而急，易造成循环衰竭，甚至死于失血性休克。

血液集聚导致伤侧肺萎陷，纵隔推向健侧阻碍腔静脉血液回流，严重影响呼吸和循环。由于心包、肺和膈肌的运动具有**去纤维蛋白作用**，胸腔内血液不易凝固，但大量出血时去纤维蛋白作用不完善，可形成凝固性血胸。凝血块可纤维化影响呼吸运动和功能。可并发感染引起感染性血胸，最终形成脓胸。

试题精选

1. 患者，男，30 岁，胸部损伤，多根肋骨多处骨折，出现反常呼吸，主要原因是

A. 疼痛剧烈

B. 胸壁软化

C. 肋间神经损伤

D. 气胸

E. 血胸

答案：B

2. 多根多处肋骨骨折的病理生理变化不包括

A. 反常呼吸运动

B. 血胸

C. 缺氧及二氧化碳蓄积

D. 胸腔负压消失

E. 回心血量下降

答案：D

3. 开放性气胸的主要病理生理变化是

A. 纵隔扑动

B. 反常呼吸运动

C. 进行性伤侧肺压缩

D. 呼吸无效腔增加

E. 血氧分压下降

答案：A

第 17 单元　脓胸患者的护理

一、急性脓胸

【病因】急性脓胸多为继发感染，**最主要的原发病灶来自肺部**，常见的致病菌为**金黄色葡萄球菌**、肺炎双球菌、链球菌等。感染途径包括：①化脓病灶直接侵入或破入胸膜腔；②外伤、异物手术污染或血肿等引起的继发感染；③淋巴途径、血行播散等。

【病理生理】感染侵犯胸膜后，大量炎性胸腔积液渗出，严重者影响呼吸。早期胸腔积液为浆液性，后期转为脓性。后期纤维渗出物机化引起粘连，形成局限性或包裹性脓胸。

二、慢性脓胸

急性脓胸病程超过 3 个月，脓腔壁韧、厚，脓腔容量已固定不变者，称为慢性脓胸。

【病因】包括①急性脓胸迁延或处理不当；②脓腔内有异物使感染难以控制；③合并支气管或食管瘘；④邻近的慢性病灶及特殊病原菌存在。

【病理生理】在急性脓胸的病理基础上，毛细血管及炎性细胞形成肉芽组织，纤维蛋白沉着于壁层和脏层胸膜，形成韧厚致密的纤维板，构成脓腔壁。纤维板日益增厚、机化形成瘢痕，其固定约束肺组织，牵拉胸廓使之内陷，限制胸廓的活动，使纵隔向患侧移位。由于壁胸膜变厚，使肋间肌萎缩、肋间隙变窄，可出现肋骨畸形及脊柱侧弯。

试题精选

急性脓胸最常见的致病菌是

A. 厌氧菌

B. 大肠埃希菌

C. 肺炎球菌

D. 金黄色葡萄球菌

E. 溶血性链球菌

答案：D

第 18 单元　肺癌患者外科治疗的护理

肺癌多数起源于支气管黏膜上皮，因此也称支气管肺癌。

【病因】目前认为与下列因素有关：①长期大量吸烟；②职业因素，如长期接触石棉、砷、烟尘、沥青等；③空气污染；④电力辐射；⑤饮食与营养，如食物缺乏维生素 A；⑥遗传因素；⑦肺部慢性感染等。

【病理】肺癌可向支气管腔内和（或）邻近组织生长，并可通过血液、淋巴或支气管转移扩散。

按细胞类型分为下列 4 种类型。

1. 鳞状细胞癌（鳞癌）　约占 50%。大多起源于较大的支气管，常为中心型；生长速度缓慢，病程较长，对放射和化学药物治疗较敏感，淋巴转移较早，血行转移发生较晚。

2. 小细胞癌（未分化小细胞癌）　一般起源于较大支气管，多为中心型；恶性程度高，生长快，较早出现淋巴和血行转移，对放射和化学药物治疗虽较敏感，但在各型肺癌中预后最差。

3. 腺癌　女性相对多见，多数起源于较小的支气管上皮，多为周围型，少数起源于大支气管。一般生长较慢，但少数在早期即发生血行转移，淋巴转移发生较晚。

4. 大细胞癌　较少见，多为中心型；癌细胞分化程度低，常在发生脑转移后才被发现，预后很差。

试题精选

按细胞类型，最常见的肺癌是

A. 腺癌

B. 肺泡细胞癌

C. 未分化癌

D. 鳞状上皮癌

E. 大细胞癌

答案：D

第 19 单元　食管癌患者的护理

一、解剖生理概要

【解剖】食管上连咽部，前面在环状软骨下缘水平，后面相当于第 6 颈椎平面，在气管后面向下进入后纵隔，在相当于第 11 胸椎水平穿过膈肌的食管裂孔下连胃贲门部。成人食管长 25～28cm，门齿距食管起点约 15cm。

食管有三处生理狭窄：第一处在环状软骨下缘平面，即食管入口处；第二处在主动脉弓水平位，有主动脉和左支气管横跨食管；最后一处在食管下端，即食管穿过膈肌裂孔处。该三处狭窄虽属生理性，但常为瘢痕性狭窄、憩室、肿瘤等病变所在的区域。

食管由黏膜、黏膜下层、肌层和外膜构成。食管无浆膜层，是术后易发生吻合口瘘的因素之一。食管的血液供应来自不同的动脉，尽管这些动脉间有交通支但不丰富，特别是主动脉弓以上的部位血液供应尤差，故食管手术后愈合能力较差。

胸导管起于腹主动脉右侧的乳糜池，食管手术时如损伤胸导管，患者将损失血液中大量的血浆蛋白等营养物质。

【生理】食管是输送饮食的管道。食管黏膜对机械性刺激敏感，对不同的食物有不同的运动反应，食物越粗糙，其蠕动越有力。

二、食管癌

【病因】病因至今尚未明确，一般认为与下列因素有关：①化学物质；②生物因素；③缺乏某些微量元素；④缺乏维生素；⑤嗜好烟、酒、过烫或过硬的饮食；⑥遗传易感因素等。

【病理和分型】食管癌大多数为**鳞状上皮癌**，好发于**食管中段**，下段次之，上段较少。

1．按病理分型　①髓质型；②蕈伞型；③溃疡型；④狭窄型。

2．肿瘤扩散途径　包括直接扩散、淋巴转移、血行转移。其中主要为**淋巴途径**，血行转移发生较晚。

📄 **试题精选**

1．食管癌最好发的部位是
A．食管上段
B．食管下段
C．食管中段
D．食管中、下段交界处
E．食管与贲门交界处
答案：C

2．食管癌转移的最主要途径是
A．血液转移
B．直接浸润
C．胸腔种植
D．淋巴转移
E．食管壁内播散
答案：D

第 20 单元　心脏疾病患者的护理

体外循环

体外循环是将回心的静脉血从上、下腔静脉或右心房引出体外，在人工心肺机内进行氧合和排出二氧化碳，气体交换后，再由血泵输回体内动脉继续进行血液循环。在心肺转流状态下，可阻断心脏血流，进行心内直视操作。

1．人工心肺机　主要部件：①血泵（人工心）：取代心脏，能驱动氧合器内的氧合血输回体内动脉，参与循环；②氧合器（人工肺）：代替肺的功能，氧合静脉血，排出二氧化碳；③变温器：用于降低和升高血液温度；④滤器：过滤血液中的血小板、纤维素等碎屑。

2．体外循环后的病理生理变化　主要有 4 种。

（1）血液变化：红细胞破坏、游离血红蛋白升高，容易导致血色素下降和肾功能受损，以及溶酶激活、纤维蛋白原和血小板减少等，常引起凝血机制紊乱，造成术后大量渗血。

（2）代谢变化：组织灌注不良、代谢产物堆积可引起代谢性酸中毒；若过度换气则可出现呼吸性碱中毒。

（3）肾、肺等器官功能减退：长时间的低血压、低灌注量、酸中毒和大量游离血红蛋白等可影响肾的排尿功能，甚至导致肾衰竭。肺也可因微栓、氧自由基等毒性物质的释放及炎性反应引起间质水肿、出血和肺泡萎缩等，导致呼吸功能不全，甚至衰竭。

（4）电解质失衡：常见的有低钾血症，术前长时间服用强心利尿药而转流过程中尿量又多的患者容易出现。

试题精选

体外循环患者可出现下列病理改变，但除外
A．血小板减少
B．游离血红蛋白增高
C．代谢性酸中毒
D．肾功能减退
E．高钾血症
答案：E

第 21 单元　腹外疝患者的护理

一、概述

【概念】体内某个脏器或组织离开其正常解剖部位，通过先天或后天形成的薄弱点、缺损或孔隙进入另一部位，即称之为疝。腹外疝是由腹腔内的脏器或组织连同腹膜壁层，经腹壁薄弱点或孔隙向体表突出所形成。

【病因】

1．腹壁强度降低　包括先天性原因和后天性原因。前者如精索或子宫圆韧带穿过腹股沟管、股动静脉穿过股管、脐血管穿过脐环及腹白线发育不全等。后者包括①手术切口愈合不良；②腹壁外伤、感染；③腹壁神经损伤、年老、久病或肥胖所致肌萎缩等。

2．腹内压力增高　如慢性便秘、咳嗽、排尿困难（如前列腺增生症、膀胱结石、包茎）、腹水、妊娠、举重、婴儿经常啼哭等。

【病理解剖】典型腹外疝由疝环、疝囊、疝内容物和疝外被盖组成。①疝囊：是壁层腹膜经疝环向外突出的囊袋状物；②疝环：是腹壁的薄弱或缺损处。各种疝通常以疝环所在部位命名，如腹股沟疝、股疝等；③疝内容物：是进入疝囊的腹内脏器或组织，最常见的是小肠，其次是大网膜；④疝外被盖：是覆盖在疝囊外的腹壁各层组织。

【临床类型】

1. 易复性疝　疝内容物容易进入疝囊，也容易回纳入腹腔。

2. 难复性疝　疝内容物反复突出，疝囊颈受摩擦损伤与疝内容物产生粘连，导致疝内容物不能回纳或不能完全回纳入腹腔内。

3. 嵌顿性疝　疝环较小而腹内压突然增高时，疝内容物可强行扩张囊颈而进入疝囊，随后疝囊颈弹性收缩将内容物卡住，使其不能回纳。发生嵌顿后，疝内容物若为肠管，肠壁及其系膜可在疝环处受压，使肠管出现血液循环障碍。

4. 绞窄性疝　嵌顿若未能及时解除，肠管及其系膜受压程度不断加重可使动脉血流减少，最后导致完全阻断，即为绞窄性疝。若继发感染，疝囊内的渗液则转为脓性。

嵌顿性疝和绞窄性疝实际上是一个病理过程的两个阶段，临床上很难截然区分。

二、腹股沟疝

【概念】

1. 腹股沟斜疝　疝囊经过腹壁下动脉外侧的腹股沟管内环（深环）突出，向内、向下、向前斜行经过腹股沟管，再穿出腹股沟管外环（浅环），并可进入阴囊者，称为腹股沟斜疝，是最多见的腹外疝。

2. 腹股沟直疝　疝囊经腹壁下动脉内侧的直疝三角区直接由后向前突出形成的疝为腹股沟直疝。疝块不经过内环，也不进入阴囊。

试题精选

1. 腹外疝发病因素中最重要的因素是
A. 妊娠
B. 长期便秘
C. 慢性咳嗽
D. 排尿困难
E. 腹壁强度降低
答案：E

2. 腹外疝的疝囊是指
A. 疝内容物突出的部分
B. 疝外被盖组织
C. 腹壁缺损处
D. 壁腹膜的一部分
E. 腹壁薄弱处
答案：D

第22单元　急性腹膜炎患者的护理

一、解剖生理概要

【解剖】腹膜分为壁层和脏层两部分。壁腹膜贴附于腹壁、横膈下面和盆壁内面；脏腹膜覆盖于内脏表面，成为内脏的浆膜层。

壁和脏腹膜之间的腹膜腔是人体最大的体腔。正常腹膜腔内有75~100ml黄色澄清液体，起润滑作用，但病变时腹膜腔可容纳数升液体或气体。腹膜腔分为大、小两部分，即腹腔和网膜囊，经由网膜孔相通。

壁腹膜主要受体神经支配，对各种刺激敏感，痛觉定位准确。腹前壁腹膜在炎症时，患者感到局部明显疼痛，查体会有**压痛及反射性腹肌紧张**，是**诊断腹膜炎**的主要临床依据。脏腹膜的神经支配属于自主神经，来自交感神经和迷走神经末梢，对牵拉、胃肠腔内压力增高及炎症、压迫等刺激较为敏感，性质常为钝痛，定位较差，多集中于脐周腹中部；严重刺激还可引起心率减慢、血压下降和肠麻痹等。膈肌中心部分的腹膜受刺激后，通过膈神经反射引起肩部放射性疼痛或呃逆。

【生理】腹膜的生理作用主要有吸收和渗出、润滑、防御和修复。

二、急性腹膜炎

【分类】腹膜炎按临床经过可分为急性、亚急性和慢性 3 类；按病因分为细菌性与非细菌性两类；按发病机制分为原发性与继发性两类；按累及范围分为弥漫性与局限性两类。

临床最多见的是继发性急性化脓性腹膜炎，是一种常见的外科急腹症。

【病因】

1. 继发性腹膜炎　主要原因包括①腹腔内空腔脏器穿孔、外伤引起的腹壁或内脏破裂，是最常见的原因。如胃、十二指肠溃疡急性穿孔、急性胆囊炎穿孔、外伤造成的肠管及膀胱破裂。②腹腔脏器炎症，如急性阑尾炎、胰腺炎等。③腹部手术中污染腹腔。④腹腔空腔脏器术后吻合口瘘。引起继发性腹膜炎的细菌主要是胃肠道内的常驻菌群，其中以**大肠埃希菌**最为多见，其次为厌氧拟杆菌、链球菌、变形杆菌等，大多为**混合性感染**。

2. 原发性腹膜炎　腹腔内**无原发病灶**，致病菌一般为溶血性链球菌、肺炎球菌、大肠埃希菌等，经以下途径进入腹腔：①血行播散，致病菌从呼吸道或泌尿系的感染灶通过血行播散至腹膜，多见于婴儿和儿童；②上行性感染，女性生殖道感染通过输卵管直接向上扩散至腹腔；③直接扩散，泌尿系感染通过腹膜层直接扩散至腹膜腔；④透壁性感染，肝硬化并发腹水、肾病等使机体抵抗力低下时，肠腔内细菌通过肠壁进入腹膜腔。

【病理生理】

1. 基本病理改变　腹膜受胃肠道内容物和细菌刺激后，立即发生充血、水肿等反应，产生大量澄清的浆液性渗出液可以稀释毒素，其中含大量吞噬细胞、中性粒细胞，随后由于坏死组织、细菌与凝固的纤维蛋白作用，渗出液变浑浊成为脓液。以大肠埃希菌为主的脓液多呈黄绿色、稠厚、有粪臭味。

2. 转归条件　腹膜炎的转归取决于：①患者全身和腹膜局部的防御能力；②污染细菌的性质、数量和作用时间。

3. 转归结局　腹膜炎的转归结局主要有：①形成局限性腹膜炎或脓肿，多见于年轻体壮、抗病能力强的患者，经治疗炎症多可消退；②腹腔内多有不同程度的粘连，多见于腹膜炎治愈后患者，将来可出现粘连性肠梗阻；③病情趋于恶化，患者可因脱水、电解质紊乱、血浆蛋白降低、贫血、麻痹性肠梗阻、肠管扩张胀气影响心肺功能等原因，导致休克，严重者死亡。

三、腹腔脓肿

【病因病理】

1. 膈下脓肿　脓液积聚于一侧或两侧膈肌下与横结肠及其系膜的间隙内者，统称为膈下脓肿。可发生在一个或两个以上的间隙内。患者平卧位时，左膈下间隙处于较低位，急性腹膜炎时腹腔内的脓液易积聚于此。细菌亦可经门静脉和淋巴系统到达膈下。

上腹腔的吸收能力比较强，患者全身症状比较明显。小的膈下脓肿可经非手术治疗被吸收；较大脓肿，因长期感染、自身组织耗竭，死亡率甚高。

2. 盆腔脓肿　盆腔处于腹腔最低位，腹腔内炎性渗出及脓液积聚形成盆腔脓肿，盆腔腹膜面积较小，吸收毒素能力有限，患者全身症状较轻。

📄 **试题精选**

1. 可引起原发性腹膜炎的是
A. 胃穿孔
B. 肠穿孔
C. 阑尾炎穿孔
D. 胆囊炎穿孔
E. 女性生殖器感染
答案：E

2. 腹膜的生理作用不包括
A. 渗出
B. 润滑
C. 保护
D. 修复
E. 吸收
答案：C

第 23 单元　腹部损伤患者的护理

概述

【分类】腹部损伤可分为开放性和闭合性两大类。闭合性腹部损伤时，由于体表无伤口，判断是否伴有内脏损伤有一定困难。

【病因】腹部开放性损伤多由利器或火器伤引起，闭合性损伤多由钝性暴力引起。腹部损伤的严重程度及范围取决于暴力的强度、速度、着力部位和作用方向等因素，也受解剖特点、内脏原有病理情况和功能状态等内在因素影响。

第 24 单元　胃、十二指肠疾病患者的护理

一、解剖生理概要

（一）胃的解剖生理

胃位于腹腔左上方，为一弧形囊状器官，上连食管，入口为贲门，出口为幽门，连接十二指肠。胃壁从外向内分为浆膜层、肌层、黏膜下层和黏膜层。肌层在贲门和幽门处均增厚形成贲门和幽门括约肌。

黏膜层有丰富的腺体，由功能不同的细胞组成。①主细胞，分泌胃蛋白酶和凝乳酶原；②壁细胞，分泌盐酸和抗贫血因子；③黏液细胞，分泌碱性黏液，有保护黏膜、对抗胃酸腐蚀的作用；④G 细胞分泌促胃液素，D 细胞分泌生长抑素；⑤胃底部尚有功能不明的嗜银细

胞。胃底和胃体腺体主要是由主细胞、壁细胞和黏液细胞组成，而胃窦只含黏液细胞。

胃是储存食物和消化食物的重要脏器，具有运动和分泌两大功能。混合性食物从进食至胃完全排空需 4~6h。胃液由壁细胞和非壁细胞分泌的成分组成。壁细胞分泌盐酸，而非壁细胞分泌的成分几乎相当于细胞外液，呈碱性，Na^+ 是主要离子。

（二）十二指肠的解剖生理

十二指肠位于幽门和空肠之间，呈"C"形，长约 25cm，分为 4 部分，即上部、降部、水平部和升部。十二指肠能分泌碱性十二指肠液，内含多种消化酶，如肠蛋白酶、乳糖酶、脂肪酶等，还能分泌促胃液素、肠抑胃肽、缩胆囊素等。

二、胃癌

【病因】胃癌的病因未完全清楚，与下列因素有关：胃溃疡、萎缩性胃炎、胃息肉、胃幽门螺杆菌感染、环境、饮食、遗传等。

【病理】胃癌好发于胃窦部，约占 50%，其次为贲门部。早期胃癌是指肿瘤仅局限于黏膜和黏膜下层，无论病灶是否有淋巴结转移。转移途径有直接蔓延、淋巴转移、血行转移和腹腔种植 4 种途径，其中淋巴转移是主要转移途径，发生较早。晚期最常见的是肝转移，其他如肺、脑、肾、骨。

📑 **试题精选**

1. 混合性食物从进食至胃完全排空需
A. 2~3h
B. 3~4 h
C. 3~5 h
D. 4~6 h
E. 5~7 h
答案：D

2. 胃癌最好发的部位是
A. 胃窦
B. 胃底
C. 胃体
D. 贲门
E. 幽门
答案：A

第 25 单元　肠疾病患者的护理

一、解剖生理概要

1. 小肠的解剖生理　小肠始于幽门，包括十二指肠、空肠和回肠。成人小肠全长 3~5m，上段 2/5 为空肠，下段 3/5 为回肠。空肠大部分位于上腹部，回肠主要位于左下腹和盆腔，末端连接盲肠。小肠肠壁分为 4 层，由内而外为黏膜、黏膜下层、肌层和浆膜层。

小肠是食物消化和吸收的主要部位，小肠不但分泌多种胃肠激素，还可分泌以 IgA 为主的多种免疫球蛋白，发挥重要的免疫功能。

2. 阑尾的解剖生理　阑尾起于盲肠根部，长 5~10cm，位于右髂窝部，阑尾体表投影在脐与右髂前上棘连线中外 1/3 交界处，称为麦氏点（McBureny 点），是阑尾手术切口的标记点。阑尾是一个**淋巴器官**，具有一定的免疫功能。**阑尾动脉是肠系膜上动脉所属回结肠动脉的分支，属无侧支的终末动脉**，当血供障碍时易致阑尾缺血坏死。阑尾由交感神经纤维支配，因传入的脊髓节段在第10、11胸节，所以在急性阑尾炎的初期，常有脐周围牵涉痛。

3. **大肠的解剖生理**　结肠包括盲肠、升结肠、横结肠和乙状结肠，下接直肠。成人结肠总长150cm，有结肠袋、结肠带及肠脂垂3个解剖标志。结肠的主要生理功能是吸收水分及部分电解质和葡萄糖，储存和转运粪便。结肠内大量的细菌能分解和发酵食物残渣及膳食纤维，利用肠内物质合成**维生素K_1**和维生素B复合物，供体内代谢需要。

二、阑尾炎患者的护理

（一）急性阑尾炎

【病因】**阑尾管腔阻塞**是急性阑尾炎最常见的病因，引起阻塞的原因有**阑尾壁内淋巴滤泡增生**、粪石、异物、炎性狭窄、寄生虫、胃肠道功能紊乱等。在梗阻基础上细菌入侵是阑尾炎的另一病因，致病菌多为肠道内的各种**革兰阴性杆菌和厌氧菌**。

【病理】

1. **类型**　主要病理类型：①急性单纯性阑尾炎：病变局限于黏膜和黏膜下层，阑尾表面有少量渗出物，临床症状和体征较轻；②急性化脓性阑尾炎：病变扩展致阑尾壁各层并有小脓肿形成，表面覆以脓性渗出物，可形成局限性腹膜炎，出现典型症状和体征；③坏疽性及穿孔性阑尾炎：由于阑尾腔内积脓，压力不断升高致阑尾壁血液循环障碍，阑尾管壁坏死或部分坏死，容易发生穿孔，穿孔如未被包裹可引起急性弥漫性腹膜炎，病变范围扩大；④阑尾周围脓肿：急性阑尾炎化脓、坏疽、穿孔时，大网膜将阑尾包裹并粘连形成炎性肿块或阑尾周围脓肿。急性阑尾炎**最严重**的病理类型是坏疽型。

2. **转归**　取决于患者全身和局部的防御能力及病理类型。3种转归：炎症消退、炎症局限和炎症扩散。

（二）慢性阑尾炎

【病因病理】多由急性阑尾炎转变而来，少数开始即呈慢性过程。主要病理改变为**阑尾壁不同程度的纤维化**及慢性炎性细胞浸润。

三、肠梗阻

【病因与分类】

1. **按基本病因分类**

（1）机械性肠梗阻：**最常见**，由于肠腔堵塞（如蛔虫团、**粪石堵塞**）、肠壁病变（如肿瘤、肠套叠）、肠管受压（如肠粘连、疝嵌顿）等原因引起肠腔缩窄，肠内容物通过障碍所致。

（2）动力性肠梗阻：较少见，是由于神经反射或毒素刺激引起肠壁肌肉功能紊乱所致，本身无器质性肠腔狭窄。可分为麻痹性肠梗阻和痉挛性肠梗阻，其中麻痹性肠梗阻多见于急性弥漫性腹膜炎、腹部手术后、低钾血症、腹膜后血肿或细菌感染等。

（3）血运性肠梗阻：多因肠系膜血管受压、栓塞或血栓形成，使肠管血供障碍所致。随着人口老龄化，动脉硬化等疾病增多，本病已不少见。

2．按肠壁血供有无障碍分类

（1）单纯性肠梗阻：只有肠内容物通过受阻，无肠管血供障碍。

（2）绞窄性肠梗阻：肠梗阻发生后，伴有血供障碍。

3．按肠梗阻发生部位分类

（1）高位肠梗阻：发生在空肠上段。

（2）低位肠梗阻：发生在回肠末端和结肠。

4．按肠梗阻的程度分类　分为完全性肠梗阻和不完全性肠梗阻。当病变肠襻两端完全阻塞时，又称为闭襻性肠梗阻，极易引起肠腔血供障碍。

5．按肠梗阻发展过程的快慢分类　分为急性肠梗阻和慢性肠梗阻。

【病理生理】

1．肠管局部变化　机械性肠梗阻早期，梗阻以上肠蠕动增加，肠腔积气、积液，梗阻部位越低、时间越长，肠膨胀越明显；梗阻以下肠管则瘪陷、空虚或仅存少量粪便。急性完全性肠梗阻，肠管内压迅速增加，最初肠壁静脉回流受阻，大量液体渗出至腹腔；继而动脉血供障碍、肠壁变薄，最后因缺血坏死而破溃穿孔。痉挛性肠梗阻肠管多无明显病理变化。

2．全身性病理生理变化

（1）水、电解质、酸碱平衡失调：高位肠梗阻以丢失胃液为主，易发生脱水和代谢性碱中毒。低位肠梗阻以胃肠液吸收障碍为主，丢失的多为碱性或中性体液，在组织灌注不足、尿量减少时，易发生代谢性酸中毒。

（2）感染和中毒：以低位肠梗阻显著，可引起腹腔内感染和全身性感染。

（3）休克及多器官功能障碍：可引起严重的低血容量性休克、中毒性休克及多器官功能障碍或衰竭。

四、肠瘘

【病因】肠瘘的常见病因是肠管的病变和创伤，先天性肠瘘较少见。有时为了疾病治疗的需要可施行人工肠造口，如空肠造口、结肠造口。

【病理】高位肠瘘时水、电解质的丢失和紊乱较严重，可发生脱水和低血容量性休克。低位肠瘘继发性感染明显，而水、电解质的丢失较少，很少引起严重的全身生理代谢紊乱。肠液丢失伴有大量消化酶和蛋白质丢失，加上炎症和创伤的消耗，将导致严重的负氮平衡，发生贫血、低蛋白血症和多系统器官功能障碍。

五、大肠癌

【病因】大肠癌的病因虽未明确，但其相关的高危因素已渐明确。①生活习惯，如过多的动物脂肪及动物蛋白饮食，缺乏新鲜蔬菜及纤维素食品；缺乏适度的体力活动。②癌前病变，以绒毛状腺瘤及家族性肠息肉病癌变率最高；慢性炎症，如溃疡性结肠炎、克罗恩病；结肠血吸虫病肉芽肿也与结肠癌的发生有较密切关系。③遗传易感性。

【病理】

1．分类

（1）根据肿瘤大体形态分为 4 类，即隆起型（肿块）、浸润型、溃疡型、胶样型。

（2）按组织学分类较常见的为：①腺癌，占结肠癌的大多数；②黏液癌，预后较腺癌差；③未分化癌，易侵入小血管和淋巴管，预后最差。

2. 扩散和转移方式 ①淋巴转移是最常见的播散方式，首先转移到结肠壁和结肠旁淋巴结，再到肠系膜血管周围和肠系膜血管根部淋巴结。②血行转移多见于肝，其次为肺、骨等。③直接浸润到邻近器官，如乙状结肠癌常侵犯膀胱、子宫、输尿管；横结肠癌可侵犯胃壁。④脱落的癌细胞也可在腹膜种植转移，广泛腹膜种植时，可有血性腹水并可找到癌细胞。

📋 试题精选

1. 急性阑尾炎易发生坏死、穿孔的主要原因是
A. 阑尾开口小
B. 阑尾淋巴丰富
C. 阑尾蠕动慢而弱
D. 阑尾动脉为终末动脉
E. 阑尾系膜短
答案：D

2. 和高位肠瘘相比，低位肠瘘患者易出现
A. 低渗性脱水
B. 低钾血症
C. 感染
D. 贫血
E. 低蛋白血症
答案：C

3. 临床最多见的肠梗阻是
A. 机械性肠梗阻
B. 动力性肠梗阻
C. 麻痹性肠梗阻
D. 痉挛性肠梗阻
E. 绞窄性肠梗阻
答案：A

第 26 单元 直肠肛管疾病患者的护理

一、直肠、肛管解剖生理

【解剖】

1. 直肠 直肠位于盆腔的后部，上接乙状结肠，下与肛管相连，长 12～15cm，以腹膜反折为界分为上段直肠和下段直肠。上段直肠的前面和两侧有腹膜覆盖，下段直肠全部位于腹膜外。直肠内层的环肌在直肠下端增厚成为肛管内括约肌，属不随意肌，受自主神经支配，可协助排便，无括约肛门的功能。直肠外层的纵肌下端与肛提肌和内、外括约肌相连。肛管外括约肌属随意肌，分为皮下部、浅部和深部。由肛管内括约肌、直肠纵肌的下部、肛管外括约肌的深部和部分肛提肌共同组成的肛管直肠环，具有括约肛管、控制排便的功能，手术切断可引起肛门失禁。

2. 肛管 上自齿状线，下至肛门缘，长 1.5～2cm，平时呈环状收缩封闭肛门。

3. 齿状线 是直肠与肛管的交界线，是重要的解剖标志。齿状线上下的组织、神经支配、血液回流等不同。①齿状线以上是黏膜，受自主神经支配，无疼痛感；齿状线以下为皮肤，受体神经支配，痛感敏锐。②齿状线以上由直肠上、下动脉供血，齿状线以下属肛管动脉供血。③齿状线以上组织的血液通过直肠上静脉丛、直肠上静脉回流至门静脉系统；齿状

线以下组织的血液通过直肠下静脉丛、肛管静脉回流至下腔静脉。④齿状线以上的淋巴液回流至腹主动脉旁或髂内淋巴结；齿状线以下的淋巴液回流至腹股沟淋巴结及髂外淋巴结。

4．**直肠肛管周围间隙**　在直肠与肛管周围有数个间隙，充满脂肪结缔组织，是感染的常见部位。在肛提肌以上的间隙有骨盆直肠间隙、直肠后间隙。在肛提肌以下的间隙有坐骨肛管间隙（亦称坐骨直肠间隙）、肛门周围间隙。

【生理功能】直肠的主要功能是排便，也能吸收少量水、电解质、葡萄糖和部分药物。还能分泌黏液以利排便。

二、常见直肠肛管良性疾病

（一）肛裂

【病因病理】肛裂是肛管皮肤的全层裂伤后所形成的慢性溃疡，常发生在肛管后正中线。粪便干结造成的排便时机械性损伤是肛裂形成的直接原因。裂口上端的肛瓣和肛乳头水肿形成肥大乳头，下端皮肤因水肿及静脉、淋巴回流受阻，形成突出于肛门外的袋状皮垂，称为前哨痔。肛裂、前哨痔和肛乳头肥大称为肛裂三联征。

（二）直肠肛管周围脓肿

【病因病理】多由肛腺感染引起，少数原因为肛周皮肤感染、肛管直肠损伤，由于直肠肛管周围间隙为疏松结缔组织，感染极易蔓延扩散，形成不同部位的脓肿。

（三）肛瘘

【病因病理】肛瘘是指直肠远端或肛管与肛周皮肤间形成的肉芽肿性管道。多因直肠肛管周围脓肿切开或自行破溃后，感染迁延不愈而成，肛瘘由内口、外口及瘘管所组成。瘘管位于肛门外括约肌深部以下者称低位肛瘘，位于肛门外括约肌深部以上者称为高位肛瘘。只有一个瘘管者称为单纯性肛瘘，有多个瘘口和瘘管者称复杂性肛瘘。

（四）痔

【病因病理】痔的病因目前有以下两种学说，即肛垫下移学说和静脉曲张学说。其中静脉曲张学说的观点是：①直肠上静脉属于门静脉系统，无静脉瓣，血液不易回流；②直肠上、下静脉丛管壁薄、位置浅，末端直肠黏膜下组织松弛，易出现血液淤积和静脉曲张；③长期坐位、便秘等腹内压增高因素可致直肠静脉回流受阻、淤血和扩张；④肛周感染引起静脉周围炎，使静脉壁组织纤维化，失去弹性，引起回流障碍和静脉扩张。

试题精选

1．齿状线以下的组织特点是
A．覆盖黏膜
B．痛觉敏感
C．血液回流入门静脉
D．由自主神经支配
E．由直肠上、下动脉供血
答案：B

2．肛瘘形成的相关因素是
A．肛裂
B．内痔
C．外痔
D．直肠肛管周围脓肿
E．直肠脱垂
答案：D

第27单元 肝脏疾病患者的护理

一、解剖生理概要

【解剖】肝是人体最大的实质性器官，重1200～1500g。肝的大部分位于右上腹部的膈下和季肋深面，仅小部分超越前正中线达左季肋部。肝上界相当于右锁骨中线第5～6肋间，下界与右肋缘平行。

肝的膈面光滑隆凸，与横膈相贴附；脏面较平，有两个纵沟和一个横沟构成H形。横沟连接于两纵沟之间，为第一肝门，门静脉、肝动脉和肝总管在此各自分出左、右侧支进入肝实质。右纵沟的后上端为肝静脉系统汇入下腔静脉处，称为第二肝门。

肝小叶是肝结构和功能的基本单位，小叶中央是中央静脉，单层肝细胞索在其周围呈放射状排列。肝细胞索之间为肝窦（窦状隙），肝窦一端与肝动脉和门静脉的小分支相通，另一端与中央静脉连接，实际是肝的毛细血管网。肝血液供应丰富，25%～30%来自肝动脉，70%～75%来自门静脉。肝动脉压力大、含氧量高，供给肝所需氧量的40%～60%。门静脉汇集来自肠道的血液，供给肝营养。

【生理】肝的生理功能包括：①每天分泌600～1000ml胆汁，帮助脂肪消化及脂溶性维生素的吸收。②将肠道吸收的糖类和脂肪等转化为糖原，储存于肝内；当血糖减少时，又将肝糖原分解为葡萄糖释放入血液，维持血糖浓度的稳定。③利用经消化道吸收或体内蛋白质分解产生的氨基酸重新合成人体代谢所需的多种蛋白质，如白蛋白、纤维蛋白原和凝血酶原等。④维持体内各种脂质浓度和比例。⑤对雌激素和抗利尿激素具有灭能作用。⑥其他方面，参与多种维生素的代谢，合成凝血物质，解毒，具有吞噬或免疫作用，具有造血和调节血液循环的功能。

肝细胞内的多种氨基转移酶，在肝细胞受损时被释放入血液，血中氨基转移酶含量升高常提示肝功能受损和肝脏疾病。

二、原发性肝癌

【病因】目前认为原发性肝癌的发病原因与病毒性肝炎、肝硬化、黄曲霉菌、亚硝胺类致癌物、水土因素等密切相关，其中在我国最主要原因是**病毒性肝炎**。

【病理】按大体病理形态原发性肝癌可分为结节型、巨块型和弥漫型3类，我国以结节型多见，多伴有肝硬化。按组织学类型原发性肝癌可分为肝细胞型、胆管细胞型和混合型3类，我国以肝细胞型为主。

原发性肝癌容易侵犯门静脉分支，癌栓经门静脉系统在肝内转移。肝外血行转移依次见于肺、骨、脑等。淋巴转移主要累及肝门淋巴结，其次为胰周、腹膜后及主动脉旁淋巴结、锁骨上淋巴结。向邻近脏器直接蔓延或腹腔种植转移也常见。

三、肝脓肿

（一）细菌性肝脓肿

【致病菌】最常见致病菌为**大肠埃希菌**和金黄色葡萄球菌，其次为链球菌、类杆菌属等。

【病因与感染途径】①最主要的途径和最常见的病因是**胆道感染**，细菌沿胆道入侵肝，肝脓肿常为多发性，以左外叶最多见；②体内其他部位化脓性病灶的病原菌经**血液循环**到达肝；③腹腔内脏器感染的细菌栓子脱落进入**门静脉**引起肝脓肿；④肝毗邻部位感染的细菌经**淋巴系统**入侵肝；⑤细菌经肝**开放性伤口**直接入侵。

（二）阿米巴性肝脓肿

【病因】该病是**肠道阿米巴感染**的并发症，**阿米巴滋养体**经肠壁溃疡破损处的门静脉侵入肝。

【病理】大多为单发性大脓肿，好发于肝右叶，尤以右肝顶部多见。

试题精选

1. 有关肝小叶的描述，不正确的是
A. 是肝脏结构和功能的基本单位
B. 小叶中央是中央静脉，血流汇聚至肝静脉
C. 肝小叶中的肝窦是肝的毛细血管网
D. 肝窦内血液来自肝动脉和门静脉
E. 肝窦内血液主要来自肝动脉
答案：E

2. 细菌性肝脓肿最多见的致病菌是
A. 溶血性链球菌
B. 肺炎球菌
C. 金黄色葡萄球菌
D. 大肠埃希菌
E. 脆弱类杆菌
答案：D

第 28 单元　胆道疾病患者的护理

一、解剖生理概要

【解剖】

1. 胆管系统　呈树杈状，走向为：肝内毛细胆管→肝段胆管→肝叶胆管→肝内左、右胆管→肝外左、右胆管→肝总管→胆囊管→胆总管。

2. 胆囊　附贴于肝的脏面前缘，呈梨形，分为底、体、颈三部分。颈部呈袋状扩大，称 Hartmann 袋，是胆囊结石易嵌顿的部位。

3. 胆囊管　肝总管、胆囊管与肝下缘构成的三角区称为胆囊三角，其中有胆囊动脉、副右肝管等穿行，**是手术时易误伤的部位**。

4. 胆总管　长 7～9cm，直径 0.6～0.8cm，分为十二指肠上段、十二指肠后段、胰腺段和十二指肠壁段。其末端进入十二指肠处有奥迪括约肌，调节胆汁进入十二指肠。

【生理】胆道系统主要的生理功能是**输送和调节**肝分泌的胆汁进入十二指肠，胆囊通过吸收、分泌和运动等功能而具有**浓缩、贮存和排出**胆汁的作用。

胆汁的功能有①排泄肝代谢产物；②乳化脂肪，激活和刺激胰脂肪酶分泌，水解吸收食物中的脂类；③促使胆固醇和各种脂溶性维生素的吸收；④中和胃酸；⑤刺激肠蠕动；⑥抑制肠道内致病细菌的生长繁殖等。

二、胆石症和胆道感染

（一）概述

1. 胆道结石的形成

（1）感染因素：胆道感染后，大肠埃希菌产生的 β 葡萄糖醛酸酶使可溶性的结合性胆红素水解为非水溶性的游离胆红素，游离胆红素与钙结合，形成结石。

（2）代谢因素：胆汁内 3 种重要成分是胆盐、胆固醇、卵磷脂，正常情况下 3 种成分按一定比例组成，保持相对高的浓度而又呈溶解状态。如果胆固醇代谢失调，可析出结晶，沉淀为胆固醇结石。

2. 结石的部位及类型

（1）胆固醇结石：占结石总数的 50%，其中 80%发生于胆囊。结石外观呈白黄、淡灰黄色或黄色。质硬，表面光滑，呈多面体、圆形或椭圆形，大小不一。X 线检查多不显影。

（2）胆色素结石：占结石总数的 37%，其中 75%发生于胆管。外观呈棕黑色或棕褐色，大小不一，呈粒状或长条状，质地松软，易碎。松软不成形者称为泥沙样结石。X 线检查常不显影。

（3）混合性结石：占结石总数的 6%，其中 60%发生于胆囊。主要由胆红素、胆固醇、钙盐等混合而成。含钙盐较多，X 线检查常显影。

（二）胆囊结石及急性胆囊炎

【病因】胆囊结石多为胆固醇结石，除前述原因外，胆囊结石患者的胆汁中可能存在促成核因子，分泌大量的黏液糖蛋白，促使成核和结石形成；另外胆囊收缩功能减低，胆囊内胆汁淤滞也是结石形成的因素之一。

急性胆囊炎的发病因素主要包括：①胆囊管梗阻，最主要是由胆囊结石引起，其他如蛔虫或胆囊管扭曲等；②致病菌经胆道逆行或血循环入侵；③创伤和化学刺激，如较大的手术、胰液反流入胆囊等。

【病理】急性胆囊炎的病理类型包括 3 种。

（1）急性单纯性胆囊炎：胆囊管梗阻，胆囊内压力升高，胆囊黏膜充血、水肿、渗出。

（2）急性化脓性胆囊炎：炎症累及胆囊壁全层，胆囊壁水肿增厚和血管扩张，浆膜面有纤维性和脓性渗出物。

（3）急性坏疽性胆囊炎：胆囊内压继续升高，胆囊壁血液循环障碍，出现组织坏疽，在此基础上胆囊穿孔，引起弥漫性腹膜炎。

（三）胆管结石及胆管炎

【胆管结石分类】胆管结石分为原发性和继发性两类。在胆管内形成的结石为原发性胆管结石，其形成与胆道感染、胆汁淤积、胆道蛔虫有密切关系，以胆色素结石或混合性结石为主。胆管内结石来自于胆囊者为继发性胆管结石，以胆固醇结石多见。

【胆管结石病理】

1. 肝外胆管结石　多位于胆总管下端，会引起以下病理改变。

（1）胆管梗阻：梗阻近侧的胆管有不同程度的扩张，管壁增厚，胆汁淤积。

（2）继发感染：在梗阻基础上细菌逆流或经血液循环到胆管，发生感染，胆管壁充血、水肿，胆管梗阻加重。脓液积聚于胆管内，胆管内压骤升，细菌和毒素随胆汁逆流入血，产生脓毒血症。另外感染可导致胆管壁糜烂、溃破、坏死，形成胆管与肝动脉或门静脉瘘，引发胆道大出血。

（3）肝细胞损伤：胆管炎症可导致胆汁淤积、肝细胞坏死、肝脓肿形成，长久可致肝细胞变性、坏死、肝小叶结构破坏，最终导致胆汁性肝硬化和门静脉高压症。

（4）胆源性胰腺炎：结石嵌顿于胆总管壶腹部时，可引起胰腺炎。

2. 肝内胆管结石　可局限于肝脏一叶或两叶内，以肝左叶居多，是肝内胆管狭窄、胆管炎、肝胆管癌的病理改变基础。

【胆管炎病因】胆管梗阻是急性胆管炎的主要原因，其中胆管结石是最常见的梗阻原因。致病菌多为大肠埃希菌、变形杆菌、产气杆菌、铜绿假单胞菌等革兰阴性杆菌，厌氧菌亦多见。

（四）急性梗阻性化脓性胆管炎

急性梗阻性化脓性胆管炎是急性胆管完全梗阻和化脓性感染所致，它是胆道感染疾病中的严重类型，亦称急性重症型胆管炎，此病在我国较多见。

【病因】同胆管炎。

【病理】病理改变较胆管结石引起的病理改变更加严重。

（1）胆管完全梗阻：肝充血、肿大、肝细胞肿胀、变性，肝胆小管内胆汁淤积。

（2）重度感染：胆管腔内充满脓性胆汁，胆道内压力升高，胆管内细菌和毒素可渗出至腹腔淋巴管、逆行入肝窦，造成肝急性化脓性感染、肝细胞坏死，在此基础上发生多发性胆源性细菌性肝脓肿。大量细菌、毒素进入胸导管、血液循环，导致脓毒血症和感染性休克，继而发生多脏器功能障碍或衰竭。

（3）胆道出血和胆汁性血栓：胆小管破裂可与门静脉形成瘘，引起胆道出血。少数患者的脓性胆汁进入肝静脉，再进入肺，导致肺内发生胆汁性血栓。

三、胆道蛔虫病

【病因】蛔虫寄生于小肠中下段，当人体全身及消化道功能紊乱，如高热、腹泻、饥饿、胃酸度降低、饮食不节、驱虫不当、手术刺激等，均可激惹虫体异常活动，上窜至胆道；加之蛔虫有喜碱厌酸、钻孔习性，在括约肌松弛时更易钻入胆道。

【病理】蛔虫引起的机械性刺激，导致 Oddi 括约肌痉挛，诱发剧烈绞痛。胆道梗阻可引起急性胰腺炎、胆道感染、肝脓肿。蛔虫经胆囊管进入胆囊可引起胆囊穿孔。蛔虫在胆道内死亡后，其尸体及虫卵可成为胆结石形成的核心。

试题精选

1. 胆固醇结石形成的最主要原因是
A. 胆汁成分改变
B. 胆道感染
C. 胆道梗阻
D. 葡萄糖醛酸酶增加
E. 胆道内蛔虫残体留存
答案：C

2. 病情重、死亡率高的胆道疾病是
A. 胆总管结石
B. 胆道蛔虫病
C. 急性重症胆管炎
D. 胆囊结石急性发作
E. 急性胆囊炎
答案：C

第 29 单元　胰腺疾病患者的护理

一、解剖生理概要

【解剖】胰腺位于腹膜后，在左上腹部第 1～2 腰椎前方。正常成人胰腺长 15～20cm，分头、颈、体、尾四部。胰管是胰腺的输出管道，主胰管直径 2～3mm，其近端多与胆总管汇合成壶腹，共同开口于十二指肠乳头，这种共同通路或开口是胰腺疾病和胆道疾病相互关联的解剖学基础。副胰管一般较细而短，在主胰管的上方单独开口于十二指肠。

胰腺的静脉归属门静脉系统。胰腺的淋巴分别引流到邻近淋巴结，最后注入腹腔淋巴结和肠系膜上淋巴结。

【生理】胰腺具有外分泌和内分泌两种功能。外分泌组织包括腺泡及腺管（主胰管和副胰管），腺泡分泌胰液，为无色、无臭、透明的碱性液体，含有多种消化蛋白质、脂肪和糖类的酶及各种无机盐，对食物的消化起主要作用。胰腺的内分泌由胰岛的多种细胞构成，B细胞数量最多，分泌胰岛素；A 细胞分泌胰高血糖素；D 细胞分泌生长抑素；还有少数胰岛细胞分泌胰多肽、促胃液素、血管活性肠肽等。胰岛素和胰高血糖素调节体内血糖水平。

二、胰腺癌和壶腹部癌

（一）胰腺癌

【病因】吸烟与胰腺癌发病密切相关。高蛋白、高脂肪饮食、糖尿病及慢性胰腺炎也是胰腺癌的高危因素。

【病理】胰腺癌包括胰头癌、胰体尾癌和胰腺囊腺癌。组织类型以导管细胞癌多见，其次为黏液癌和腺鳞癌等。转移方式有 4 种：①胰头癌可经淋巴转移至胰头前后、幽门上下、肝十二指肠韧带内、肝总动脉、肠系膜根部及腹主动脉旁淋巴结；晚期可转移至锁骨上淋巴结。②直接浸润邻近脏器，如胆总管、胃、十二指肠、腹腔神经丛。③胰腺癌经血行转移至肝、肺、骨、脑等处。④腹腔种植。前两种是主要转移方式。

（二）壶腹部癌

【病理】以腺癌最多见，其次为乳头状癌、黏液癌等。淋巴转移比胰头癌出现晚，远处转移多至肝。肿瘤压迫胆总管容易导致胆汁及胰液的排泄不畅，引起梗阻性黄疸及消化不良。

📋 试题精选

胰腺疾病和胆道疾病相互关联的原因是
A．胰腺导管和胆总管解剖位置相近
B．胰腺导管和胆道共同开口于十二指肠乳头
C．胰液可逆流入胆道
D．胆汁可逆流入胰腺导管
E．两者都是消化腺，受胃内容物刺激而分泌消化液
答案：B

第 30 单元　外科急腹症患者的护理

【腹痛类型】

1. 内脏性疼痛　由内脏神经感觉纤维传入中枢神经系统引起的疼痛。内脏感觉纤维具有以下特点①分布稀少，纤维较细，兴奋的刺激阈较高，对刺、割、灼等刺激不敏感，但对较强的张力和压力性刺激（如牵拉、膨胀、痉挛、缺血）所致疼痛较敏感；②传导速度慢；③支配的范围不明显。因此，内脏性疼痛特点是：痛觉迟钝，痛感弥散，定位不准确，疼痛过程缓慢、持续，常伴有焦虑、不安、恐怖等情绪反应。

2. 躯体性疼痛　是壁腹膜受腹腔病变（血液、尿液、消化液、感染等）刺激体神经纤维所引起的疼痛，疼痛特点是：感觉敏锐，能准确反映病变刺激的部位，壁腹膜还可反射性出现腹肌紧张。

3. 牵涉性疼痛　某个内脏病变产生的痛觉信号，被定位于远离该内脏的身体其他部位。如急性胆囊炎出现右上腹或剑突下疼痛，常伴有右肩背部疼痛。

试题精选

内脏性疼痛的特点不包括

A. 痛觉迟钝，痛感弥散
B. 定位不准确
C. 疼痛过程缓慢、持续
D. 准确反映病变刺激的部位
E. 常伴有焦虑、不安、恐怖等情绪反应

答案：D

第 31 单元　周围血管疾病患者的护理

一、下肢静脉曲张

本病多见于大隐静脉及其属支，单纯小隐静脉或大、小隐静脉均累及者较少见。男女发病比例相近。

【解剖生理】 下肢浅静脉位于皮下，主要为大隐静脉和小隐静脉。下肢深静脉位于肌肉中间与动脉伴行，自小腿至腘窝处称腘静脉，从腘窝处至大腿部称股静脉，向上进入髂外静脉。下肢浅、深两组静脉之间有许多交通支。

大小隐静脉、大小隐静脉与深静脉的汇合处、所有交通支均有静脉瓣向深静脉方向开放，在心脏、胸腔负压和下肢肌群收缩的挤压作用下，这些静脉瓣导致血液单向流入深静脉。

【病因】

1. 原发性下肢静脉曲张　最多见。最主要原因是下肢浅静脉本身的病变或解剖因素，如先天性的静脉壁薄弱、瓣膜发育不良。在此基础上，长期负重使腹压增高或长时间站立工作，造成下肢静脉压力增高，使下肢静脉回流受阻。

2.　继发性下肢静脉曲张　最主要原因是下肢深静脉的病变，如下肢深静脉瓣功能不全或先天缺如、深静脉血栓形成或阻塞，间接影响浅静脉血液回流，引起下肢静脉曲张。另外深静脉外的病变，如盆腔内肿瘤、妊娠子宫压迫髂外静脉、先天性动静脉瘘等，也可引起下肢静脉曲张。

二、血栓闭塞性脉管炎

【病因】病因尚未完全清楚，目前认为主要与吸烟、寒冷、潮湿等外部因素和男性激素、自身免疫功能紊乱等内部因素有关。

【病理】本病是一种周围血管慢性非化脓性病变，主要累及四肢中小动、静脉，尤其是下肢血管，早期以血管痉挛为主，继而血管内膜增厚并有血栓形成，进一步导致血管完全闭塞。全层管壁均有炎症反应，伴行静脉和血管壁的交感神经亦常受累，晚期炎症向周围扩展，将动脉、静脉及其周围的神经粘连在一起。在血栓闭塞形成的同时，有代偿性侧支循环形成，症状可暂时缓解，但病情周期性加重，最终可造成肢体远端坏疽或溃疡。

试题精选

1. 有关下肢静脉解剖特点描述，不正确的是
A. 大隐静脉和小隐静脉属于下肢浅静脉
B. 下肢深静脉位于肌肉中间与动脉伴行
C. 自小腿至腘窝处深静脉称腘静脉
D. 从腘窝处至大腿部深静脉称股静脉
E. 下肢浅静脉血液不回流至髂外静脉
答案：E

2. 有关血栓闭塞性脉管炎病理的描述，不

正确的是
A. 本病为化脓性疾病
B. 累及中小动脉
C. 和血管壁伴行的神经常受累
D. 后期侧支循环建立
E. 血管闭塞后肢体远端出现坏疽
答案：A

第32单元　泌尿系损伤患者的护理

一、肾损伤

【病因】

1. 开放性损伤　见于弹片、枪弹、刀刃等锐器所致，常伴有胸部、腹部等其他脏器的复合伤。

2. 闭合性损伤　临床多见。多因直接或间接暴力所致，如撞击、跌打、挤压、对冲伤、坠跌等。

【病理和分类】病情从轻到重依次见于以下情况。

1. 肾挫伤　肾包膜及肾盂黏膜完整，表现为肾瘀斑和肾包膜下血肿，若损伤涉及肾集合系统时可有少量血尿，可自愈。

2. 肾部分裂伤　常伴有肾包膜破裂或肾盂肾盏黏膜破裂，前者形成肾周血肿，后者有

明显的血尿，通常不需手术即可自行愈合。

3. **肾全层裂伤**　肾包膜、肾实质和肾盂肾盏黏膜均受损，常有肾周血肿、尿外渗、严重血尿，后果严重，需手术治疗。

4. **肾蒂损伤**　肾蒂血管部分或全部撕裂，引起大出血、休克，甚至死亡，应迅速确诊并施行手术。

二、膀胱损伤

【病因】

1. **开放性损伤**　由子弹、弹片、锐器贯通所致，常合并直肠、阴道损伤，表现腹壁尿瘘、膀胱阴道瘘、膀胱直肠瘘。

2. **闭合性损伤**　膀胱充盈时下腹部遭撞击、挤压所致损伤。

【病理及分类】

1. **膀胱挫伤**　损伤膀胱黏膜或肌层，未穿破膀胱壁，无尿外渗、可有血尿。

2. **膀胱破裂**

（1）腹膜外型：膀胱壁破裂，但腹膜完整，尿外渗进入盆腔内膀胱周围间隙，引起盆腔炎或脓肿。

（2）腹膜内型：膀胱及其覆盖的腹膜一同破裂，尿液进入腹腔，引起弥漫性腹膜炎。

三、尿道损伤

【病因】

1. **开放性损伤**　因锐器伤、弹片所致。

2. **闭合性损伤**　多为尿道及黏膜下损伤。常见原因及部位包括：会阴部骑跨伤引起尿道球部损伤；骨盆骨折引起膜部尿道撕裂或撕断；经尿道器械操作不当引起球膜部交界处尿道损伤。

【病理及分类】

1. **尿道挫伤**　尿道内层损伤，阴茎筋膜保持完整，局部有水肿和出血，可以自愈。

2. **尿道裂伤**　尿道壁部分全层断裂，引起尿道周围血肿和尿外渗，愈合后可引起瘢痕性狭窄。

3. **尿道断裂**　尿道完全离断，断端退缩、分离，血肿和尿外渗明显，可发生急性尿潴留。

试题精选

1. 有关肾部分裂伤病理描述，正确的是

A. 为最轻的肾损伤

B. 常伴有肾包膜破裂，肾盂肾盏黏膜完整

C. 多为直接暴力引起

D. 肾包膜破裂后会出现肾周血肿

E. 肾周血肿内不含尿液

答案：D

2. 有关腹膜外型膀胱破裂，描述正确的是

A. 损伤膀胱黏膜或肌层，未穿破膀胱壁

B. 膀胱壁破裂，但腹膜完整

C. 尿液进入腹腔，引起腹膜炎

D. 无尿液外渗，可有血尿

E. 尿外渗进入盆腔内膀胱周围间隙，不会引起感染

答案：C

第33单元　泌尿系结石患者的护理

尿路结石包括肾结石、输尿管结石、膀胱结石及尿道结石，按所发生的部位分为上尿路结石和下尿路结石。上尿路结石指肾、输尿管的结石，下尿路结石指膀胱、尿道的结石。临床上以上尿路结石多见。

【病因】

1. 流行病学因素　研究发现年龄、性别、职业、饮食成分和结构、摄水量、气候、代谢和遗传等因素影响尿路结石的形成。

2. 尿液因素

（1）形成结石物质排出过多：尿液中钙、草酸或尿酸排出量增加。

（2）尿pH改变：磷酸钙及磷酸镁铵结石易在碱性尿中形成，尿酸结石和胱氨酸结石在酸性尿中形成。这为临床治疗提供了思路。

（3）尿液浓缩：如饮水不足及经肾外途径失水过多。

（4）尿中抑制晶体形成物质不足。

3. 泌尿系局部因素　尿路梗阻、尿路感染及尿路异物与结石形成有一定关系。

【病理】尿路结石可直接损伤泌尿系统，患者出现疼痛、血尿；引起梗阻，患者出现肾积水、肾衰竭；另外还引起感染和恶性变。

试题精选

磷酸钙结石特别容易在下列哪种尿液中形成
A. 碱性尿液
B. 酸性尿液
C. 中性尿液
D. 稀释尿液
E. 尿酸含量较多尿液
答案：A

第34单元　肾结核患者的护理

【病因】肾结核大多数是结核杆菌由原发病灶（大多在肺，其次是骨关节及肠道）经过血液循环进入肾小球血管丛引起。

【病理】结核杆菌先在在双侧肾皮质形成多发性微结核病灶，若患者免疫状况良好，可全部愈合；若患者免疫力较低，肾皮质结核病灶则发展为肾髓质结核，多数为单侧病变。肾髓质结核不能自愈，可逐渐累及肾盏、全肾，形成局限的闭合性脓肿或无功能的结核性脓肾。肾结核病理改变主要是结核结节、溃疡、干酪坏死、空洞、纤维化等。

病变侧肾结核杆菌向下感染输尿管，最终可造成该侧输尿管、肾积水或积脓。若结核杆菌感染膀胱，可导致膀胱挛缩，进而引起对侧肾积水。双侧肾积水，最终会导致肾衰竭。

结核杆菌感染尿道，常导致尿道狭窄。

📑 **试题精选**

肾结核多起源于

A. 肺结核

B. 脊柱结核

C. 肠结核

D. 淋巴结核

E. 关节结核

答案：A

第 35 单元　泌尿系统梗阻患者的护理

一、概述

【病因】泌尿系统自肾小管起始，经过肾盏、肾盂、输尿管、膀胱、尿道均为管道，自肾至尿道口任何部位出现梗阻，都将影响尿液的排出。肾和输尿管部位梗阻原因常为结石、肿瘤、炎症、结核、某些先天畸形；膀胱部位梗阻最常见原因是膀胱出口梗阻和膀胱调节功能障碍；尿道部位梗阻最常见的原因是炎症或损伤引起的尿道狭窄。

泌尿系统外的一些病变如肿瘤，也会引起泌尿系统梗阻。

【病理】泌尿系梗阻引起的基本病理改变是梗阻以上的尿路扩张。膀胱以上梗阻，发生肾积水较快。梗阻在膀胱以下，初期有膀胱作缓冲，对肾的影响较慢；后期因输尿管膀胱连接部活瓣作用丧失，尿液逆流至输尿管，可发生双侧肾积水。泌尿系梗阻持续存在，肾盂内高压导致肾乳头和肾实质萎缩、肾功能受损害。泌尿系梗阻还易引起继发性感染，细菌可经肾盏穹窿部裂隙和高度膨胀变薄的尿路上皮进入血液，发展为菌血症。感染既难以控制，又加速肾功能的损害。

二、良性前列腺增生

【病因】目前认为，人体内雄激素与雌激素平衡失调可能为前列腺增生的病因。

【病理】前列腺增生引起膀胱内残余尿增多，长久之后膀胱功能受损逐渐出现慢性尿潴留，最终可引起肾积水和肾功能损害。另外梗阻容易继发感染和形成结石。

三、急性尿潴留

【病因】

1. 机械性梗阻　任何导致膀胱颈部及尿道梗阻的病变，如前列腺增生、尿道损伤、尿道狭窄、膀胱尿道结石等，均可引起急性尿潴留。

2. 动力性梗阻　排尿功能障碍所致，而膀胱尿道并无器质性病变引起梗阻，如中枢和周围神经系统病变、脊髓麻醉和肛管直肠手术后、松弛平滑肌药，如阿托品等；也可见于高热、昏迷、低钾血症或不习惯卧床排尿者。

📑 **试题精选**

1. 泌尿系梗阻的基本病理改变是

A. 膀胱逼尿肌受损

B．肾积水

C．梗阻部位以上尿路扩张

D．肾实质萎缩

E．肾功能快速受损

答案：C

2．前列腺增生的主要原因是

A．便秘

B．雌激素和雄激素水平失调

C．结石刺激

D．年龄增大

E．雄激素增多

答案：B

第 36 单元　泌尿系统肿瘤患者的护理

一、肾癌

【病理】肾癌居于泌尿系肿瘤第二位。以直接侵犯肾周脂肪组织的途径较常见，也可经血液和淋巴途径转移。肿瘤可直接扩展到肾静脉、腔静脉形成癌栓，最常见的转移部位为肺，其次为脑、骨等。淋巴转移最先到达肾蒂淋巴结。

二、膀胱癌

【病因】目前认为以下因素和膀胱癌发病有关。①长期接触染料、橡胶塑料、油漆、苯胺类化学物质，吸烟也和膀胱癌有关；②色氨酸和烟酸代谢异常；③膀胱本身病变，如膀胱白斑病、腺性膀胱炎，以及膀胱尿石。

【病理】膀胱癌是泌尿系最常见的肿瘤，细胞分化和浸润程度对预后最重要。

1．分化程度　Ⅰ级分化良好，低度恶性；Ⅲ级分化不良属高度恶性；Ⅱ级分化居Ⅰ、Ⅲ级之间，属中度恶性。

2．生长方式　可分为原位癌、乳头状癌和浸润性癌。

3．浸润深度　膀胱癌多见于膀胱三角区和侧壁。其扩散以直接向深部浸润为主。淋巴转移常见，晚期血行转移到肝、肺、骨和皮肤等处。

三、前列腺癌

【病因】尚不清楚，可能与环境、遗传、饮食、性激素等有关。

【病理】前列腺癌多数起源于前列腺的外周带，98％为腺癌。前列腺癌分 4 期：Ⅰ期为前列腺增生手术标本中偶然发现的小病灶，多数分化良好；Ⅱ期为局限于前列腺包膜内；Ⅲ期为癌已穿破包膜，可侵犯周围脂肪、精囊、膀胱颈或尿道；Ⅳ期为局部淋巴结或远处转移。

前列腺癌经局部、淋巴和血行扩散，血行转移以脊柱、骨盆最多见。

📄 试题精选

泌尿生殖系统最常见的肿瘤是

A．肾母细胞瘤

B．肾癌

C．膀胱癌

D．前列腺癌

E．阴茎癌

答案：C

第 37 单元　骨科患者的一般护理

【功能锻炼目的】

1. 保持和恢复关节运动的幅度，防止关节僵硬。骨和关节不断的运动，才能保持活动自如。当骨关节损伤后，如保持不动，渗出液、血液发生机化使骨、关节、关节囊、韧带粘连，最后僵硬，为此，要进行功能锻炼。

2. 保持和恢复肌肉力量及耐力，防止肌肉萎缩。肌肉组织完全不活动时，24h 开始萎缩，肌肉强度每日下降 3%，力量每周下降 8%，可见肌萎缩速度是很快的，必须尽早开始功能锻炼。

3. 防止骨质脱钙，预防骨质疏松。骨骼因活动、承受重量而新陈代谢，反之新陈代谢停止，骨的生成停止，而骨仍在不断的破坏，钙的排泄率大于沉降率，使钙流失，骨质脱钙。

4. 促进血液循环改善局部条件，促进骨折痊愈。骨折的生长靠许多因素，其中局部血液循环是重要因素。

5. 早日恢复正常生活和工作。功能锻炼的最终目的，是恢复正常的生活和工作。

第 38 单元　骨与关节损伤患者的护理

一、骨折概述

【概念】骨的完整性及连续性中断。

【病因】

1. 直接暴力　**外力作用部位**发生骨折，如压砸、撞击、火器伤等引起的骨折。

2. 间接暴力　外力通过传导、杠杆或旋转引起**着力点以外的部位**发生骨折，如从高处坠下足部着地引起**脊椎骨折**。

3. 肌肉牵拉　**肌肉突然猛烈收缩**，引起其附着部位撕脱骨折，如投掷手榴弹用力不当、破伤风发作。

4. 骨质疲劳　骨质持续受到轻度劳损引起**疲劳性骨折**，如长途行军导致第 2、3 跖骨骨折。

5. 病理改变　**骨骼本身患有病变**，如骨肿瘤、骨结核、骨髓炎等，当受到轻微外力即发生骨折，临床称为**病理性骨折**。

【分类】

1. 按骨折端与外界是否相通　分为闭合性骨折和开放性骨折。开放性骨折易引起感染。

2. 按骨折的程度及形态　分为不完全骨折和完全骨折。

(1) 不完全骨折：骨骼连续性没有完全中断，依骨折形态又分为**青枝骨折**、**裂缝骨折**等。

(2) 完全骨折：骨骼连续性完全中断，按骨折形态又分为横形骨折、斜形骨折、螺旋形骨折、粉碎性骨折、嵌插骨折、压缩骨折、凹陷骨折和骨骺分离等。

3. 按骨折处的稳定性　分为稳定性骨折和不稳定性骨折。

（1）稳定性骨折：骨折端不易移位或复位后不易再移位的骨折，**如不完全性骨折及横形骨折、嵌插骨折**等。

（2）不稳定性骨折：骨折端易移位或复位后易再移位的骨折，如斜形骨折、螺旋形骨折、粉碎性骨折等。

4．按骨折后时间长短　分为新鲜骨折和陈旧骨折。

（1）新鲜骨折：2 周之内的骨折。

（2）陈旧骨折：发生在 2 周之前的骨折，复位及愈合都不如新鲜骨折。

【骨折的愈合过程与影响因素】

（一）骨折愈合过程

1．血肿机化演进期　骨折端和周围软组织的出血形成血肿，伤后 6～8h 凝血系统被激活，凝成血块，几天后新生的毛细血管、成纤维细胞和吞噬细胞侵入血块，形成纤维组织。纤维组织将骨折端连接在一起，故此期又称**纤维愈合期**，需要 2～3 周。

2．原始骨痂形成期　骨折断端的骨内、外膜增生，血管长入，骨折端形成的骨样组织骨化成新骨，成为内、外骨痂（称为膜内成骨）。骨折端之间和髓腔内的血肿机化形成的纤维组织，转化为软骨，经过增生、钙化而骨化，成为桥梁骨痂（称为软骨内成骨）。内、外骨痂和桥梁骨痂三者融合，形成原始骨痂。原始骨痂能抵抗肌肉收缩及成角、剪力和旋转力，即达到临床愈合，故此期又称临床愈合期，需要 4～8 周。

3．骨痂改造塑形期　肢体的活动和负重使得在应力轴线的原始骨痂不断加强，而应力轴线以外的原始骨痂不断被清除，最后使原始骨痂改造为永久骨痂，骨髓腔相通，骨折的痕迹完全消失，达到骨性愈合，故此期又称骨性愈合期，需 8～12 周。

（二）影响骨折愈合的因素

骨折愈合需要 3 个先决条件，即要有足够的接触面、牢固的固定、充分的血供。

1．全身性因素　年老、体弱、营养不良、各种代谢障碍性疾病等影响骨折愈合。

2．局部性因素　骨折的部位、类型、程度，以及治疗与护理不当、骨折端血供不良与周围组织情况差、局部有感染均影响骨折愈合。

二、常见的四肢骨折

（一）肱骨髁上骨折

【病因】间接外力引起。

【病理】

1．伸直型骨折　最多见。跌倒时肘关节处于半屈或伸直位，手掌着地，暴力经前臂传至肱骨下端，引起骨折，骨折远端向后上方移位，近端前下移位，常同时有桡偏或尺偏移位，易合并肱动、静脉及正中神经、桡神经、尺神经损伤。

2．屈曲型骨折　跌倒时肘关节屈曲位，肘后着地，暴力由肘后下方向前上传导引起骨折。骨折远端向前，近端向后移位，较少损伤血管神经。

（二）桡骨远端伸直型骨折（Colles骨折）

【病因】由间接外力所致。跌倒时，手掌着地，暴力沿掌腕向上传导至桡骨下端，此处是骨松质和骨密质交界处，是解剖薄弱部位，极易发生骨折。

【病理】骨折后远端向背侧和桡侧移位。

（三）股骨颈骨折

【病因】间接暴力是主要原因，多数情况是走路摔倒，身体发生扭转，力量传到股骨颈发生骨折。老年人由于**骨质疏松**，轻微外力即可引起骨折。

【病理】股骨颈骨折后易引起血供障碍，发生股骨头坏死或骨折不愈合。

【分类】

1. 按骨折线部位　分为头下型骨折、经颈型骨折、基底骨折。其中头下型和经颈型骨折易引起血运中断，发生股骨头坏死或骨折不愈合。基底骨折对血运影响不大，骨折愈合较好。

2. 按骨折线角度　分为①内收型骨折：远端骨折线与两髂嵴连线的夹角（Pauwells 角）大于 50°，属于不稳定骨折；②外展型骨折：Pauwells 角小于 30°，为稳定性骨折。

3. 按骨折移位程度　分为①不完全骨折：骨的完整性只有部分中断；②完全骨折：骨折线贯穿股骨颈全部。

（四）胫腓骨干骨折

是指发生在胫骨平台以下至踝上部分的胫腓骨骨折，是长骨骨折中最多发的一种，多见于青壮年和儿童。

【病因】①直接暴力：常为横折、斜形或粉碎骨折，因为胫骨和腓骨下段处于皮下，易发生开放性骨折；②间接暴力：少见。

【病理】小腿的肌筋膜与胫骨、腓骨和胫腓骨间膜一起构成四个筋膜室，骨折后出血增加室内压，极易发生**骨筋膜室综合征**，患肢出现疼痛、肿胀、麻木、苍白和感觉障碍等表现。

三、脊柱骨折及脊髓损伤患者的护理

（一）脊柱骨折

【病因】多因间接暴力所致，如自高空坠落，头、足或臀部触地力量传导至椎骨，引起椎体压缩或伴有粉碎性骨折，严重时合并脊髓损伤。

（二）脊髓损伤

【病因】主要原因是脊柱骨折或脱位。

【病理】按神经损伤的程度分为：

1. 脊髓震荡（脊髓休克）　脊髓虽受到强烈震动仍保持完整，从组织形态学上无病理改变，只是出现暂时性的功能障碍，短时即可恢复，是脊髓损伤**最轻**的一种。

2. 脊髓挫伤　脊髓外观完整，但内部有不同程度的改变。轻者点状出血、轻度水肿，重者大出血、细胞破坏、神经传导纤维断裂等，可引起脊髓软化或瘢痕形成。脊髓功能不同程度受到影响。

3. 脊髓受压　骨折脱位移位的椎骨、碎骨片、破碎的椎间盘、血肿及黄韧带都可突入椎管，压迫脊髓。如及时去除压迫物后脊髓功能有可能恢复，若压迫时间过久，脊髓变性、软化坏死，脊髓功能不易恢复。

4. 脊髓断裂　脊髓的连续性中断，分为不完全断裂或完全断裂，脊髓断裂恢复无望，为**最严重**脊髓损伤。

5. 马尾神经损伤　第二腰椎以下脊椎骨折脱位可导致马尾神经损伤，受伤平面以下迟缓性瘫痪，马尾神经很少发生完全断裂。

四、骨盆骨折

【病因】多由强大暴力挤压或直接撞击引起，少数由肌肉猛烈收缩引起。

【病理】盆内侧壁血液循环丰富，骨折后引起大量出血，易导致腹膜后血肿和出血性休克。骨盆骨折可引起膀胱、尿道、阴道和直肠损伤，还可损伤腰骶神经丛和坐骨神经。

五、关节脱位

【定义】骨的关节面失去正常的对合关系。

【病因】

1. 创伤性脱位　由外界暴力引起的脱位，是脱位的最常见病因。
2. 先天性脱位　由于胚胎发育异常，导致骨关节结构缺陷，出生后已发生脱位。
3. 病理性脱位　骨关节患某种疾病，如骨关节结核、骨肿瘤等，使得骨关节结构破坏，关节失去稳定，受到轻微外力发生脱位。
4. 习惯性脱位　创伤性脱位破坏了关节囊、韧带，使关节松弛，以后再受到轻微外力即可引起脱位。习惯性脱位的引起与初次脱位治疗不当有关系。

【分类】按脱位程度分为全脱位或半脱位。按远侧骨端关节面移位方向分为前脱位、后脱位、侧方脱位。按脱位后时间以 3 周为限分为新鲜脱位和陈旧脱位。按脱位后皮肤是否与外界相通分为闭合性脱位和开放性脱位。

试题精选

1. 关于开放性骨折，不正确的是
A. 耻骨骨折合并膜部尿道断裂属开放性骨折
B. 骶尾骨骨折刺破直肠属开放性骨折
C. 开放性骨折感染危险大
D. 开放性骨折断端外露不宜现场复位
E. 骨折处有皮肤擦伤出血，应属开放性骨折
答案：E

2. 一患儿跌倒后手掌着地，诉肘部疼痛，X线显示为肱骨髁上骨折，其骨折的原因是
A. 直接暴力
B. 间接暴力
C. 肌拉力
D. 积累性劳损
E. 骨骼疾病
答案：B

3. 新鲜骨折的时间期限是伤后
A. 1d 内
B. 3d 内
C. 5d 内
D. 2 周内
E. 4 周内
答案：D

4. 脊髓损伤中最轻的是
A. 脊髓震荡
B. 脊髓挫伤
C. 脊髓受压
D. 脊髓断裂
E. 马尾神经损伤
答案：A

第 39 单元　常见骨关节感染患者的护理

一、化脓性骨髓炎

（一）急性血源性骨髓炎

【病因】致病菌最多见的是溶血性金黄色葡萄球菌，第二位的是乙型溶血性链球菌，其他的致病菌有流感嗜血杆菌、大肠埃希菌、产气荚膜杆菌等。

急性血源性骨髓炎多为继发性感染。患者化脓感染病灶如处理不当或患者抵抗力下降，致病菌经血液循环到达骨组织，经过血管丰富、血流缓慢的骨干骺端时停留引起发病，发病部位多在胫骨、股骨、肱骨等长骨的干骺端。急性血源性骨髓炎的本质是脓毒血症。

【病理】

1. 早期病理改变　大量脓栓、菌栓到达骨干骺端，阻塞小血管，引起骨坏死并化脓，形成局限的脓肿。局部坏死组织不断增多，压力不断增大，脓液沿哈佛管蔓延到骨膜下，形成骨膜下脓肿，引起骨干的骨密质坏死，形成死骨。脓液还可进入骨髓腔，破坏骨髓、破坏骨松质、内层骨密质。骨质破坏、死骨形成为早期特点。骨膜下脓肿还可导致骨周围的深部脓肿，穿破皮肤形成窦道。

2. 晚期病理改变　病灶周围骨膜炎症充血和脓液刺激产生新骨，包围在死骨之外，形成"骨性包壳"，并将死骨、脓液和炎性肉芽组织包裹，成为骨性死腔，新骨形成和骨性死腔为晚期特点。小片死骨可被肉芽组织吸收、吞噬细胞吞噬，或经骨壳上的小孔排出体外。大骨片不易去除长期停留体内，炎症进入慢性阶段成为慢性骨髓炎。

3. 邻近关节受累　急性骨髓炎累及邻近关节时，可引起化脓性关节炎。

（二）慢性骨髓炎

【病因】多数是由急性骨髓炎迁延而来。急性骨髓炎未能彻底治疗，遗留下死骨、死腔、分泌物，以及窦道和瘢痕，导致长期不愈，反复发作。少数患者是由低毒病菌引起，开始即是慢性过程。

【病理】病理特点是死骨、骨性包壳、死腔、坏死肉芽、窦道及瘢痕，经久不愈，反复急性发作。窦口周围皮肤长期受分泌物刺激易癌变。骨骼破坏严重可发生病理性骨折。

二、化脓性关节炎

【病因】主要致病菌是金黄色葡萄球菌，其他有白色葡萄球菌、淋病双球菌、大肠埃希菌等。侵犯途径包括：远处病灶经血行播散、邻近病灶直接蔓延、关节开放性损伤化脓菌直接侵入。

【病理】

1. 浆液性渗出期　细菌侵入后滑膜充血、水肿、渗出。关节软骨无明显改变，如得到合理治疗，关节功能可完全恢复。

2. 浆液纤维素渗出期　除浆液渗出增多外，并有大量白细胞和纤维蛋白，渗液浑浊，纤维蛋白沉积在关节软骨表面，阻碍软骨代谢，软骨破坏。纤维蛋白沉积引起关节粘连，关节功能部分受损。

3. 脓性渗出期 炎症侵入软骨下骨质，关节软骨和滑膜破坏，脓性渗出液使周围组织发生炎性改变，关节粘连和破坏导致纤维性或骨性强直，关节功能出现不可逆严重受损，多遗留后遗症。

三、骨与关节结核

（一）概述

【病因】骨与关节结核绝大部分由肺结核引起，细菌经血液循环到达关节滑膜或骨。

【病理】发病部位以脊柱最多见，其次是膝、髋、肘关节。发病初起为单纯滑膜结核或单纯骨结核，破坏尚不严重，如能及时正确治疗，骨关节功能可完全保存。若病变恶化进一步发展，关节面软骨破坏，形成全关节结核，关节破坏严重，即使治疗骨关节功能也会出现障碍。在结核病变基础上可发生病理性骨折或脱位。

（二）脊柱结核

最好发部位是腰椎，其次是胸椎和颈椎。

【病理】

1. 中心型椎体结核 多见于10岁以下儿童，好发于胸椎。病变由椎体中心开始，发展快，较短时间骨质破坏严重，呈楔形变，可压迫脊髓引起截瘫。一般是单个椎体发病，少数影响到相邻数个椎体，如有健康椎体间隔，称为跳跃式脊柱结核。

2. 边缘型椎体结核 多见于成年人，好发于腰椎。病变局限于椎体上下缘，进展较慢，破坏椎间盘可侵犯上下邻骨，使椎间隙变窄，引起瘫痪。椎间盘破坏是本型的特征。

📋 试题精选

1. 致病菌从原发病灶进入血液循环，易滞留在下列哪个部位引起急性血源性骨髓炎

A. 骨干骺端

B. 骨髓质和骨皮质

C. 骨髓质

D. 骨皮质

E. 骨膜下

答案：A

2. 化脓性关节炎的主要感染途径是

A. 远处病灶经血液循环播散

B. 骨髓炎病灶直接蔓延

C. 开放性损伤化脓菌直接侵入

D. 远处病灶经淋巴系统播散

E. 关节附近皮下组织感染直接蔓延

答案：A

第40单元 骨肿瘤患者的护理

一、概述

【分类】

1. 按肿瘤来源分类 分为原发性和继发性，前者是发生于骨组织及其附属组织本身的

肿瘤，后者是指发生在其他组织或器官的恶性肿瘤经不同的方式转移而来。

2．**按肿瘤细胞来源分类**　可分为成骨性、软骨性、纤维性、骨髓性、脉管性和神经性骨肿瘤等。

3．**按肿瘤细胞所显示的分化类型及所产生的细胞间质分类**　可分为良性、恶性骨肿瘤及少数的临界瘤。

【病理】骨肿瘤的外科分期是结合外科分级（G）、肿瘤区域（T）及转移（M）来进行的。

G 代表肿瘤性质，G_0 为良性，G_1 为低度恶性，G_2 为高度恶性。

T 代表肿瘤范围，T_0 为囊内，T_1 为间室内，T_2 为间室外。

M 代表转移，M_0 无转移，M_1 有转移。

根据 G、T、M 情况进行外科分期，大致判断肿瘤的良恶程度。

二、常见骨肿瘤

（一）骨软骨瘤

【病理】好发于长管状骨的干骺端，属于骨生长方向的异常和长骨干骺区的再塑错误，多见于青少年，肿瘤随年龄增长而长大，当骨骺线闭合后肿瘤停止生长。是一种常见的良性骨肿瘤，有 1%发生恶变。

（二）骨巨细胞瘤

【病理】我国常见的潜在恶性骨肿瘤，好发于股骨下端和胫骨上端，20～40 岁多见。发生于骨松质的溶骨性肿瘤，是介于良性和恶性之间的临界瘤。

（三）骨肉瘤

【病理】原发性骨肿瘤中最多见、恶性程度很高的恶性肿瘤，好发于 10～20 岁青少年，以长管状骨的干骺端多见，尤以膝关节上、下骨端最多见。肿瘤细胞直接形成骨样组织，故也称成骨肉瘤。血行转移以肺多见。

🗒 试题精选

有关骨肉瘤描述，不恰当的是

A．好发于 10～20 岁青少年

B．恶性程度高

C．易发生肺转移

D．常见部位是股骨干

E．常见部位是膝关节上、下骨端

答案：D

第 41 单元　腰腿痛及颈肩痛患者的护理

一、腰椎间盘突出症

【病因】腰椎间盘退行性变、损伤、遗传因素、妊娠。

【病理】腰$_{4\sim5}$和腰$_5$至骶$_1$是腰椎间盘突出最易发生的部位。

二、颈椎病

【病因】①<u>颈椎间盘退行性变</u>是颈椎病的基本原因；②急性或慢性损伤均可诱发颈椎间盘退行性改变；③先天性颈椎管狭窄、椎管发育异常，极易引起颈椎病。

 试题精选

腰椎间盘突出最多见的原因是

A．损伤

B．腰椎间盘退行性变

C．遗传

D．年龄

E．妊娠

答案：B

第**3**部分 妇产科护理学

第1单元 女性生殖系统解剖与生理

一、外生殖器

【范围】女性外生殖器是女性生殖器官的外露部分，包括耻骨联合至会阴及两股内侧之间的组织。

【组成】由阴阜、大阴唇、小阴唇、阴蒂、阴道前庭组成。阴阜青春期开始生长阴毛，呈尖端向下的三角形，为女性第二性征之一。**大阴唇**含有丰富的血管、淋巴管和神经，外阴局部受伤易发生**出血**或形成**血肿**。小阴唇是位于大阴唇内侧的一对薄皱襞，表面湿润无毛、神经末梢丰富，极敏感；小阴唇前端包绕阴蒂，后端与大阴唇后端会合，形成阴唇系带。位于两侧小阴唇顶端，有勃起功能的器官是阴蒂。**阴道前庭**为两侧小阴唇之间的菱形区，前为阴蒂，后为阴唇系带。此区域的前方有尿道外口，后方有阴道开口，内含前庭球、前庭大腺、尿道口、阴道口和处女膜。前庭大腺（巴氏腺）位于大阴唇后部，阴道口两侧，腺管细长，有感染易导致腺管口闭塞，形成脓肿或囊肿。

二、内生殖器

【内生殖器及其功能】女性内生殖器包括阴道、子宫、输卵管及卵巢，后两者常被称为子宫附件。

1. 阴道

（1）功能：是性交器官，也是排出月经血和娩出胎儿的通道。

（2）解剖结构：阴道上端比下端宽，后壁长 10～12cm，前壁长 7～9cm。**阴道穹隆**是由阴道顶端环绕子宫颈周围的组织形成，可分为前、后、左、右四部分。后穹隆较深，其顶端与子宫直肠陷凹邻近，是腹腔的最低部分，当盆腔内脏器官出血或积液时，可经后穹隆穿刺或引流，是诊断某些疾病（如异位妊娠怀疑腹腔内出血时，临床采取的阴道后穹隆穿刺术）或实施手术的途径。阴道富有静脉丛，局部受损易出血或形成血肿。

（3）组织结构：阴道壁由黏膜层、肌层和纤维层构成；阴道壁富有很多皱襞及弹性纤维，伸展性大。

（4）特点：在性激素的作用下，阴道黏膜有周期性变化。幼女及绝经后妇女的阴道黏膜上皮薄，皱襞少，伸展性小，容易受创伤及感染。

2．子宫

（1）功能：产生月经和孕育胎儿的空腔器官。

（2）**解剖结构**：子宫位于骨盆腔中央，呈倒置的梨形，大多呈前倾前屈位，<u>前与膀胱、后与直肠为邻</u>，成年人<u>子宫**重 50～70g**，长 7～8cm，宽 4～5cm，厚 2～3cm，宫腔**容积约 5ml**</u>。成年人子宫体与子宫颈的比例为 2：1，婴儿期为 1：2。**子宫峡部是子宫体与子宫颈之间形成的最狭窄部分，在非孕期约长 1cm**，妊娠晚期形成子宫下段。子宫峡部的上端（因解剖上较狭窄）称为解剖学内口；下端（因宫腔内膜转变为宫颈黏膜）称为组织学内口。**子宫颈**主要由结缔组织构成，含平滑肌纤维、血管及弹性纤维。<u>子宫颈内腔呈梭形，称子宫颈管，成年妇女长约 3cm，其下端称为子宫颈外口，开口于阴道。子宫颈下端伸入阴道内的部分称宫颈阴道部。<u>子宫颈外口柱状上皮与鳞状上皮交界处，是子宫颈癌的好发部位。未产妇的子宫颈外口呈圆形；已产妇的子宫颈外口受分娩的影响呈横裂口。</u>

（3）组织结构：子宫壁外为浆膜层。中层为子宫肌层，是子宫壁最厚的一层，由平滑肌束及弹性纤维组成，大致分为 3 层：<u>外层多纵行，内层环行，中层多为各方向交织如网</u>。肌层中含血管，子宫收缩时可压迫贯穿肌纤维间血管起到止血作用。子宫内层为**黏膜层**，即子宫内膜，它<u>分为功能层和基底层两部分</u>，基底层与肌层紧贴，<u>功能层受卵巢激素影响，发生周期性改变</u>。维持子宫正常位置的韧带有 4 条：圆韧带、阔韧带、主韧带、宫骶韧带。**圆韧带，直接维持子宫前倾位置**；阔韧带，维持子宫在盆腔正中位置；**主韧带，固定子宫颈，保证子宫不下垂；宫骶韧带**，将子宫向后上方牵引，维持子宫前倾位置（间接）。

3．输卵管 是精子与卵子相遇发生受精的部位，有输送孕卵的作用，为一对细长弯曲的管道，<u>长 8～14cm</u>，内连于子宫角，外侧游离。输卵管由内向外分为 4 部分：间质部、峡部、壶腹部（为正常受精部位、输卵管妊娠好发的部位）、伞部。输卵管黏膜受性激素影响有周期性变化。

4．卵巢 为灰白色，呈扁椭圆形，是妇女性腺器官，产生卵子和激素。成年妇女的卵巢约 4cm×3cm×1cm 大小，重 5～6g；绝经后卵巢萎缩变小、变硬。卵巢表面无腹膜，卵巢组织分为<u>皮质与髓质两部分，皮质在外，含有原始卵泡及致密的结缔组织；髓质在卵巢的中心，含有疏松的结缔组织及丰富的血管、神经、淋巴管及少量的平滑肌纤维。</u>

【内生殖器邻近器官】有<u>尿道、膀胱、输尿管、直肠、阑尾</u>，它们相互毗邻，相互影响。尿道：位于阴道前、耻骨联合后，从膀胱三角尖端开始，经过泌尿生殖膈，止于阴道前庭的尿道外口，<u>尿道短而直</u>，邻近阴道，故易发生泌尿系统感染。膀胱：位于子宫与耻骨联合之间，其大小、形状因盈虚及邻近器官的情况而变化。充盈的膀胱在手术中易误伤，并妨碍盆腔检查，故妇科检查及手术前必须排空膀胱。输尿管：从肾盂开始下行，于子宫颈旁约 2cm 处，在子宫动脉后方，与之交叉（子宫手术易误伤），向前方进入膀胱。直肠：前为子宫及阴道，后为骶骨。阑尾：长 7～9cm，位于右髂窝内。妊娠时阑尾的位置可随妊娠月份的增加而逐渐向上外方移位，因此妇女阑尾炎时可能累及子宫附件。

三、骨盆

【骨盆的组成及分界】由<u>左、右 2 块髋骨和 1 块尾骨及 1 块骶骨组成，</u>每块髋骨又由髂骨、坐骨和耻骨融合而成。骨盆的关节，包括耻骨联合、骶髂关节、骶尾关节。骨盆的韧带，包括骶结节韧带（骶、尾骨与坐骨结节之间的韧带）、骶棘韧带（骶、尾骨与坐骨棘之间的韧带）。骨盆分界，以耻骨联合上缘、髂耻缘及骶岬上缘的连线为界，将骨盆分成上、下两部分：上部为假骨盆（测量假骨盆的某些径线，可作为了解真骨盆大小的参考），下部为真骨盆（与分娩有直接关系）。真骨盆的**标记有**：①骶骨岬；②坐骨棘；③耻骨弓。

【骨盆的平面及径线】

1．入口平面　为真假骨盆的交界面，呈横椭圆形。有 4 条径线：入口前后径称**真结合径**，是胎先露部进入骨盆入口的重要径线（11cm）、入口横径（13cm）、入口斜径（左右各一：左斜径、右斜径，12.75cm）。

2．中骨盆平面　为骨盆最窄平面，呈前后径长的纵椭圆形。前为耻骨联合下缘，两侧为坐骨棘，后在约第 4、5 骶椎间。有两条径线：前后径（11.5cm）、横径（**坐骨棘间径，10cm**）。

3．出口平面　由两个不在同一平面的三角形组成的。坐骨结节间径为两个三角共同的底，前三角平面的顶为耻骨联合下缘，两侧为耻骨弓；后三角平面的顶为骶尾关节，两侧为骶结节韧带。有 4 条径线：前后径（11.5cm）、横径（**坐骨结节间径，9cm**）、前矢状径（6cm）、后矢状径（8.5cm）。若出口横径较短，出口后矢状径较长，两径之和＞15cm 时胎儿也可经阴道娩出。

【骨盆底组织】

1．组成　由多层肌肉和筋膜组成，封闭骨盆出口，但有尿道、阴道及直肠贯穿。其主要作用是支持盆腔脏器并使之保持正常的位置。共有 3 层组织：外层由会阴浅筋膜、球海绵体肌、坐骨海绵体肌及会阴浅横肌和肛门外括约肌构成；中层即泌尿生殖膈，由上、下两层坚韧的筋膜和会阴深横肌、尿道括约肌形成；内层即盆膈，为骨盆底的最内层，由肛提肌及其筋膜组成，肛提肌的主要作用是加强盆底的托力。

2．会阴　广义的会阴是指封闭骨盆出口的所有软组织。狭义的会阴是指阴道口与肛门之间的软组织，由会阴浅横肌、深横肌、球海绵体肌及肛门外括约肌等肌腱联合组成的中心腱，称"会阴体"，厚 3～4cm，由内向外逐渐变窄呈楔形。妊娠期会阴组织变软有利于分娩。分娩时注意保护会阴，防止裂伤。

四、妇女一生各阶段的生理特点

1．新生儿期　出生后 4 周内的新生儿。

2．儿童期　从出生 4 周至 12 岁为幼年期。8 岁以前主要是身体生长发育，8 岁以后乳房和内生殖器开始发育。

3．青春期　从月经初潮至生殖器官发育成熟的时期称青春期，在 10～19 岁，月经初潮是青春期的标志。其特点为：体格显著生长；生殖器官发育，内、外生殖变为成人型，卵巢内有不同发育阶段的卵泡，性激素分泌增加，但整个生殖系统的功能尚未完善。女性第二性征出现。卵巢功能尚不健全，初潮后月经周期不规律。

4．性成熟期　又称生育期，自 18 岁开始，持续 30 年左右，表现为周期性排卵和行经，具有生殖功能。此期生育活动最旺盛，故亦称生育期。

5．围绝经期　一般开始于 40 岁，历时 10～20 年，是女性自性成熟期进入老年期的一个过渡时期。表现为卵巢功能逐渐减退失去周期性排卵的能力，月经开始不规则，直至绝经，生殖器官开始萎缩。

6. 老年期（绝经后期）　一般在 60 岁以后，<u>卵巢功能进一步衰退、老化</u>。卵巢缩小、变硬、表面光滑、生殖器官萎缩。

五、卵巢的周期性变化与内分泌功能

【卵巢的周期性变化】表现为<u>卵泡的发育、排卵、黄体形成和黄体萎缩</u>。女子自青春期开始，<u>在腺垂体卵泡刺激素（促卵泡素，FSH）作用下，原始卵泡开始发育，每一个月经周期中，一般只有 1 个卵泡发育成熟</u>。成熟的卵泡破裂，卵细胞排入腹腔称为排卵，<u>排卵一般发生在月经来潮前 14d</u> 左右。排卵后残存卵泡出血发育成黄体，分泌孕激素和雌激素。<u>黄体发育达高峰在排卵后 7～8d</u>。若卵子未受精，黄体在排卵后 9～10d 开始退化而形成白体（黄体平均寿命为 14d）。

【卵巢的功能】具有排卵（生殖功能）和分泌性激素（内分泌功能）的功能。

【卵巢激素生理功能】卵巢在黄体生成激素（LH）及 FSH 作用下分泌雌激素、孕激素及少量雄激素。

1. 雌激素　在排卵前形成高峰，黄体萎缩时雌激素水平急剧下降，月经前达最低水平。促使子宫发育，肌层增厚，提高子宫平滑肌对缩宫素的敏感性，<u>使子宫内膜发生**增生期变化**</u>；使子宫颈黏液分泌增多，变稀薄，促进输卵管发育，增强输卵管蠕动，利于孕卵输送；使阴道上皮细胞增生、角化，糖原增多，阴道酸度增强；**促进乳腺腺管增生**，使乳头、乳晕着色；<u>促使体内水、钠潴留和骨中钙盐沉着</u>；通过对<u>下丘脑的正、负反馈调节</u>，控制垂体促性腺激素的分泌。

2. 孕激素　排卵后 7～8d 黄体成熟时，分泌量达最高峰，以后逐渐下降，至月经来潮时恢复到排卵前水平。抑制子宫肌肉的自发性收缩，降低子宫对缩宫素的敏感性；<u>使子宫内膜由增生期转变为分泌期</u>；抑制输卵管蠕动，<u>减少黏液分泌</u>，调节受精卵运行；使阴道上皮细胞角化现象消失，脱落加快；**促进乳腺腺泡发育**；通过对下丘脑的负反馈作用，抑制垂体促性腺激素的分泌；<u>升高体温的作用，排卵后使基础体温升高 0.3～0.5℃</u>；促进水与钠的排泄。

3. 雄激素　可促进蛋白质合成、骨骼发育以及腋毛的生长；合成雌激素的前体，维持女性正常生育功能，维持第二性征。

六、子宫内膜的周期性变化和月经的周期性调节

【子宫内膜的周期性变化】①增生期：月经周期的<u>第 5～14 天</u>，子宫内膜的增生与修复在月经期已开始；②分泌期：月经周期的<u>第 15～28 天</u>，占月经周期的后 1/2；③月经前期：月经周期的第 25～28 天；④月经期：月经周期的第 1～4 天，体内<u>雌激素、孕激素水平降低</u>。

【月经的周期性调节】<u>主要通过下丘脑、垂体和卵巢作用，称为下丘脑-垂体-卵巢轴</u>。卵巢激素对下丘脑和垂体有反馈作用。雌激素对下丘脑有正、负反馈调节，孕激素对下丘脑有负反馈作用。下丘脑调节激素有促性腺激素释放激素和生乳素抑制激素；垂体调节激素有促卵泡素和促黄体生成素。

【月经的临床表现】卵巢的周期性变化而出现的子宫内膜周期性脱落伴出血，称月经。第 1 次月经称初潮，<u>两次月经第 1 天之间的间隔天数为月经周期，一般为 28～30d</u>。月经持

续出血天数称为月经期，一般为 3～7d。一次月经的出血平均量约为 50ml，超过 80ml 即为病理状态。月经血特征为暗红色、不凝。月经一般无特殊症状，不影响生活和工作。

试题精选

1．女性外生殖器不包括

A．阴阜

B．阴蒂

C．阴道

D．小阴唇

E．前庭大腺

答案：C

2．卵子从卵巢排出后，正常受精部位在

A．输卵管峡部

B．输卵管壶腹部

C．输卵管伞部

D．输卵管间质部

E．子宫腔

答案：B

3．起自两侧子宫角前面，向前下斜行，终止于大阴唇前端维持子宫前倾的韧带是

A．圆韧带

B．阔韧带

C．主韧带

D．子宫骶骨韧带

E．骨盆漏斗韧带

答案：A

4．单纯扁平骨盆，骨盆外测量小于正常值的径线是

A．骶耻内径

B．骶耻外径

C．髂棘间径

D．髂嵴间径

E．坐骨结节间径

答案：B

5．枕右前位，胎头娩出时胎儿双肩径应在骨盆入口的哪条径线上

A．骨盆入口左斜径上

B．骨盆入口右斜径上

C．中骨盆横径上

D．骨盆入口前后径上

E．中骨盆前后径上

答案：A

6．妇女一生各阶段中。生育最旺盛的时期是

A．新生儿期

B．青春期

C．性成熟期

D．更年期

E．老年期

答案：C

7．女性，25 岁，阴道上皮增生、角化，糖原增多，阴道酸度增强。此时该女士的子宫内膜处于哪期

A．分泌期

B．增殖期

C．月经期

D．修复期

E．月经前期

答案：B

第 2 单元　妊娠期妇女的护理

一、妊娠生理

妊娠是胚胎和胎儿在母体内发育成长的过程。卵子受精是妊娠的开始，胎儿及其附属物

自母体排出是妊娠的终止。自精子与卵子结合受精开始至胎儿及附属物发育成熟排出之前，一般为40周（280d）。

【受精与着床】受精发生在排卵后12h内，受精的卵子称为受精卵和孕卵。在受精后6～7d，晚期囊胚透明带消失后，开始着床，晚期囊胚侵入子宫内膜的过程，称为受精卵植入或着床。

【胎儿附属物形成与功能】

1. 胎盘　是母体与胎儿间进行物质交换的重要器官。

（1）结构：由羊膜、叶状绒毛膜和底蜕膜构成；足月胎盘呈圆形或椭圆形盘状，重450～650g，直径16～20cm，厚约2.5cm，中间厚，边缘薄；胎盘在妊娠后12周末形成。

（2）胎盘功能。①气体交换：如氧气。②营养物质供应：胎儿生长发育需要的营养物质如氨基酸、微量元素等。③排出胎儿代谢产物：如尿素、肌酐等，经胎盘送入母血，由母血排出体外。④防御功能：母血中的免疫物质，如IgG可以通过胎盘，使胎儿得到抗体，对胎儿起保护作用。⑤合成功能：胎盘能合成蛋白激素（绒毛膜促性腺激素、胎盘生乳素）、甾体激素（雌激素、孕激素）和酶的合成。绒毛膜促性腺激素（HCG）功能：维持妊娠、营养黄体，使子宫内膜变为蜕膜，维持受精卵生长发育。HCG在受精后10d左右即可用放射免疫法自母体血清中测出，成为诊断早孕的敏感方法之一。胎盘生乳素（HPL）功能：①与胰岛素、肾上腺皮质激素协同作用，促进乳腺腺泡发育。②促胰岛素生成作用。③通过脂解作用使多余葡萄糖运转给胎儿。HPL产后迅速下降。酶：胎盘能合成多种酶，包括缩宫素酶和耐热性碱性磷酸酶。

（3）反映胎盘功能的指标有：①胎动，是判断胎儿宫内安危的主要临床指标。②尿雌三醇，<10mg/24h表示胎盘功能低下。③随意尿雌激素/肌酐（E/C），>15正常，10～15警戒值，<10危险。④血清胎盘生乳素（HPL），妊娠足月<4mg/L或突然降低50%，提示胎盘功能低下。另外，还有血清妊娠特异性β糖蛋白、缩宫素激惹试验、阴道脱落细胞检查、B超等检查可以反映胎盘的功能。

2. 胎膜　由绒毛膜（外层）和羊膜（内层）组成，绒毛膜发育过程中退化成平滑绒毛膜，妊娠晚期与羊膜紧贴，但可完全分开。

3. 脐带　由胚胎发育过程中的体蒂发展而来的，胎儿通过脐带血循环与母体进行营养和代谢物质交换，足月长30～70cm。脐带内的血管包括2条脐动脉、1条脐静脉。

4. 羊水　充满在羊膜腔内的液体称为羊水，足月时约1000ml。含有大量上皮细胞及胎儿的一些代谢物，羊水的存在使胎儿在宫腔内有一定的活动度，防止胎儿与羊膜粘连；减少母体对胎动的不适感；保护胎儿不受外来损伤；通过羊水检查可监测胎儿成熟度、性别及某些遗传性疾病；分娩时传导子宫收缩压力；破膜后可润滑产道。反映胎儿成熟度的检查有：①B超，双顶径>8.5cm提示胎儿已成熟；②羊水中卵磷脂/鞘磷脂比值，>2表示胎儿肺已成熟；③羊水中肌酐值，≥2mg/dl表示肾已成熟；④羊水中胆红素类物质值，可判断肝是否成熟；⑤羊水中淀粉酶值，提示胎儿唾液腺是否成熟；⑥羊水中脂肪细胞出现率，可提示皮肤是否成熟。

【胎儿的发育】以4周为1个孕月。在妊娠8周（即受精后6周）前称胚胎。以第9周起称为胎儿，是各器官进一步发育成熟的时期。

1. 8周末　已初具人形，头的大小约占整个胎体1/2，B超可见胎心搏动。

2．12 周末 胎儿外生殖器已发育。

3．16 周末 部分孕妇可自觉胎动，外生殖器已可确定性别。

4．20 周末 临床可听到胎心音，出生后有心搏、呼吸、排尿及吞咽动作。

5．28 周末 胎儿身长约 35cm，体重约 1000g。出生后能啼哭及吞咽，但生活力弱。20～28 周前娩出的胎儿，称有生机儿。

6．36 周末 胎儿身长约 45cm，体重约 2500g，指甲已达指端，出生后能啼哭及吸吮，成活概率大。

7．40 周末 胎儿发育成熟，身长约 50cm，体重约 3400g 或以上。出生后哭声响亮，吸吮能力强，能很好成活。

【胎儿的生理特点】

1．循环系统 来自胎盘的血液经胎儿的腹前壁进入体内。动脉导管位于肺动脉及主动脉弓之间，出生后肺循环建立形成动脉韧带。卵圆孔位于左、右心房之间，出生 6～8 周完全闭锁。

2．血液系统 红细胞生成在孕早期主要来自卵黄囊，孕足月时至少 90% 的红细胞由骨髓产生。

3．呼吸系统 是由母、儿血液在胎盘进行气体交换完成的。

4．消化系统 妊娠 11 周时小肠有蠕动，妊娠 16 周时胃肠功能已建立。

5．泌尿系统 胎儿肾在妊娠 11～14 周有排泄功能。

6．内分泌系统 甲状腺是胎儿发育的第一个内分泌腺。

二、妊娠期母体的变化

【生理变化】

1．生殖系统变化 包括子宫、输卵管、卵巢及外阴、阴道变化，其中子宫变化最为明显。妊娠后，子宫明显增大、变软；妊娠 12 周后，增大子宫超出盆腔；孕晚期子宫略向右旋，这与盆腔左侧为乙状结肠占据有关。妊娠后子宫体积变大，由非妊娠时的 5ml 增至足月妊娠时的 5000ml；重量由非孕 50g，增至足月妊娠时的 1000g。子宫峡部妊娠后形成子宫下段，临产后成为产道的一部分。宫颈肥大，呈紫蓝色；宫颈黏液增多，形成黏稠的黏液栓，防止细菌侵入宫腔。阴道黏膜着色、增厚、皱襞增多，结缔组织松软，伸展性增加，阴道分泌物增多。外阴充血，大、小阴唇着色，结缔组织松软，伸展性增加。卵巢略增大，停止排卵。输卵管伸长。

2．乳腺 乳腺管和乳腺泡增生，乳房增大。乳头和乳晕色素沉着，乳晕处有皮脂腺突起，称蒙氏结节。妊娠末期挤压乳房时，可有数滴稀薄黄色液体溢出称初乳。

3．血液循环系统 ①心脏向左、向上、向前移位，心率于妊娠晚期每分钟增加 10～15 次。血流量增加、血流加速、心脏移位使大血管轻度扭曲，多数孕妇的心尖区及肺动脉区可闻及Ⅰ～Ⅱ级柔和吹风样收缩期杂音，产后逐渐消失。②循环血容量于妊娠 6 周起开始增加，至妊娠 32～34 周达到高峰，增加 30%～45%，约 1500ml。白细胞增加，红细胞沉降率也增快，血浆（1000ml）增加多于红细胞（500ml），血液相对稀释，因此呈现生理性贫血，血液处于高凝状态。妊娠后，心率增快；妊娠 32～34 周、分娩期（尤其是第二产程）、产褥期最初 3d，心脏负荷最重，易发生心力衰竭；妊娠末期易出现下肢及外阴静脉曲张。孕妇若长时间处于仰卧位姿势，可引起回心血量减少，心排血量降低，血压下降，引起**仰卧位低血压综合征**。

4．泌尿系统　夜尿量多于日尿量。妊娠早期，由于增大的子宫压迫膀胱，引起尿频；妊娠 12 周以后子宫体高出盆腔，压迫膀胱的症状消失；妊娠末期，由于胎先露进入盆腔，孕妇再次出现尿频。由于肾小球滤过率（GFR）增加，肾小管对葡萄糖再吸收能力不能相应增加，约 15% 孕妇饭后可出现糖尿，应注意与真性糖尿病相鉴别。妊娠中期肾盂及输尿管轻度扩张，输尿管有尿液逆流现象，孕妇易得急性肾盂肾炎，以右侧多见。

5．体重　妊娠 13 周后平均每周增加 350g，至足月时平均增加 12.5kg。

【心理变化】妊娠期，孕妇会随着妊娠的进展发生不同的心理变化。各女性对妊娠态度取决于成长的环境、所处的社会和文化背景、个人经历、朋友和亲属的态度。孕妇常见的心理反应有惊讶和震惊、矛盾心理、接受、情绪波动、以自我为中心，随妊娠进展出现筑巢反应。

三、胎产式、胎先露、胎方位

1．胎产式　胎儿纵轴与母体纵轴位置间的关系。两者平行称为纵产式，如头位和臀位。两者垂直称为横产式，两者交叉称为斜产式。

2．胎先露　最先进入骨盆入口的胎儿部分称胎先露。纵产式有头先露及臀先露，横产式有肩先露。临床上最常见为枕先露。

3．胎方位　胎儿先露部的指示点与母体骨盆间的位置关系称为胎方位，简称胎位。枕先露以枕骨为指示点，臀先露以骶骨、肩先露以肩胛骨为指示点。根据指示点与母体骨盆左、右、前、后、横的关系而有不同的胎位。正常的胎位有枕左前（LOA）和枕右前（ROA）。胎儿在子宫腔内的姿势称胎势。

四、产前检查

产前检查从确诊早孕开始。妊娠 28 周前每 4 周检查 1 次；妊娠 28 周后，每 2 周检查 1 次；妊娠 36 周后每周检查 1 次；凡属高危妊娠，应酌情增加检查次数。

【病史】①推算预产期：是从末次月经第 1 天算起，月数减 3（或加 9），日数加 7（农历日数加 15），即为预产期。实际分娩日期与推算的预产期可以相差 1～2 周。如孕妇记不清末次月经的日期，则可根据早孕反应出现时间、胎动开始时间以及子宫高度等加以估计。②了解本次妊娠情况。③月经史和孕产史。④既往史及性史。⑤家族史。

【心理社会评估】

1．妊娠早期　评估孕妇对妊娠的态度是积极的还是消极的，有哪些影响因素，对妊娠态度的接受程度。

2．妊娠中、晚期　评估孕妇对妊娠有无不良情绪反应，评估孕妇家庭经济情况、居住环境及孕妇在家庭中的角色等。

【高危因素评估】重点评估孕妇是否存在下列高危因素：①年龄＜18 岁或≥35 岁；②遗传疾病史；③既往有无流产、异位妊娠、死产等；④有无妊娠合并症和并发症。

试题精选

1. 有关脐带的描述正确的是
A. 一条动脉，一条静脉
B. 一条动脉，两条静脉
C. 两条动脉，一条静脉
D. 静脉较粗壁厚
E. 动脉较细壁薄
答案：C

2. 有关胎盘的描述，不正确的是
A. 妊娠 12 周基本形成
B. 直径为 18～20cm
C. 胎盘重 600～1000g
D. 由 18～20 个胎盘小叶组成
E. 母面黯红而粗糙
答案：C

3. 正常妊娠血液循环系统的生理改变是
A. 血浆蛋白含量降低
B. 红细胞沉降率减慢
C. 红细胞总数减少
D. 纤维蛋白原含量降低
E. 白细胞总数减少
答案：A

4. 受精卵着床后的子宫内膜称
A. 增生期子宫内膜
B. 分泌期子宫内膜
C. 羊膜
D. 蜕膜
E. 绒毛膜
答案：D

5. 女性，妊娠 37 周，产前检查在宫底可触及圆而硬的胎头，胎背在母腹右侧，胎心在脐上右侧听到，其胎方位是
A. 枕左前位
B. 枕右前位
C. 骶左前位
D. 骶右前位
E. 肩右前位
答案：D

6. 初产妇，孕足月，已临产，检查胎儿前囟门位于母体骨盆右前方，矢状缝和骨盆斜径一致，胎位是
A. 枕左横
B. 枕左前
C. 枕右前
D. 枕右后
E. 枕左后
答案：D

（7～9 题共用备选答案）
A. 妊娠 8 周末
B. 妊娠 16 周末
C. 妊娠 24 周末
D. 妊娠 28 周
E. 妊娠 32 周末

7. B 超有心搏，头占身体的 1/2，妊娠周/数是

8. 外生殖器可辨男女，头发长出，孕妇可感到胎动，妊娠周数是

9. 头发、指甲已长出，皮肤发红，面部皱纹多，出生后能啼哭及吞咽，妊娠周数是
答案：7. A；8. B；9. D

第 3 单元　分娩期妇女的护理

　　妊娠满 28 周及以后，胎儿及其附属物从临产发动至从母体全部娩出的过程称分娩。①足月产：妊娠满 37 周不满 42 周间分娩；②早产：妊娠满 28 周不满 37 周间分娩；③过期产：妊娠满 42 周以上分娩。

一、影响分娩的因素

【产力】产力包括子宫收缩力、腹肌及膈肌收缩力（统称腹压）和肛提肌收缩力。

1. **子宫收缩力** 是分娩的主要力量。临产后正常宫缩具有 3 个特点：①**节律性**，宫缩具有节律性是临产的重要标志之一；②**对称性和极性**：正常宫缩每次开始于左右两侧宫角，以微波形式迅速向子宫底部集中，然后再向子宫下段扩散，子宫底部收缩力的强度几乎是子宫下段的 2 倍；③**缩复作用**：反复收缩，子宫肌纤维越来越短。

2. **腹肌和膈肌收缩力（腹压）** 是第二产程分娩时的重要辅助力。

3. **肛提肌收缩力** 第二产程中，宫缩时肛提肌的收缩可协助胎先露在骨盆腔内完成内旋转及仰伸等作用，有利于胎儿娩出，并且在第三产程时可协助胎盘娩出。

【产道】

1. **骨产道** ①骨盆各平面及其径线。②骨盆轴是连接骨盆各假想平面中点的曲线。此轴上段向下向后，中段向下，下段向下向前。③骨盆倾斜度（60°），若骨盆倾斜度过大，影响胎头衔接和娩出。

2. **软产道** 是由子宫下段、子宫颈、阴道及盆底软组织组成的一个弯曲的管道。子宫下段形成生理缩复环；宫颈管消失，宫口扩张；骨盆底、阴道及会阴变化扩张、变薄。

【胎儿】

1. **胎儿大小** 胎头是胎体最大部分，也是胎儿通过产道最困难的部分。胎头颅骨由顶骨、额骨、颞骨各两块及枕骨一块构成。胎头径线：①枕下前囟径（9.5cm）为前囟中央至枕骨隆突下方的距离，胎头俯屈后以此径通过产道；②枕额径（11.3cm）为鼻根至枕骨隆突的距离，胎头以此径衔接；③双顶径（9.3cm）为两顶骨隆突间的距离，是胎头最大横径，临床以 B 型超声测量此值判断胎儿大小；④枕额径（12.5cm）为颏骨下方中央至后囟顶部的距离。

2. **胎位** 决定胎儿能否正常分娩的重要因素之一。

3. **胎儿畸形** 胎儿某一部分发育异常，如脑积水、联体儿等。

二、正常分娩妇女的护理

【分娩机制】指胎儿先露部为适应骨盆各平面不同形态，被动地进行一系列适应性转动，以其最小径线通过产道的过程。临床上以枕左前最常见。

分娩机制的顺序：衔接（初产妇多在预产期前 1~2 周胎头衔接，经产妇多在分娩开始后衔接）→下降（贯穿于分娩的全过程，临床上常以胎先露下降程度作为判断产程进展的重要标志）→俯屈（胎头遇到肛提肌的阻力，由枕下前囟径代替枕额径）→内旋转（胎头为适应中骨盆发生旋转，使其矢状缝与中骨盆及骨盆出口前后径相一致，于第一产程末完成）→仰伸（抬头）→复位及外旋转（胎头已出骨盆，适应与胎肩的关系发生的旋转，胎儿双肩径转成与出口前后径相一致的方向）→胎儿娩出。衔接为胎头颅骨最低点接近或达到坐骨棘水平，即入盆。

📄 **试题精选**

1. 能协助胎先露内旋转的力是   A. 子宫收缩力

B. 膈肌收缩力

C. 肛提肌收缩力

D. 产妇屏气力

E. 腹肌收缩力

答案：C

2．软产道不包括

A. 子宫底

B. 子宫颈

C. 会阴

D. 子宫下段

E. 阴道

答案：A

（3～4 题共用备选答案）

A. 妊娠 12 周以前妊娠终止

B. 妊娠满 37 周不满 42 足周分娩

C. 妊娠满 28 周不满 37 足周分娩

D. 妊娠 28 周以前妊娠终止

E. 妊娠 42 周以后分娩

3．早产是指

4．过期产是指

答案：3．C；4．E

（5～7 题共用备选答案）

A. 枕下前囟径

B. 枕额径

C. 双顶径

D. 枕颏径

E. 胎头矢状缝

5．胎头最短的径线是

6．胎头前后径最短的径线是

7．胎头最大的前后径是

答案：5．C；6．A；7．D

（8～11 题共用备选答案）

A. 内旋转

B. 衔接

C. 下降

D. 俯屈

E. 外旋转

8．能使枕额径变为枕下前囟径的动作是

9．贯穿于分娩全过程的动作是

10．使胎头的矢状缝和中骨盆前后径一致的动作是

11．胎儿双顶径进入骨盆入口平面称

答案：8．D；9．C；10．A；11．B

第 4 单元　产褥期妇女的护理

产褥期定义　从胎盘娩出至产妇全身各器官（除乳腺外）恢复或接近正常未孕状态所需的一段时间，称产褥期，一般规定为 6 周。

一、产褥期母体变化

【生理调适】

1．生殖系统

（1）子宫：①子宫体肌纤维的缩复。子宫复旧不是肌细胞数目的减少，而是肌细胞的缩小。随着子宫肌纤维的不断缩复使子宫体逐渐缩小。产后第 1 天子宫底平脐，以后每日下降 1～2cm；产后 1 周，在耻骨联合上可扪到子宫底（约妊娠 12 周大小），重约 500g；产后 10d，子宫降至骨盆腔内，腹部检查测不到子宫底；产后 6 周恢复到正常未孕期大小。②子宫内膜的再生。分娩后 2～3d，基底层蜕膜表面坏死，随恶露排出。子宫内膜残存的基底层再生新的功能层，约产后 3 周，除胎盘附着面外，子宫腔内膜基本完成修复，胎盘附着处的子宫内

膜修复需 6 周。若在此期间胎盘附着面因复旧不良出现血栓脱落，可引起晚期产后出血。③子宫颈。胎盘娩出后，子宫颈松软、壁薄皱起，子宫颈外口周边如袖口状；产后 2～3d，宫口仍能通过二指；产后 1 周宫颈外形及子宫颈内口完全恢复至非孕状态；产后 4 周时子宫颈完全恢复正常状态。

（2）阴道及外阴：分娩后阴道壁肌肉松弛，肌张力低，阴道黏膜皱襞因过度伸展而消失；产褥期阴道腔逐渐缩小，阴道壁肌张力逐渐恢复，黏膜皱襞在产后 3 周左右开始复现；产褥期内阴道壁肌张力虽然可逐渐恢复，但在产褥期结束时仍不能完全恢复至妊娠前状态。分娩后外阴有轻度水肿，产后 2～3d 后自行消退。会阴有轻度撕裂伤或有会阴侧切缝合后，均可在 3～5d 愈合。

（3）盆底组织：盆底肌及筋膜常因分娩时过度扩张而失去弹力，也可出现部分肌纤维断裂。产褥期如能坚持产后运动，盆底肌可恢复至接近孕前状态，否则极少能恢复原状。如盆底肌及筋膜严重断裂，产褥期内过早劳动，可导致阴道壁膨出甚至发生子宫脱垂。

2. 乳房变化　主要变化就是泌乳。产后 7d 内为初乳，7d 后为过渡乳，14d 后为成熟乳。每次婴儿吸吮乳头时，通过神经冲动可刺激产妇腺垂体泌乳激素呈脉冲式、阵发性释放，即泌乳反射，以促进乳汁分泌。吸吮动作还可反射性引起神经垂体释放缩宫素，即缩宫素反射。

3. 血液循环系统　产后 2～3 周血容量恢复至未孕状态。产后最初 72h 内，血容量增加，心脏负担加重，产褥早期血液仍处于高凝状态。

4. 消化系统　活动量减少，肠蠕动减慢，易发生便秘。

5. 泌尿系统　分娩中膀胱受压使黏膜水肿、充血及肌张力下降，会阴疼痛。如不习惯床上排尿，易发生尿潴留。

6. 月经复潮　不哺乳的产妇，一般在产后 6～10 周月经复潮，产后 10 周左右恢复排卵。哺乳产妇一般在产后 4～6 个月恢复排卵。产后较晚恢复月经者，首次月经来潮前多有排卵，故哺乳产妇未见月经来潮却有受孕的可能。

【心理调适】产褥期妇女的心理调节主要表现在两方面：确定家长与孩子的关系和承担母亲角色的责任。一般要经历 3 个时期：依赖期→依赖-独立期→独立期。

二、母乳喂养

【母乳喂养的优点】有利于产妇生殖器及有关组织器官更快恢复，母乳营养丰富，易消化，可以保护新生儿肠胃，提高新生儿免疫力，还可以建立良好的母子感情，预防产后出血，方便、经济。

试题精选

1. 产后子宫颈内口关闭的时间是
A. 12h 内
B. 1～3d
C. 3～6d
D. 7～10d
E. 11～13d

答案：D

2. 从胎盘娩出到生殖器官完全恢复正常需要的时间是
A. 4 周
B. 5 周
C. 6 周

D. 8 周　　　　　　　　　　　　答案：C
E. 9 周

第 5 单元　新生儿保健

一、正常新生儿的生理解剖特点

【正常新生儿的生理特点】从胎儿出生脐带结扎到满 28d 前的时期称为新生儿期。

1. 呼吸　新生儿呼吸比较规律，表浅而频率较快（40～60 次/分），以腹式呼吸为主。

2. 血液循环　新生儿心率较快，120～160 次/分。新生儿在出生后数小时卵圆孔自动功能性关闭，在数月后，卵圆孔会永久的关闭。动脉导管功能性关闭发生在出生后 15h 内，而在出生 3 周后才会永久的关闭。

3. 体温　新生儿体温调节中枢发育不完善，体温易受外界温度的影响波动。

4. 消化　新生儿食管无蠕动，胃贲门括约肌不关闭，胃呈水平位，哺乳后易发生溢乳。肠蠕动快，可适应流食，消化能力差，母乳喂养最佳。

5. 皮肤　新生儿出生时，皮肤有白色胎脂，有保护皮肤、减少散热的能力。

6. 特殊生理现象　①生理性体重下降。新生儿在出生后 4～5d，因尿液及粪便的排出、摄入量少、无感性水分丧失及高新陈代谢率等因素，其体重会下降 3%～9%，一般不超过 10%，称为**生理性体重下降**。②生理性黄疸。出生后，过多的红细胞被破坏，产生大量的胆红素，而新生儿肝功能不健全，无法在短时间内将大量的胆红素代谢掉，因此，在出生后 48～72h 出现黄疸，称为**生理性黄疸**。血清中胆红素值在出生后 48～72h 升高，正常范围是 4～12mg/dl，5d 快速下降。

二、婴儿抚触

【婴儿抚触的目的】①促进母婴情感交流，促进乳汁分泌；②刺激宝宝淋巴系统，增加抵抗力；③增加婴儿睡眠，改善睡眠质量；④平复宝宝情绪，减少哭闹；⑤促进饮食吸收，激素分泌，有利于婴儿生长发育。

试题精选

1. 生理性体重下降，一般不超过
A. 2%
B. 4%
C. 6%
D. 8%
E. 10%
答案：E

2. 新生儿出现病理黄疸时间为
A. 出生后 24h
B. 出生后 24～36h
C. 出生后 48～72h
D. 出生后 36～48h
E. 出生后 72～96h
答案：A

第 6 单元　胎儿宫内窘迫及新生儿窒息的护理

一、胎儿宫内窘迫的护理

胎儿在宫内有缺氧征象,危及胎儿健康和生命者称胎儿宫内窘迫。主要发生在临产过程,也可发生在妊娠后期。

【病因与病理】①病因：母体因素（母体缺氧）、胎儿因素、脐带胎盘因素。②病理：胎儿宫内窘迫的**基本病理变化**是缺血缺氧引起的一系列变化。缺氧早期机体通过减少胎盘和自身耗氧量代偿,胎儿通过减少对肾与下肢供血等方式来保证心、脑血流量；缺氧严重则引起严重并发症。

二、新生儿窒息护理

胎儿娩出后 1min 仅有心搏而无呼吸或未建立规律呼吸的缺氧状态，称新生儿窒息。

【病因与病理】胎儿窘迫；胎儿吸入羊水、黏液致呼吸道阻塞,造成气体交换受阻；缺氧、滞产、产钳术使胎儿颅内出血及脑部长时间缺氧致呼吸中枢受到损害等。

📄 试题精选

与新生儿窒息相关因素不包括
A. 胎儿窘迫
B. 黏液致呼吸道阻塞
C. 产后出血
D. 滞产
E. 缺氧
答案：C

第 7 单元　妊娠期妇女并发症的护理

一、流产

【定义】妊娠不足 28 周,胎儿体重不足 1000g 而终止妊娠者。发生在妊娠 12 周以前者为早期流产；发生在 12 周至不足 28 周者为晚期流产。

【病因与病理】自然流产有多种原因：**最常见的是基因异常**,其次为受精卵发育异常,其他原因有母体生殖器发育异常或内分泌异常（黄体功能不足、糖尿病、甲状腺功能减低或亢进症）,以及母儿双方免疫不适应等。多数为胚胎或胎儿先死亡后底蜕膜出血,绒毛自底蜕膜剥离,刺激子宫收缩,导致阴道出血及妊娠产物排出。

二、异位妊娠

【定义】受精卵在子宫体腔以外着床,称异位妊娠,习惯称宫外孕。依其发生部位不同,又分为输卵管妊娠、卵巢妊娠、腹腔妊娠、宫颈妊娠等,其中以输卵管妊娠最为常见。其发病部位以壶腹部最多见，其次为峡部、伞部，间质部最少见。

【病因与病理】

1．病因　①造成受精卵不能被及时运送到宫腔的原因最常见的是**输卵管炎症**，包括输卵管黏膜炎和输卵管周围炎。②输卵管发育不良或功能异常。输卵管过长、肌层发育差、黏膜纤毛缺乏等发育不良，均可成为输卵管妊娠的原因。输卵管蠕动、纤毛活动及上皮细胞的分泌功能异常，也可影响受精卵的正常运行。③其他。精神因素可引起输卵管痉挛和蠕动异常，干扰受精卵的运送，引起异位妊娠。

另外，内分泌失调、神经精神功能紊乱、受精卵游走、输卵管手术，以及子宫内膜异位症等都可增加受精卵着床于输卵管的可能性；放置宫内节育器与异位妊娠发生也有相关性。

2．输卵管妊娠的结局　①输卵管妊娠流产，多见于壶腹部妊娠，囊胚与输卵管管壁分离，妊娠物进入输卵管腔，经伞端排入腹腔；②输卵管妊娠破裂，多见于峡部妊娠，滋养细胞侵蚀管壁，最终导致输卵管破裂，大量出血，可造成休克；③继发腹腔妊娠。

3．子宫变化　子宫体稍增大、变软，子宫内膜发生蜕膜样变。

三、妊娠期高血压疾病

【定义】妊娠期高血压疾病包括妊娠期高血压、子痫前期、子痫、慢性高血压并发子痫前期和妊娠合并高血压。其中前三者以往统称为妊娠高血压综合征，主要表现为妊娠 20 周以后出现**高血压、水肿、蛋白尿**三大症候群，严重时有抽搐、昏迷、心肾衰竭，甚至母婴死亡。

【病因】其病因尚未明确，可能与以下因素有关。①寒冷季节或气温变化过大，特别是气压升高时；②精神过度紧张或受刺激致使中枢神经系统功能紊乱者；③年轻初产妇或高龄初产妇；④有慢性高血压、慢性肾炎、糖尿病等病史的孕妇；⑤营养不良，如贫血、低蛋白血症者；⑥体型矮胖者；⑦子宫张力过高（如羊水过多、双胎妊娠、糖尿病巨大儿及葡萄胎等）者；⑧家族中有高血压史，尤其是孕妇之母有重度妊娠期高血压疾病史者。

【病理】基本病变为**全身小动脉痉挛**，周围血管阻力增加，血压升高。①肾动脉痉挛：肾血流减少，组织缺氧，血管通透性增加，尿蛋白出现，肾小球滤过率降低，水钠潴留，导致水肿；②脑血管痉挛：脑组织缺血、缺氧，患者出现相应的症状，如头痛、呕吐，甚至发生某些神经中枢缺氧导致的抽搐、昏迷、死亡；③胎盘供血不足：易出现胎儿宫内发育迟缓（IUGR）、胎盘出血、胎盘早剥等并发症。

四、前置胎盘

【定义】妊娠 28 周后若胎盘附着于子宫下段，甚至胎盘下缘达到或覆盖宫颈内口，其位置低于胎先露部，称前置胎盘。

【病因与病理】可能与**子宫内膜病变**、胎盘面积过大或受精卵发育迟缓等因素有关。

【分类】按胎盘边缘与子宫口径的关系分 3 种，包括完全性前置胎盘（胎盘组织完全覆盖宫颈内口）、部分性前置胎盘（胎盘组织部分覆盖宫颈内口）、边缘性前置胎盘（胎盘附着于子宫下段，边缘到达宫颈内口，未覆盖宫颈内口）。

五、胎盘早期剥离

【定义】妊娠 20 周后或分娩期，正常位置的胎盘在胎儿娩出前部分或全部从子宫壁剥离，简称胎盘早剥。

【病因与病理】病因目前尚不十分清楚，其发病可能与以下因素有关。①血管病变：妊娠期高血压疾病、慢性原发性高血压和肾炎患者常并发胎盘早剥；②机械性因素：如腹部受撞击、挤压、摔伤或行外倒转术纠正胎位，均可造成胎盘早剥；③子宫静脉压突然升高；④其他一些高危因素：包括吸烟、营养不良、吸毒等。主要病理改变是底蜕膜层出血，形成血肿，使胎盘自附着处剥离。

1．显性剥离（外出血，有阴道出血）：出血冲开胎盘边缘，沿胎膜和子宫壁向子宫颈口外流出。

2．隐性剥离（内出血，无阴道出血）：出血积聚于胎盘和子宫壁之间，不能外流，压力逐渐增大，血液浸入子宫肌层，引起肌纤维分离断裂，血液浸润至子宫浆膜层时，子宫表面出现紫色瘀斑，尤其在胎盘附着处最甚，称子宫胎盘卒中。

3．混合性出血。

六、早产

【定义】妊娠满 28 周至不满 37 周之间终止者。

【病因】早产有孕妇、胎儿、胎盘 3 方面因素。孕妇合并子宫畸形、子宫肌瘤、急慢性疾病及妊娠并发症易诱发早产；前置胎盘、胎盘早剥、胎死宫内、胎儿畸形、胎膜早破、羊水过多、多胎等也为常见原因；另外尚有部分早产病因不明。

七、过期妊娠

【病因】平时月经规律，妊娠达到或超过 42 周者，称为过期妊娠。与胎儿肾上腺皮质功能有关。①无脑儿畸胎不合并羊水过多；②胎盘缺乏硫酸酯酶；③与遗传有关；④内源性前列腺素和雌二醇分泌不足而黄体酮水平增高。

【病理】①胎盘：胎盘功能正常，足月胎盘无异常，仅重量有所增加；胎盘功能减退，绒毛内血管床减少，间质纤维化增加。②羊水：羊水量减少。③胎儿可有以下生长模式：正常生长，体重增加成为巨大儿；成熟障碍；小样儿。

八、羊水过多

【病因】妊娠任何时期羊水量超过 2000ml 者，称为羊水过多。确切病因不清楚，临床常见以下情况：①胎儿畸形，以中枢神经系统和上消化道畸形最为常见；②多胎妊娠；③孕妇和胎儿的各种疾病，如糖尿病、母儿血型不合、妊娠高血压综合征、严重贫血、急性肝炎等；④脐带胎盘病变；⑤特发性羊水过多。

九、羊水过少

【病因】妊娠晚期羊水量少于 300ml 者称为羊水过少。发生羊水过少的病因有：①胎儿畸形，以先天性泌尿系统异常最多见；②过期妊娠：胎儿宫内发育迟缓、羊膜病变。

试题精选

1. 胎盘早剥的概念，正确的是
A. 胎盘早剥多发生于妊娠 28 周后
B. 前置胎盘在胎儿娩出后从子宫壁剥离
C. 正常位置胎盘在胎儿娩出前从子宫壁剥离
D. 分娩期不易发生胎盘早剥
E. 胎盘早剥对孕妇无影响
答案：C

2. 患者，女，34 岁，主诉停经 50d，阴道不规则出血 12d，左下腹痛 1d，妇科检查：后穹窿穿刺抽出不凝血 4ml，尿妊娠试验（＋），诊断为异位妊娠，其可能的病因是
A. 子宫肌炎
B. 子宫内膜炎
C. 阴道炎
D. 宫颈炎
E. 输卵管炎
答案：E

3. 妊娠高血压综合征最基本的病理生理变化是
A. 胎盘绒毛膜退行性变化
B. 全身小动脉痉挛
C. 水钠潴留
D. 底蜕膜出血
E. 肾小管重吸收功能降低
答案：B

4. 导致自然流产的最主要原因是
A. 母儿血型不合
B. 子宫畸形
C. 身体创伤
D. 内分泌功能失调
E. 染色体异常
答案：E

5. 妊娠满 28 周至不满 37 周终止者称为
A. 流产
B. 早产
C. 足月产
D. 过期产
E. 难产
答案：B

（6～7 题共用备选答案）
A. 妊娠 12 周以前妊娠终止
B. 妊娠满 37 周不满 42 足周分娩
C. 妊娠满 28 周不满 37 足周分娩
D. 妊娠 28 周以前妊娠终止
E. 妊娠 42 周以后分娩
6. 晚期流产
7. 早期流产
答案：6. D；7. A

第 8 单元　妊娠期合并症妇女的护理

一、妊娠合并心脏病

【妊娠、分娩及产褥期对心脏病的影响】

1. 妊娠期　①妊娠期孕妇总循环血量于妊娠第 6 周开始逐渐增加，至 32～34 周达高峰，比未孕时增加 35%～45%，心排血量增加 30%～40%，心率也增快。②妊娠期子宫增大，体重增加，导致水钠潴留，膈肌上升使心脏向左、向上移位，右心室压力增加和大血管扭曲，

易使心脏病孕妇发生心力衰竭，在循环血容量增加高峰 32~34 周时更应注意。

2. 分娩期　能量及氧消耗增加。①第一产程。每次宫缩约有 500ml 血液挤入周围循环，增加外周阻力和回心血量，心排血量增加约 20%。②第二产程。除宫缩外，腹肌及骨骼参与运动和产妇屏气用力，肺循环压力和腹压升高，逼使内脏血液涌入心脏，此期心脏负担量重。③第三产程。胎儿娩出后，子宫迅速缩小，腹压骤减，大量血液流向内脏，回心血量急剧减少。胎盘娩出后，胎盘血液循环停止，子宫进一步收缩，大量血液从子宫进入体循环，使回心血量急剧增加。两者引起的血流动力改变，使心脏负担加重，易发生心力衰竭。

3. 产褥期　产后 3d 内，子宫缩复致大量血液进入体循环，如产妇体内组织中滞留的大量液体回到体循环，使循环血量再度增加，易诱发心力衰竭。

总之，妊娠 32~34 周、分娩期及产后的最初 3d 内，是患有心脏病的孕产妇最危险的时期。

【心脏病对妊娠的影响】由于心脏病孕妇长期缺氧，活动受限，易发生早产。宫内发育迟缓、胎儿宫内窘迫、先天性心脏病、胎死宫内、新生儿窒息发生率比正常产妇高。

二、妊娠合并病毒性肝炎

【妊娠对肝炎的影响】

1. 营养需要　营养物质需要增加，在妊娠后期热量的需要量比孕前增加 20%，肝负担加重。

2. 妊娠和分娩　①胎儿的代谢和解毒作用，使肝负担加重；②分娩时疲劳、出血、手术和麻醉均可加重肝损害；③合并妊娠高血压综合征，由于全身小动脉痉挛，肝可出现缺血性损害，以致发生坏死。

3. 孕期内分泌改变　内源性雌激素的产生显著增多，雌激素必须在肝内灭活，肝病时则使雌激素代谢异常引起雌激素潴留，进一步加重肝负担。

【肝炎对妊娠的影响】

1. 对母体的影响　①妊娠早期，合并病毒性肝炎可使妊娠反应加重。②妊娠晚期，妊娠高血压综合征的发生率增高。③分娩时因肝功能受损，凝血因子合成功能减退，易导致产后出血。若重症肝炎，常并发 DIC，出现全身出血倾向，直接威胁产妇生命。

2. 对胎儿的影响　肝炎病毒经胎盘感染胎儿，妊娠早期患肝炎，胎儿畸形率约增高 2 倍，也易造成流产。妊娠晚期早产儿和围生儿死亡率明显增高。

3. 母婴传播　甲型肝炎病毒（HAV）及戊型肝炎病毒（HEV）：主要经粪-口传播，不通过胎盘传给胎儿。乙型肝炎病毒（HBV）、丙型肝炎病毒（HCV）和丁型肝炎病毒（HDV）：母婴传播是重要途径，其方式有子宫内经胎盘传播，分娩时经软产道接触母血或羊水传播，产后接触母亲唾液及乳液传播。

三、妊娠合并糖尿病

【妊娠对糖尿病的影响】

1. 妊娠期　①早期因早孕反应，进食少，孕妇血糖偏低；②中晚期母体内各种内分泌激素增加和胎盘生乳素的分泌，在周围组织中都具有抗胰岛素作用，使母体对胰岛素需要量较非孕时期增加 1 倍；③胎盘生乳素又具有脂解作用，使身体周围脂肪分解成糖类和脂肪酶，因此，孕期糖尿病患者宜发生酮症酸中毒；④妊娠期血容量增加，血液稀释，胰岛素相对不足，肾小球滤过增多和肾小管对糖的再吸收减少，致使肾排糖阈降低。

2．分娩期　①子宫和骨骼肌的收缩，消耗大量糖原；②临产后进食量少，易发生低血糖和诱发酮症酸中毒；③孕妇情绪紧张及疼痛引起血糖波动。

3．产褥期　胎盘排出，全身内分泌激素恢复至非孕水平，胰岛素需要量也减少，若不调整用量，易发生低血糖症。

【糖尿病对母、儿的影响】

1．对母体的影响　①血管内皮细胞增厚及管腔狭窄，易并发妊娠高血压综合征，且发生率比正常妊娠组高 4～5 倍；②白细胞有多种功能缺陷导致糖尿病孕妇易发生生殖、泌尿系统感染，甚至发展成为败血症；③糖利用不足，能量不够，导致子宫收缩乏力，产程延长，产后出血；④胎儿巨大等原因，导致剖宫产率增高。

2．对胎儿的影响　①巨大儿的发生率增高；②畸形儿的发生率增高；③围生儿死亡率增高；④新生儿并发症发生率增高，如高胆红素血症、低体重儿（糖尿病严重的时候）。

四、妊娠合并贫血

【贫血与妊娠的相互影响】缺铁性贫血最为常见。妊娠期母体的骨髓和婴儿两者竞争摄取母体血清中的铁，一般总是胎儿组织占优势，而且铁通过胎盘的运转是单向性的，因此，不论母体是否缺铁，胎儿总是按需要量摄取铁；即使在母体极度缺铁时，也不可能逆转运输，因此，胎儿缺铁的程度不会太严重。但如果母体过度缺铁，影响骨髓的造血功能可致严重贫血，若血细胞在 $1.5×10^{12}$/L，血红蛋白在 50g/L，血细胞比容在 13% 以下时，则会因胎盘供氧和营养不足而致胎儿发育迟缓、胎儿宫内窘迫、早产，甚至死胎。

孕妇严重贫血时常有心肌缺血，以致引起贫血性心脏病，甚至发生充血性心力衰竭。贫血也降低了机体的抵抗力，容易发生产褥感染，对失血的耐受力也差，因此，孕期、产时或产后发生并发症的机会较多。

试题精选

1．有关妊娠期糖尿病时对胎儿、新生儿的影响，错误的是
A．畸形发生率增加
B．巨大儿发生率增加
C．易导致胎死宫内
D．易发生新生儿低胰岛素血症
E．易发生新生儿呼吸窘迫综合征
答案：D

2．妊娠合并心脏病的孕妇在妊娠期易发心力衰竭的时间是
A．20～24 周
B．32～34 周

C．35～36 周
D．37～39 周
E．40～42 周
答案：B

3．妊娠、分娩对肝的影响描述错误的是
A．妊娠期新陈代谢增加，肝负担加重
B．糖原储备降低，肝抗病能力下降
C．孕期产生大量雌激素，加重肝负担
D．分娩疲劳、出血，加重肝损害
E．产后出血时注射催产素加重肝负担
答案：E

第 9 单元　异常分娩的护理

一、产力异常

在分娩过程中，子宫收缩的节律性、对称性及极性不正常或强度、频率有改变，称为子宫收缩力异常。

【分类】产力异常分为子宫收缩乏力和子宫收缩过强两类，每类又分为协调性子宫收缩和不协调性子宫收缩。

【病因】①子宫收缩乏力：常见的原因有头盆不称或胎位异常、子宫局部因素、精神因素、内分泌失调、药物影响等；②子宫收缩过强：多见于精神紧张、过度疲劳及不适当地应用宫缩药等。

二、胎位异常

分娩时除枕前位为正常胎位外，其余均为异常胎位，是造成难产的原因之一。在分娩过程中，胎头枕部持续位于母体骨盆后方或侧方，于分娩后期仍不能向前旋转，致使分娩发生困难者，称为持续性枕后位或持续性枕横位。多因骨盆异常、胎头俯屈不良、子宫收缩乏力及头盆不称等引起。表现为产程延长，产妇自觉肛门坠胀及排便感（胎头压迫直肠）、产妇疲劳、宫颈前唇水肿、胎头水肿，影响产程进展。常致第二产程延长。

三、胎儿发育异常

1. 巨大儿　胎儿出生体重达到或超过 4000g 者称巨大儿。多见于父母身体高大、孕妇患轻型糖尿病、经产妇、过期妊娠等。

2. 脑积水　胎头颅腔内、脑室内外有大量脑脊液（500～3000ml）潴留，使头颅体积增大，颅缝明显增宽，囟门增大，称为脑积水。

试题精选

哪种产力异常在临床上较为常见
A. 协调性宫缩过强
B. 不协调性宫缩过强
C. 协调性宫缩乏力
D. 不协调性宫缩乏力
E. 不规则性子宫收缩
答案：C

第 10 单元　分娩期并发症妇女的护理

一、胎膜早破

【概念】指在临产前胎膜自然破裂者。

【病因】①机械性刺激：创伤或妊娠后期性交，引起胎膜炎；②多胎妊娠及羊水过多导致的羊膜腔内压力升高；③宫颈内口松弛；④下生殖道感染；⑤胎膜发育不良。

二、产后出血

【概念】产后出血是指胎儿娩出后 24h 内失血量**超过 500ml**，是分娩期严重并发症，占我国产妇死亡原因的首位。

【病因】引起产后出血的主要原因为**子宫收缩乏力**（最主要原因，占产后出血总数的70%～80%）、胎盘因素（胎盘滞留、胎盘粘连或植入、胎盘部分残留）、软产道损伤及凝血功能障碍。

三、羊水栓塞

【概念】是指在分娩过程中羊水突然进入母体血液循环引起急性肺栓塞、休克、弥散性血管内凝血（DIC）、肾衰竭或突发死亡的分娩严重并发症。

试题精选

1. 胎膜早破是指
A. 胎膜在宫口开至 4～5cm 时破裂
B. 宫口近开全时破裂
C. 胎膜在临产后破裂
D. 胎膜在临产前破裂
E. 以上都不是
答案：D

2. 女性，27 岁，G1P1，自然分娩一男婴，体重 4100g，胎盘娩出后半小时内阴道出血500ml，色红。查看胎盘完整，见有血管中断于胎膜边缘，其出血原因最可能是
A. 胎盘部分残留
B. 子宫收缩乏力
C. 凝血功能障碍
D. 软产道损伤
E. 宫颈裂伤
答案：A

（3～4 题共用备选答案）
A. 子宫出现病理缩复环，血尿
B. 产后宫底逐渐升高，随后大量血液自阴道流出
C. 产妇突然感到下腹部剧痛，随即子宫收缩停止
D. 产后突然发生寒战、呼吸困难、发绀
E. 胎儿娩出后，阴道间歇性流出黯红色血液 500ml
3. 产后出血是指
4. 羊水栓塞是指
答案：3. E；4. D

第 11 单元　产后并发症妇女的护理

一、产褥感染

【概念】产褥感染指分娩及产褥期生殖道受病原体侵袭，引起局部或全身感染。产褥感染、产后出血、妊娠合并心脏病、子痫仍是导致产妇死亡的四大原因。

产褥病率是指分娩24h以后至10d内，用口表每日测量体温4次，体温有2次达到或超过38℃。造成产褥病率的原因以产褥感染为主，但也包括生殖道以外的其他感染，如急性乳腺炎、上呼吸道感染、泌尿系统感染、血栓性静脉炎等。

【病因】感染诱因：如产妇伴有贫血、产程延长、胎膜早破、胎盘残留、产道损伤、产后出血、手术分娩等。感染途径：①内源性感染，正常孕产妇生殖道或其他部位寄生的病原体，当出现感染诱因时可致病。②外源性感染，由外界的病原体侵入生殖道而引起的感染。③感染的病原体，产妇生殖道内有大量的病原体，以厌氧菌为主。产褥感染常见的病原体有需氧性链球菌属、厌氧性革兰阳性球菌、大肠埃希菌、葡萄球菌、支原体和衣原体等。

二、晚期产后出血

【概念】指分娩24h后，在产褥期内发生的子宫大量出血，称晚期产后出血。以产后1～2周发病最常见。

【病因】与胎盘、胎膜残留（最常见的原因，多发生于产后10d左右）及蜕膜残留、子宫胎盘附着面感染或复旧不全、剖宫产术后子宫伤口裂开等有关。

三、产后心理障碍

【概念】产妇产后发生心理障碍，包括产后沮丧、产后抑郁、产后精神病。产后沮丧也称产后心绪不良，是短暂的抑郁；产后抑郁是一组非精神病性的抑郁症候群；产后精神病是一种严重的精神错乱状态。产后心理障碍不仅影响家庭功能和产妇的亲子行为，严重者还可危及产妇和婴儿的健康与安全。

【病因】主要为内分泌因素、分娩因素、心理因素、社会因素、遗传因素等。

试题精选

1. 导致产褥病率最主要的原因是
A. 上呼吸道感染
B. 乳腺感染
C. 泌尿系统感染
D. 手术切口感染
E. 产褥感染
答案：E

2. 关于产后心理障碍的病因描述错误的是
A. 分娩后类固醇激素的急剧下降
B. 手术产也可给孕妇带来紧张与恐惧
C. 敏感、情绪不稳定、社交能力不良
D. 家庭不和睦，缺少丈夫的帮助
E. 与遗传因素关系不大
答案：E

第12单元 妇科护理病历

【病史采集】是进行妇科健康评估的前提，护理人员可通过询问、听取、阅读、观察、身体检查和心理测试等方法来获取妇女生理、心理、社会、精神和文化等各方面的资料。在病史采集过程中应做到态度和蔼、语言亲切、关心体贴和尊重患者隐私，要耐心细致的询问和进行体格检查，避免暗示，尽可能地避免第三者在场，给予保密并承诺，以便消除患者的紧张心理。

第 13 单元　女性生殖系统炎症患者的护理

一、概述

1. **女性生殖器的自然防御功能**　大阴唇自然合拢，遮盖尿道口、阴道口，盆底肌使阴道的前后壁紧贴，子宫颈内膜分泌黏液形成"黏液栓"，输卵管黏膜上皮细胞纤毛的摆动和输卵管的蠕动，能够阻止病原体的进入。阴道内酸性环境（pH 在 4～5）能抑制弱碱性环境中繁殖的病原体，阴道上皮在激素的影响下发生周期性的增生变厚，可以增加抵抗病原体进入的能力。宫颈阴道部表面覆盖着复层鳞状上皮，有很强的抗感染能力。孕龄妇女子宫内膜的周期性脱落还可以及时消除宫腔内的感染。尽管女性生殖系统在解剖、生理、生化方面有较强的自然防御功能，但是妇女在特殊生理时期，如月经期、妊娠期、分娩期及产褥期，自然防御功能受到破坏，病原体容易侵入生殖道造成炎症。由于外阴与尿道、肛门毗邻，局部潮湿，易受污染；外阴与阴道又是性交、分娩及各种宫腔操作、经血排出的必经之道，容易受到损伤及各种外界病原体的感染。

2. **病原体**　病原体主要有细菌，细菌大多为化脓菌。葡萄球菌为革兰阳性球菌，其中金黄色葡萄球菌的致病力最强。厌氧菌中致病力最强的是革兰阴性脆弱类杆菌。其他如原虫、真菌、病毒、螺旋体、衣原体、支原体等

3. **传播途径**　①沿生殖器黏膜上行蔓延；②沿血液途径蔓延：结核杆菌主要沿此途径蔓延；③经淋巴系统蔓延；④直接蔓延：腹腔内其他脏器感染后，直接蔓延到内生殖器。

二、外阴部炎症

（一）非特异性外阴炎

【病因】最多见于大、小阴唇，指外阴部皮肤与黏膜的炎症。诱发因素主要有经血、阴道分泌物、尿液、粪便、产后恶露的刺激、糖尿病患者的糖尿、尿瘘患者的尿液、粪瘘患者粪便的长期浸渍、长期穿化纤内裤、局部潮湿等。

（二）前庭大腺炎

【病因】前庭大腺位于两侧大阴唇下 1/3 深部，腺体开口处在小阴唇内侧近处女膜处。主要病原体有葡萄球菌、链球菌、大肠埃希菌。炎症急性发作时腺管口肿胀、阻塞，渗出物不能外流，积存形成脓肿。脓肿消退后，脓液转变成黏液分泌物，而形成前庭大腺囊肿。

三、阴道炎症

（一）滴虫阴道炎

【病因与发病机制】滴虫阴道炎是女性生殖器官最常见的炎症，由阴道毛滴虫引起。滴

虫阴道炎患者的阴道 pH 为 5.0～6.6，多＞6.0。滴虫适宜生长在 25～40℃，pH 为 5.2～6.6 的潮湿环境。3～5℃生存 21d，46℃生存 20～60min，干燥环境中生存 10h。月经前后阴道 pH 发生变化使滴虫得以繁殖。妊娠期、产后的阴道环境也较适宜滴虫的生长。滴虫可以经性交直接传播，也可经浴池、衣物、坐便、游泳池等间接传播，也可经医源性传播。

（二）外阴阴道假丝酵母菌病

【病因与发病机制】多数妇女阴道中都有假丝酵母菌生长，适宜在酸性环境中生长，感染后阴道 pH 多为 4.0～4.7。对日光、干燥、紫外线及化学制剂的抵抗力强。孕妇、糖尿病、大量应用免疫抑制药及广谱抗生素为其诱发因素。另有胃肠道假丝酵母菌、应用避孕药、肥胖、穿紧身化纤内裤。寄生在阴道内、口腔内及肠道内的假丝酵母菌相互传染，也可通过性交、接触感染的衣物间传染。

（三）萎缩性阴道炎

【病因】见于自然绝经妇女、卵巢去势后妇女、手术切除卵巢、长期哺乳等。当雌激素水平低、阴道上皮萎缩、黏膜变薄、上皮细胞糖原减少、阴道自净作用减弱时，病菌易入侵繁殖。

四、宫颈炎

【病因】分为急性和慢性，以慢性宫颈炎多见。急性宫颈炎常与急性子宫内膜炎或急性阴道炎同时发生。多由分娩、流产、手术造成宫颈损伤使病原体入侵感染所致。葡萄球菌、链球菌、大肠埃希菌及厌氧菌为主要病原体。

【病理】

1. 宫颈糜烂 宫颈糜烂是最常见的病理改变。糜烂的宫颈阴道部呈细颗粒状的红色区。幼女和未婚妇女可见非病理性宫颈糜烂。宫颈糜烂根据糜烂深浅程度分为单纯型、颗粒型、乳突型。①单纯型糜烂：指炎症初期鳞状上皮脱落后由单层柱状上皮覆盖，表面平坦；②颗粒型糜烂：指炎症继续发展，腺上皮过度增生并伴有间质增生，糜烂面凹凸不平呈颗粒状；③乳突型糜烂：指间质显著增生，糜烂面高低不平更加明显，呈乳突状突起。根据糜烂面的大小分 3 度。轻度，糜烂面小于整个宫颈面积的 1/3；中度，糜烂面积占整个宫颈面积的 1/3～2/3；重度，糜烂面积占整个宫颈面积的 2/3 以上。

2. 宫颈肥大 由于慢性炎症的长期刺激，宫颈组织充血、水肿，腺体及间质增生，使宫颈肥大，但表面光滑，由于结缔组织增生而使宫颈硬度增加。

3. 宫颈息肉 慢性炎症长期刺激使宫颈局部黏膜增生，子宫有排出异物的倾向，使增生的黏膜逐渐自基底层向宫颈外口突出而形成息肉，1 个或多个，直径一般 1cm，色红质脆易出血。

4. 宫颈腺囊肿 在宫颈糜烂愈合的过程中，新生的鳞状上皮覆盖子宫颈腺管口或伸入腺管，将腺管口阻塞。检查见子宫颈外口突出有青白色小囊泡，感染后囊泡呈淡黄色或白色。

5. 宫颈黏膜炎 病变局限于子宫颈管内的黏膜及黏膜下组织，子宫颈管黏膜增生向外口突出，子宫颈口充血、红、肿，炎症细胞浸润和结缔组织增生致子宫颈肥大。

五、盆腔炎

女性内生殖器及其周围组织、盆腔腹膜发生炎症时称为盆腔炎，最常见的是输卵管炎及输卵管卵巢炎。可将盆腔炎分为急性和慢性两类。急性盆腔炎可引起弥漫性腹膜炎甚至感染性休克，严重者还可危及生命。如急性期未得到彻底治愈可转为慢性盆腔炎，并反复发作。

（一）急性盆腔炎

【病因】①产后或流产后感染；②宫腔内手术操作后感染；③经期卫生不良；④感染性传播疾病；⑤邻近器官炎症蔓延。

（二）慢性盆腔炎

【病因与病理】因急性盆腔炎病程迁延而致。慢性盆腔炎病程长，症状可在月经期加重，机体抵抗力下降时反复发作。①慢性子宫内膜炎；②慢性输卵管炎和输卵管积水；③输卵管卵巢炎及输卵管卵巢囊肿；④慢性盆腔结缔组织炎：宫骶韧带纤维组织增生变硬，甚至使子宫固定而形成"冰冻骨盆"。

六、尖锐湿疣

尖锐湿疣又称生殖器疣或性病疣，是由人乳头状瘤病毒感染引起的性传播疾病。尖锐湿疣在孕期发病率高，生长快。

【病因】由人乳头状瘤病毒引起的鳞状上皮疣状增生病变的性传播疾病。发病高危因素有早年性交、多个性伴侣、免疫力低下、吸烟、高性激素水平。

【传播途径】主要通过性交直接传播，其次是通过污染的衣物、器械间接传播，还可通过母婴垂直传播。

七、淋病

【病因】由革兰染色阴性的淋病奈瑟球菌（淋球菌）感染引起。主要侵袭生殖、泌尿系统黏膜的柱状上皮和移行上皮。占我国性传播疾病的首位。消毒剂、肥皂液能使其快速灭活。

【传播途径】成人通过性交经黏膜感染。多见宫颈管受感染。

八、梅毒

【病因】由梅毒螺旋体引起的慢性全身性的性传播疾病，该病原体在干燥的条件下不易生存，可被肥皂水及一般的消毒剂杀灭。

【传播途径】由性接触直接传播。未经治疗的患者在感染后 1 年内最具传染性。超过 4 年的基本无传染性。孕妇即使超过 4 年也可通过垂直传播，引起胎儿先天梅毒。

九、获得性免疫缺陷综合征

【病因】获得性免疫缺陷综合征又称艾滋病（AIDS），由人类免疫缺陷病毒（HIV）引起的以人体免疫功能严重损害为特征的性传播疾病。可通过性接触直接传播；感染 HIV 的注射器和血制品的血行传播；胎盘垂直传播，分娩时经阴道、出生后经母乳都可传播。

试题精选

1．宫颈糜烂分度依据
A．根据病理变化
B．根据肥大程度
C．根据宫颈刮片报告
D．根据糜烂面积
E．根据糜烂深浅
答案：D

2．关于前庭大腺囊肿的描述，正确的是
A．发生于中肾管
B．易发生癌变
C．由于腺管堵塞，分泌物积聚而形成
D．多为双侧
E．好发于绝经前后
答案：C

3．关于假丝酵母菌病的诱发因素，下列应除外
A．糖尿病
B．口服甲硝唑
C．妊娠
D．阴道局部免疫功能下降

E．长期口服避孕药
答案：B

4．以血行传播为主的引起盆腔炎的病原体是
A．葡萄球菌
B．淋病奈瑟球菌
C．沙眼衣原体
D．大肠埃希菌
E．结核杆菌
答案：E

（5～7题共用备选答案）
A．急性子宫内膜炎及急性子宫肌炎
B．急性输卵管炎
C．慢性盆腔结缔组织炎
D．急性盆腔腹膜炎
E．卵巢炎
5．形成"冰冻骨盆"的是
6．多见于流产、分娩后
7．导致输卵管粘连、管腔闭塞等
答案：5．C；6．A；7．B

第14单元　月经失调患者的护理

一、功能失调性子宫出血

【概念】功能失调性子宫出血（功血）是由于调节生殖的神经内分泌机制失常引起的异常子宫出血，但全身及内、外生殖器官无明显器质性病变。约85%的患者属于无排卵性功血。

【病因与发病机制】功能失调性子宫出血的发病机制指的是下丘脑-垂体-卵巢轴功能紊乱所致异常子宫出血。精神紧张、环境、气候骤变、过度劳累、营养不良、严重贫血及代谢紊乱等因素都可引起月经异常。

1．无排卵性功血　多见于青春期和月经过渡期妇女，是功能失调性子宫出血最常见的类型。①青春期：由于下丘脑-垂体对雌激素的正反馈反应异常；②围绝经期：卵巢对促性腺激素正反馈调节的反应性降低引起黄体功能不足；③生育期妇女：内、外环境的某种刺激引起短暂阶段的无排卵。

2．排卵性功血　见于育龄期妇女。①黄体功能不足：神经内分泌调节功能紊乱→卵泡期FSH缺乏→卵泡发育缓慢→雌激素分泌减少→垂体及下丘脑正反馈不足；LH峰值不高→

黄体发育不全→孕激素分泌减少→子宫内膜分泌反应不足。②**子宫内膜不规则脱落**：下丘脑-垂体-卵巢轴调节功能紊乱或黄体机制异常→萎缩过程延长→子宫内膜不能如期完整脱落。

二、闭经

【概念】年龄超过 16 周岁，第二性征已发育或年龄超过 14 周岁，第二性征未发育且无月经来潮者，称为**原发性闭经**。有月经来潮后，因某种病理性因素月经停止 6 个月以上或按自身月经周期停经 3 个周期以上者，称为**继发性闭经**。后者高于前者。

【病因与发病机制】根据控制正常月经周期的环节，按病变区可分为：①下丘脑性闭经，最常见；②垂体性闭经；③卵巢性闭经；④子宫性闭经。

三、痛经

【概念】痛经是指经期或月经前后，出现下腹疼痛及其他不适，影响工作或生活质量者。生殖器官无器质性病变者称为原发性痛经。由盆腔器质性病变引起者为继发性痛经。

【病因与发病机制】原发性痛经多见于青少年期，其发生因素有内分泌因素（与月经时子宫内膜合成和释放前列腺素增加有关）、免疫因素、遗传因素、精神、神经因素的影响。无排卵性子宫内膜因无黄体酮刺激，前列腺素浓度很低，一般不发生痛经。

四、经期综合征

【概念】围绝经期指从接近绝经出现与绝经有关的内分泌学、生物学和临床特征起至绝经后 1 年内的期间，即绝经过渡期至绝经后 1 年。绝经指月经完全停止 1 年以上。绝经方式有人工绝经和自然绝经。经期综合征指妇女绝经前后出现性激素波动或减少所致的一系列躯体和精神心理症状。可持续 2～3 年或 5～10 年。

【病因与发病机制】发病因素主要有内分泌因素（卵巢功能衰退、雌激素水平下降）、神经递质、种族、遗传因素。血中雌-孕激素水平降低→下丘脑-垂体-卵巢轴平衡失调→自主神经功能失调。

试题精选

1．功能失调性子宫出血最常见的类型为
A．无排卵性功血
B．排卵性功血
C．排卵期出血
D．黄体功能不全
E．子宫内膜不规则脱落
答案：A

2．下列不是引起闭经部位的是
A．子宫
B．卵巢
C．输卵管
D．垂体
E．下丘脑
答案：C

第 15 单元　妊娠滋养细胞疾病患者的护理

滋养细胞疾病是一组由胎盘绒毛滋养细胞过度增生引起的疾病，包括葡萄胎、侵蚀性葡萄胎、绒毛膜癌。

一、葡萄胎

【病理】葡萄胎属于良性绒毛病变，病变局限于宫腔内，不侵入肌层也不发生远处转移。镜下表现为滋养细胞不同程度增生，绒毛间质水肿及间质内血管稀少或消失。

二、侵蚀性葡萄胎

【概念】葡萄胎组织侵入子宫肌层，引起组织破坏或并发子宫外转移称侵蚀性葡萄胎。

【病理】恶性程度不高，镜下可见绒毛结构及滋养细胞增生分化不良，可侵入血管造成血管壁坏死、出血。

三、绒毛膜癌

【概念】是一种高度恶性的滋养细胞肿瘤。早期就可以通过血液转移至全身各个组织器官，引起出血坏死。最常见的转移部位依次为肺、阴道、脑及肝等。

【病理】镜下滋养细胞无绒毛结构，可广泛侵及子宫肌层和血管，造成出血坏死。

四、化疗患者的护理

1. 常用化疗药的种类　①烷化剂：是细胞周期非特异性药物，临床上常用的药物有邻脂苯芥、硝卡芥、氮芥、环磷酰胺。②抗代谢药：能干扰核酸代谢，导致肿瘤死亡，属细胞周期特异性药。常用的有氟尿嘧啶、甲氨蝶呤、阿糖胞苷。③抗肿瘤植物药：临床常用的有长春碱、长春新碱、紫杉醇。④抗肿瘤抗生素：是由微生物产生的具有抗肿瘤活性的化学物质，属细胞周期非特异性药物。常用的有放线菌素 D、平阳霉素、多柔比星。⑤其他抗肿瘤药：如顺铂。

2. 主要作用机制　①影响脱氧核糖核酸（DNA）合成；②直接干扰核糖核酸（RNA）复制；③干扰转录、抑制信使核糖核酸（mRNA）合成；④阻止纺锤丝形成；⑤阻止蛋白质合成。

📄 试题精选

1. 良、恶性葡萄胎的主要区别是

A. 阴道出血出现的迟早

B. 子宫增大程度

C. 体内 HCG 的含量

D. 葡萄胎病变有无超出子宫范围

E. 患者身体好坏

答案：D

2. 5-氟尿嘧啶属于

A. 烷化剂

B. 抗代谢药

C. 抗肿瘤抗生素　　　　　　　　　　E. 抗生素

D. 抗肿瘤植物药　　　　　　　　　　答案：B

第 16 单元　妇科腹部手术患者的护理

一、妇科腹部手术患者的一般护理

【手术种类】妇科腹部手术按急缓分为择期手术、限期手术和急诊手术。按手术范围可分为剖腹探查术、附件切除术、全子宫切除术、剖宫产术等。

二、宫颈癌

【病因】宫颈癌是最常见的妇科恶性肿瘤。其发病与过早性生活、早育、性生活紊乱、多产、密产、种族、经济状况低下和地理环境等因素有关。患病年龄分布呈双峰状，凡与阴茎癌、前列腺癌男性有性接触的女性易患宫颈癌。近年来发现通过性交而感染单纯疱疹病毒Ⅱ型、人乳头状瘤病毒等可能与宫颈癌发病有关。按组织学分类，大多为鳞状上皮癌，占80%～85%；其次为腺癌。根据癌组织发展程度可分为癌前病变（不典型增生）、原位癌和浸润癌 3 个阶段。

【正常宫颈上皮生理】子宫颈上皮由子宫颈阴道部的鳞状上皮和子宫颈管柱状上皮共同组成。两种上皮的交接部位在子宫颈外口，此部位称原始鳞-柱交接部或鳞柱交界。此交接部位随体内雌激素水平的高低而发生生理性移位。在原始鳞-柱交接部和生理性鳞-柱交接部之间的区域为移行带区，是由鳞状上皮逐渐替代表面被覆的柱状上皮而形成。

【病理】多数宫颈癌起源于宫颈移行带，好发部位是宫颈外口鳞-柱状上皮交接部。子宫颈癌的癌前病变称为宫颈上皮内瘤样变，其中包括宫颈不典型增生及宫颈原位癌。

三、子宫肌瘤

【病因与病理】子宫肌瘤是最常见的女性生殖器良性肿瘤，多见于 30～50 岁女性。确切的病因尚不明了，一般认为其发生和生长与体内雌激素、孕激素刺激有关。子宫肌瘤来自子宫肌层的平滑肌细胞或肌层血管壁的平滑肌细胞，当失去其典型结构时称为肌瘤变性。常见变性有玻璃样变、囊性变、红色样变、肉瘤样变和钙化。

【分类】

1. 按肌瘤所在的部位　分可分为宫体肌瘤和宫颈肌瘤。以宫体肌瘤多见。

2. 按肌瘤与子宫肌层的关系　分为肌壁间肌瘤、浆膜下肌瘤和黏膜下肌瘤。①肌壁间肌瘤：肌瘤生长在浆膜与黏膜之间的子宫肌壁内，最常见；②浆膜下肌瘤：肌瘤突出于子宫外面，表面由浆膜层覆盖；③黏膜下肌瘤：肌瘤向子宫腔内生长，表面由黏膜层覆盖。

四、子宫内膜癌

【病因与病理】子宫内膜癌绝大多数为腺癌，又称宫体癌，是女性生殖器三大恶性肿瘤之一，<u>多见于老年妇女</u>。与长期持续的雌激素刺激、遗传因素可能有关，<u>易发于肥胖、糖尿病、不孕不育及绝经延迟的妇女</u>。<u>子宫内膜癌的常见转移途径有淋巴转移、直接蔓延，晚期有血行转移</u>。病变多发生在子宫底部的子宫内膜，以两侧子宫角附近多见。根据病变形态和范围可分为弥漫型和局限型两种。镜下可见4种类型：腺癌、腺癌伴鳞状上皮分化、透明细胞癌、浆液性腺癌。

五、卵巢肿瘤

卵巢肿瘤是妇科常见的肿瘤，可发生于任何年龄。恶性卵巢肿瘤是女性生殖器三大恶性肿瘤之一。<u>死亡率为妇科恶性肿瘤之首</u>。

【病因】目前病因仍不清楚，可能与以下因素有关：遗传和家族因素、高胆固醇饮食、环境因素及内分泌因素。组织学分类主要包括上皮性肿瘤、生殖细胞肿瘤、性索间质肿瘤和转移性肿瘤。<u>主要通过直接蔓延、腹腔种植方式转移</u>。

【病理】

1. 卵巢上皮性肿瘤　发病年龄多为30～60岁女性，肿瘤可分为良性、交界性和恶性。有卵巢浆液性肿瘤和卵巢黏液性肿瘤。①浆液性囊腺癌：**为常见卵巢恶性肿瘤**，占40%～50%。<u>肿瘤多为双侧，体积较大，生长迅速，预后差</u>。②黏液性囊腺癌：占卵巢恶性肿瘤的10%。40～70岁妇女多见。<u>癌肿多见于单侧卵巢，瘤体较大，灰白色，常伴出血和坏死灶</u>。

2. 卵巢生殖细胞肿瘤　可发生于任何年龄，发病率仅次于卵巢上皮性肿瘤，占卵巢肿瘤第2位。①成熟畸胎瘤：<u>是最常见的卵巢良性肿瘤</u>。多为囊性，实性不常见，又称皮样囊肿。②内胚窦瘤：是罕见的恶性肿瘤，恶性程度高，生长迅速，易早期转移，多见于儿童及青年妇女。<u>内胚窦瘤细胞能产生甲胎蛋白（AFP）</u>，此指标可作为诊断和监护肿瘤消长的重要指标。

3. 卵巢性索间质肿瘤　占卵巢恶性肿瘤的5%～8%，是由分化不等的颗粒细胞、卵泡膜细胞及构成纤维瘤的胶原纤维的梭形细胞等单一或多种性腺间质成分形成的肿瘤。①颗粒细胞瘤：为低度恶性肿瘤，多发于45～55岁妇女，因肿瘤能分泌雌激素，多数患者以性激素分泌紊乱为首发症状，预后较好。②<u>卵泡膜细胞瘤</u>：为良性肿瘤，多发生于绝经后，<u>肿瘤具有内分泌功能，能分泌雌激素，因而有女性化作用</u>。③纤维瘤：是较常见的卵巢良性肿瘤，多见于中年妇女。

4. 卵巢转移性肿瘤　占卵巢肿瘤的5%～10%。由原发于卵巢外的恶性肿瘤播散至卵巢所致。来自胃肠道、乳腺和子宫的转移癌最多见，<u>在来自胃肠道的转移癌中以胃癌多见</u>。

六、子宫内膜异位症

<u>子宫内膜组织出现在子宫体以外的部位时称为子宫内膜异位症</u>。

异位子宫内膜可以侵犯全身任何部位，但多数位于盆腔内，<u>最常见的被侵犯部位依次为：**卵巢**、子宫直肠陷凹、阔韧带、宫骶韧带、直肠、乙状结肠、膀胱及输尿管</u>。

【发病机制】发病机制尚未完全明了，目前有3种学说。①种植学说：经血倒流、淋巴及静脉播散；②体腔上皮化生说；③诱导学说。

【病理】子宫内膜异位症的基本病理变化为异位子宫内膜随卵巢激素变化而发生周期性出血，从而导致周围纤维组织增生和粘连形成。病灶中可见到子宫内膜间质、子宫内膜腺体、纤维素、出血 4 种成分。

📑 试题精选

1. 子宫颈癌的好发部位是
A. 宫颈阴道部
B. 宫颈鳞-柱状上皮交界处
C. 子宫颈管内
D. 子宫峡部
E. 子宫颈外口
答案：B

2. 患者，女，45 岁，G1P1，因月经过多继发贫血 2 年，妇科检查：宫颈轻度糜烂，子宫如孕 3 个月大小，凹凸不平，双附件正常，月经过多的原因是
A. 营养不良
B. 自主神经紊乱
C. 子宫内膜面积增大
D. 激素分泌紊乱
E. 造血功能障碍
答案：C

3. 卵巢肿瘤体积较大，为双侧，生长迅速，预后差，常见为
A. 卵巢上皮性肿瘤
B. 浆液性囊腺瘤
C. 黏液性囊腺瘤
D. 浆液性囊腺癌
E. 黏液性囊腺癌
答案：D

第 17 单元　外阴、阴道手术患者的护理

一、一般护理

【手术的种类】外阴手术是指女性外生殖器部位的手术，主要有外阴根治切除术、前庭大腺切除术、处女膜切开术等；阴道手术则包括阴道局部手术及途经阴道的手术，如阴道成形术、阴道前后壁修补术、尿瘘修补术、子宫黏膜下肌瘤摘除术、阴式子宫切除术。

二、外阴癌

【概念】是女性外阴恶性肿瘤最常见的一种（约占 90%），以外阴鳞状细胞癌最为常见。
【病因与病理】病因尚不明确。原发性外阴癌 95% 为鳞状细胞癌，约 2/3 的外阴癌发生在大阴唇。

三、外阴、阴道创伤

【病因】分娩是导致外阴、阴道创伤的主要原因。

四、子宫脱垂

【概念】子宫脱垂是指子宫从正常位置沿阴道下降，宫颈外口达坐骨棘水平以下，甚至子宫全部脱出于阴道口外。常伴有阴道前、后壁膨出。
【病因】①分娩损伤是子宫脱垂的主要原因；②产褥期早期体力劳动；③长期腹压增加

（慢性咳嗽，排便困难，超重负荷）；④盆底组织松弛。

五、尿瘘

【概念】尿瘘指人体泌尿系统与其他系统之间有异常通道，是患者无法自主排尿，表现为尿液不断外流，多为泌尿生殖瘘。临床上以**膀胱阴道瘘**最为常见。

【病因】①产伤是引起尿瘘的主要原因；②妇科手术创伤；③其他：生殖系统癌症，结核浸润膀胱、尿道。

试题精选

1. 子宫脱垂是指子宫颈外口达
A. 坐骨结节水平以上
B. 坐骨棘水平以上
C. 坐骨结节水平以下
D. 坐骨棘水平以下
E. 骶尾骨以下
答案：D

2. 外阴恶性肿瘤中最常见的是
A. 外阴鳞状细胞癌
B. 外阴恶性黑色素瘤
C. 外阴基底细胞癌
D. 前庭大腺癌
E. 外阴鲍恩病
答案：A

第18单元　不孕症妇女的护理

一、不孕症

不孕症是指婚后未避孕、有正常性生活、同居2年不曾受孕者。分为原发性不孕和继发性不孕。前者指婚后未避孕而从未妊娠者；后者指曾有过妊娠而后未避孕连续2年未孕者。

【病因与发病机制】

1. 女性不孕因素　①输卵管因素：是导致女方不孕的最常见的因素。输卵管粘连、堵塞、子宫内膜异位症等影响运送精子、摄取卵子、把受精卵送进宫腔。②卵巢因素：无排卵是最严重的一种因素。主要有卵巢病变、下丘脑-垂体-卵巢轴功能紊乱、营养不良、甲状腺功能亢进症、肥胖等。③子宫因素：先天畸形、黏膜下肌瘤、内膜分泌反应不良。④宫颈因素：炎症时不利于精子的穿过。⑤阴道因素。

2. 男性不育因素　生精障碍和输精障碍。①精液异常：睾丸病变、发育异常均可造成无精子或精子过少，活动力弱，形态异常；②精子运送障碍：输精管阻塞妨碍精子运送，阳痿、早泄也不能使精子进入阴道；③免疫因素：精子、精浆在体内产生对抗自身精子的抗体。

3. 男女双方因素　缺乏性生活的知识、精神因素、免疫因素。

二、辅助生殖技术

（一）人工授精

人工授精指用器械将精液注入宫颈管或宫腔内取代性交使女性妊娠的方法。

1. 适应证

（1）丈夫精液人工授精：适用男方患性功能障碍及女方先天或后天生殖道畸形。

（2）供精者精液人工授精：适于丈夫精子质量问题。严重的精液减少<1ml，低精子计数，精子活动力低。

（3）混合精液人工授精：适于丈夫少精症及精子质量差者。

2. 禁忌证　有全身疾病及传染病者、严重生殖器官发育不全及畸形、严重宫颈糜烂、输卵管梗阻、无排卵。

3. 方法　取精前禁欲5～7d，24h内禁饮含乙醇饮料。受孕的最佳时间是排卵前、后的3～4d，最好在排卵前和排卵后各注射1次精液。

（二）体外受精与胚胎移植

体外受精与胚胎移植即试管婴儿，体外受精指将卵子放入试管内培养一个阶段与精子受精后，发育成早期胚泡。将胚泡移植到宫腔并着床发育成胎儿的全过程称为胚胎移植，移植后限制活动3～4d。输卵管堵塞性不孕症是最主要的适应证。主要步骤是：促进与监测卵泡发育→取卵→体外受精→胚胎移植→移植后处理。

（三）配子输卵管内移植

是直接将卵母细胞和洗涤后的精子移植到输卵管壶腹部，受精发生在输卵管内的一种助孕技术。步骤是：诱发排卵→监测卵泡→处理精子、采卵→移植配子。

（四）宫腔内配子移植

是指将卵细胞和洗涤后精子直接移植子宫腔内，从而使妇女受孕的一种助孕技术。移植后卧床2h，限制活动3～5d。

📋 试题精选

在女方不孕因素中，最常见的病因是

A. 无排卵

B. 输卵管因素

C. 子宫黏膜下肌瘤

D. 宫颈细长，宫颈炎

E. 子宫内膜异位症

答案：B

第 19 单元　计划生育妇女的护理

一、工具避孕

利用工具防止精子和卵子结合或通过改变宫腔内环境达到避孕目的的方法。①阴茎套；②宫内节育器（IUD）：为中国妇女的主要避孕方式，大致可分为惰性宫内节育器及活性宫内节育器（带铜宫内节育器和药物缓释宫内节育器）两大类。

1. 宫内节育器放置术

（1）适应证：凡育龄妇女无禁忌证自愿要求放置者。

（2）禁忌证：①生殖道急、慢性炎症；②月经过多过频或不规则出血；③生殖器官肿瘤、子宫畸形；④宫颈口过松、重度陈旧性宫颈裂伤或子宫脱垂；⑤严重全身性疾病。

（3）放置时间：①月经干净后 3～7d；②产后满 3 个月；③剖宫产术后半年；④人工流产术后；⑤哺乳期排除早孕者。

2．宫内节育器取出术

（1）适应证：①因不良反应治疗无效或出现并发症者；②改用其他避孕措施或绝育者、带器妊娠者、计划再生育者、放置期限已满需更换者、绝经 1 年者、确诊节育器嵌顿或移位者。

（2）取出时间：①月经干净经后 3～7d；②出血多者随时取出；③带器妊娠者于人工流产时取出。

3．宫内节育器并发症　感染、节育器嵌顿、节育器异位、节育器脱落、带器妊娠。

4．健康指导　①放置术后休息 3d，取出术后休息 1d；②1 周内避免重体力劳动，2 周内禁止性生活及盆浴；③放置术后分别于 1 个月、3 个月、6 个月及 1 年到医院复查，以后每年复查 1 次；④不同类型的宫内节育器按规定时间，到期即应取出或更换。

二、药物避孕

1．种类　短效口服避孕药、长效口服避孕药、长效避孕针、速效避孕药、缓释系统避孕药、外用避孕药。

2．原理　抑制排卵，阻碍受精，阻碍着床（改变宫颈黏液性状，改变子宫内膜的形态和功能，改变精子的功能）。

3．禁忌证　①严重心血管疾病；②重要器官病变，如急、慢性肝炎或肾炎；③血液病或血栓性疾病、内分泌疾病、恶性肿瘤、癌前病变、子宫或乳房肿块患者；④哺乳期、产后未满半年或月经未来潮者；⑤精神病生活不能自理者、月经稀少或年龄＞45 岁者；⑥年龄＞35 岁的吸烟妇女不宜长期服用。

4．短效口服避孕药的用法与注意事项　自月经第 5 天开始每晚服 1 片，连服 22d，不能中断；如果漏服，应于 12h 内补服 1 片。药物应放在阴凉干燥处。

5．不良反应与应对措施　①类早孕反应。恶心、呕吐、甚至乏力、头晕等。②服药期出血。服药期间发生不规则少量出血，称突破性出血。若在服药的前半周期出血，可每晚增服炔雌醇 0.005～0.015mg。如在服药的后半周期出血，可每晚加服避孕药 1/2～1 片。如出血量多如月经，即应停药，待出血第 5 天再开始下 1 周期用药。③月经影响。一般服药后月经变规则，经期缩短，经血量减少，痛经减轻或消失。若出现闭经，应停药。④其他影响。色素沉着、体重增加。

三、其他避孕方法

紧急避孕（可采用宫内节育器和避孕药物）、安全期避孕法（排卵前、后 4～5d 为易孕期，其余时间视为安全期）、黄体生成急速释放激素类似物避孕、免疫避孕法。

📄 试题精选

1．护士指导妇女放置宫内节育器的时间，　　正确的是

A．月经来潮前 1d

B．月经来潮前 3～7d

C．月经干净后 1d

D．月经干净后 3～7d

E．非月经期的任何时间

答案：D

2．女性，32 岁，口服避孕药进行避孕已 2 年，因工作忙当晚漏服，护士告知补服时间

为性交后

A．3h 内

B．6h 内

C．9h 内

D．12h 内

E．24h 内

答案：D

第 20 单元　妇 女 保 健

一、妇女保健工作的目的及意义

妇女保健工作的目的在于通过积极的普查、预防保健及监护和治疗措施，降低孕产妇及围生儿病死率，减少患病率和伤残率，控制某些疾病发生及性疾病的传播，从而促进妇女身心健康。妇女保健的意义在于它是我国卫生保健事业重要组成部分，与临床医学、疾病预防控制构成我国医学卫生防病的基本体系，其宗旨是维护和促进妇女身心健康。

二、妇女保健工作方法

1．多部门协作，强调全社会参与和政府职责。

2．加强三级妇幼保健网的建设，提高专业队伍的业务技能水平。

3．深入调查研究，制订切实可行的工作计划和防治措施。

4．广泛开展社会宣传，普及卫生宣教。

三、妇女病普查普治、劳动保护

1．妇女病普查普治及劳动保护，健全妇女保健网络，定期对育龄妇女进行妇女常见病及良、恶性肿瘤的普查普治工作，每 1～2 年普查 1 次，中老年妇女以防癌为重点（40 岁以上每年查 1 次，40 岁以下每 2 年查 1 次），做到早期发现、早期诊断及早期治疗，提高妇女生命质量。针对普查结果，制定预防措施，降低发病率，提高治愈率，维护妇女健康。

2．我国根据妇女的生理特点，制定一系列法规确保女职工在劳动中的安全和健康，如《女职工劳动保护规定》《女职工生育待遇若干问题的通知》《中华人民共和国妇女权益保障法》《母婴保健法》等。①月经期：女职工不得从事装卸、搬运等重体力劳动及高处、低温、冷水、野外作业及用纯苯作溶剂而无防护措施的作业；不得从事连续负重（每小时负重次数在 6 次以上者）、单次负重超过 20kg 及间断负重每次负重超过 25kg 的作业。②孕期：妇女在劳动时间进行产前检查，可按劳动工时计算；孕期不得加班、加点，妊娠满 7 个月后不得安排夜班劳动；不得从事工作中频繁弯腰、攀高、下蹲的作业；不允许在女职工怀孕期、产期、哺乳期降低基本工资或解除劳动合同。③产期：女职工产假为 90d，其中产前休息 15d，

难产增加产假 15d，多胎生育每多生一个婴儿增加产假 15d，女职工执行计划生育可按本地区本部门规定延长产假。④哺乳期：时间为 1 年，每班工作应给予 2 次哺乳时间，每次哺乳时间，单胎为 30min；有未满 1 周岁婴儿的女职工，不得安排夜班及加班。⑤围绝经期：女职工应该得到社会广泛的体谅和关怀；经医疗保健机构诊断为围绝经期综合征者，经治疗效果不佳，已不适应现任工作时，应暂时安排其他适宜的工作。⑥其他：如妇女应遵守国家计划生育法规，但也有不育的自由；各单位对妇女应定期进行以防癌为主的妇女病普查、普治；女职工的劳动负荷，单人负荷一般不得超过 25kg，2 人抬运不得超过 50kg。

试题精选

对女职工在劳动中的安全、健康和保障方面，描述错误的是

A．月经期女职工不得从事装卸、搬运等重体力劳动

B．孕期不得加班、加点

C．妊娠满 8 个月后不得安排夜班劳动

D．哺乳期时间为 1 年

E．女职工劳动中单人负荷重物一般不得超过 25kg

答案：C

第4部分 >> 儿科护理学

第1单元 绪 论

一、儿科护理学的任务

儿科护理学是研究小儿生长发育规律及其影响因素，集儿童保健、疾病防治与临床护理于一体，运用现代护理理论和技术，对小儿实施个性化的整体护理，促进小儿健康发育的专科护理学。①研究小儿的生长发育特点、小儿疾病防治和小儿保健规律。②提供"以小儿家庭为中心"的全方位整体护理。③增强小儿体质。④提高疾病的治愈率，降低死亡率。⑤促进小儿的身心健康。

二、儿科护理学的范围

凡涉及儿童和青少年时期的健康与卫生问题都属于儿科学的范围，包括医院与社区两个部分。

（一）医院

1. 为住院患病儿童创造一个合适的休养环境。
2. 促进患病儿童恢复身心健康，巩固并促进小儿新技能的发展。
3. 对儿童及家长进行有关自我护理和家庭护理知识方面的宣传和教育。

（二）社区

1. 社区护理所涉及的范围较多，保健工作量较大。
2. 促进不同年龄段的小儿正常生长发育。
3. 对母亲及保育人员进行育儿教育，参与家庭护理的指导。

三、儿科护士的角色与素质要求

（一）角色

1. 直接护理者 儿科护士在帮助小儿保持或恢复健康中，要满足小儿身、心两方面的需要。
2. 患儿的代言人 在小儿不会表达或表达不清自己意愿时，护士有责任解释，保护小儿的合法权益。
3. 患儿与家长的教育者 护士应依据各年龄阶段儿童智力发展的水平，向他们有效地解释疾病治疗和护理过程，注意启发小儿的思维；向家长宣传科学喂养、育儿知识及疾病的预防方法。

4. 康复与预防的指导者　护理人员应评估有关小儿营养、免疫、安全、发育、社会影响以及教育等问题，采取相应的护理措施。

5. 合作与协调者　儿科护士应与其他专业人员进行协调与合作，成为小儿和其他卫生保健人员的桥梁，从而保证小儿获得最适宜的全方位医护照顾。

6. 护理研究者　护士应积极进行护理研究工作，通过研究来验证、扩展护理理论和知识，发展护理新技术，指导、改进护理工作，提高儿科护理质量，促进专业发展。

（二）素质要求

1. 爱护并尊重儿童，有强烈的责任感。

2. 丰富的科学知识及熟练的操作技巧。

3. 具备一定的文化素养和人文、社科等多学科知识。

4. 有效的人际沟通技巧。

5. 有健康的身体和良好的心理素质。

第2单元　小儿保健

一、小儿年龄阶段划分及各期特点

（一）小儿年龄阶段的划分

1. 胎儿期　从受精卵形成到胎儿娩出为止，约40周。

2. 新生儿期　从出生时脐带结扎至生后28d止，为新生儿期。出生不满7d的称新生儿早期。胎龄满28周（体重≥1000g）至出生后7足天，称围生期。

3. 婴儿期　<u>从出生后至满1周岁之前为婴儿期。</u>

4. 幼儿期　指满1～3周岁为幼儿期。

5. 学龄前期　从3周岁至6～7周岁为学龄前期。

6. 学龄期　从6～7岁至进入青春期（12～14岁）为学龄期，即小学学龄期。

7. 青春期　从第二性征出现到生殖功能基本发育成熟，身高停止增长的时期称青春期，女孩从11～12岁至17～18岁，男孩从13～14岁至18～20岁。

（二）各年龄期的特点

1. 胎儿期　特点是以**脂肪**及**肌肉**迅速生长为主，体重增加迅速。

2. 新生儿期　<u>特点是易患产伤、窒息、出血、溶血、感染等疾病，且病死率高，尤其是围生期和新生儿早期的死亡率最高。</u>

3. 婴儿期　<u>特点是小儿生长发育**最快**的</u>时期，所需的热能和蛋白质比成人相对高，但因其消化功能尚差，易发生消化不良及营养紊乱。由于从母体获得的免疫力逐渐消失，而后天的免疫力尚未产生，易患感染性疾病和传染病。

4. 幼儿期　此期是体格发育较前慢，但语言、思维、动作、神经精神发育较快的时期，且乳牙已出齐。<u>幼儿期是小儿最易发生意外的年龄。</u>

5．**学龄前期**　此期生长较以前缓慢，但语言、思维、动作、神经精神发育仍然较快，求知欲强，好奇，好问，善模仿，能独立完成日常生活的动作，是性格形成的关键时期。

6．**学龄期**　此期各系统、器官和智能发育更成熟，是开始接受各种知识的重要时期。此期易患变态反应性疾病及近视、龋齿等，应注意矫正。

7．**青春期**　此期是儿童过渡到成年的时期，生长发育再次加速，生殖器官及第二性征的发育加快，内分泌系统发生一系列变化，自主神经功能不稳定。

二、生长发育

（一）小儿生长发育的规律与影响因素

1．**小儿生长发育的规律**

（1）生长发育的连续性和阶段性。生长发育是一连续过程，各年龄阶段生长发育的速度不同，具有阶段性。生后 6 个月内生长最快，尤其是头 3 个月，出现生后**第一个生长高峰**；后半年生长速度逐渐减慢，至**青春期又加快，出现第二个生长高峰**。

（2）生长发育的顺序性：遵循由上到下（由头到足）、由近到远、由粗到细、由简单到复杂、由低级到高级的顺序。

（3）各系统器官发育的不平衡性：神经系统发育先快后慢，生殖系统发育先慢后快，淋巴系统先快而后回缩，皮下脂肪年幼时发育较发达，肌肉组织到学龄期时发育加速。

（4）生长发育的个体差异性。青春期差异更大。

2．**小儿生长发育的影响因素**

（1）遗传因素：小儿的生长发育受父母双方遗传因素的影响。

（2）性别：女孩平均身高、体重较同龄男孩为小，在骨骼、肌肉和皮下脂肪发育等方面，不同性别也有差异。

（3）营养：营养充足和合理是小儿生长发育的物质基础。

（4）孕母状况：胎儿在宫内发育受孕母生活环境、营养、情绪、疾病等各种因素的影响。

（5）疾病和药物：疾病对小儿生长发育影响很大。

（二）小儿体格生长常用指标与其意义

1．**体重**　是各器官、组织和体液的总重量，是反映体格生长，尤其是**营养状况**的重要指标，临床给药、输液、热量的给予常依据体重计算。

新生儿出生时体重平均为 3kg。出生后第 1 个月增加 1～1.5kg，3 个月时体重是出生时的 2 倍（6kg），1 周岁时体重增至出生时的 3 倍（9.5～10kg），2 岁时增至出生体重的 4 倍（12kg），2 岁后到青春前期体重每年稳步增长约 2kg，推算公式如下。

1～6 个月：体重（kg）＝出生体重（kg）＋月龄×0.7（kg）

7～12 个月：体重（kg）＝6（kg）＋月龄×0.25（kg）

2～12 岁：**体重（kg）＝年龄×2＋8（kg）**

2．**身长（高）**　指从头顶至足底的全身长度，是**反映骨骼发育**的重要指标。新生儿出生时平均身长 50cm，1 岁身长 75cm，2 岁身长 85cm。

2～12 岁身长（身高）推算公式：**身长（cm）＝年龄×7＋75（cm）**

身长（高）包括头、躯干（脊柱）和下肢的长度，这 3 部分的增长速度并不一致。生后

第1年头部生长最快，躯干次之，而青春期身高增长则以下肢为主。某些疾病可使身体各部分比例失常，因此，需要分别测量上部量（从头顶至耻骨联合上缘）及下部量（从耻骨联合上缘到足底）以帮助判断。出生时上部量大于下部量，中点在脐上；随着下肢长骨增长，中点下移，2岁时在脐下；6岁时在脐与耻骨联合上缘之间；12岁时恰位于耻骨联合上缘，上部量与下部量相等。

3．坐高 头顶到坐骨结节的长度，出生时为身高的67%，6岁时为55%。

4．头围 经眉弓上方、枕后结节绕头一周的长度。头围反映脑与颅骨的发育。出生时平均为33～34cm，头围在1岁以内增长较快，1岁时46cm，2岁时48cm，5岁时50cm，15岁时54～58cm（接近成年人）。头围测量在2岁前最有价值。较小的头围（$<\bar{x}-2s$）常提示脑发育不良；头围增长过快则提示脑积水。

5．胸围 沿乳头下缘水平绕胸一周的长度。胸围反映胸廓、胸背部肌肉、皮下脂肪及肺的发育情况。出生时胸围比头围小1～2cm，约32cm；1岁时头围与胸围大致相等，约46cm；1岁至青春前期胸围应大于头围，其厘米数约等于小儿岁数减1。

6．腹围 平脐水平绕腹一周的长度。2岁前腹围与胸围大致相等，2岁后腹围小于胸围。

7．臂围 沿肩峰与尺骨鹰嘴连线中点的水平绕上臂一周的长度称上臂围，代表上臂骨骼、肌肉、皮下脂肪和皮肤的发育水平以评估小儿营养状况。上臂围12.5～13.5cm为营养中等，>13.5cm为营养良好，<12.5cm为营养不良。

8．牙齿 人的一生有乳牙20颗，恒牙28～32颗。生后4～10个月乳牙开始萌出，12个月未萌出者为乳牙萌出延迟，约2岁半出齐。乳牙计算公式：月龄－（4～6），6岁左右萌出第1颗恒磨牙，12岁萌出第2颗恒磨牙，17～18岁萌出第3颗恒磨牙（智齿）。

9．囟门 婴儿出生时前囟为1.5～2cm，1～1.5岁时应闭合。前囟过小或者早闭见于小头畸形；前囟迟闭、过大见于佝偻病、先天性甲状腺功能减低症等；颅内压增高时前囟饱满，脱水时前囟凹陷。后囟出生时很小或闭合，最迟生后6～8周闭合。骨缝生后3～4个月闭合。

（三）小儿感觉运动功能的发育

1．感知的发育

（1）视觉：出生时已有感光反应；第2个月时能注视物体；3～4个月时头、眼协调较好，能追寻活动的物体或人；第6～7个月开始认识母亲和奶瓶，目光随上、下移动的物体垂直方向转动；8～9个月时能看到小物体；1岁半时能区别各种形状；2岁时能区别垂直线与横线；5岁时能区别颜色；6岁时视力达1.0。

（2）听觉：出生时中耳鼓室无空气，听力差；3～4个月时头可转向声源（定向反应），听到悦耳声音时会微笑；6～7个月时可区别父母声音，唤名有反应；1岁时听懂自己的名字；2岁时听懂简单吩咐；4岁时听觉发育完善。

（3）嗅觉和味觉：出生时嗅觉和味觉基本发育成熟；3～4个月时能区别好闻和难闻的气味；4～5个月对食物味道的微小改变很敏感，故应合理添加各类辅食。

（4）皮肤感觉发育：皮肤感觉可分为触觉、痛觉、温度觉和深感觉。新生儿触觉已很敏感，尤其以嘴唇、面颊、手掌、足掌、前额和眼睑等部位最敏感。出生时痛觉已存在，但较迟钝，疼痛刺激时易泛化，2个月后逐渐改善。新生儿温度觉很灵敏，尤其对冷的反应，如出生时遇冷则啼哭。

2．运动功能的发育 运动功能发育分为大动作和细动作的发育。

（1）大动作：包括抬头、坐、爬、站、走、跑、跳。

抬头：2 个月时能抬头，3 个月时抬头较稳，4 个月时抬头很稳并能自由转动。

坐：5 个月靠着坐时腰能伸直，6 个月时能双手向前撑住独坐，8 个月时能坐稳并能左右转身。

匍匐、爬：2 个月时俯卧能交替踢腿；3～4 个月时可用手撑起上身数分钟；7～8 个月时可用手支撑胸腹，使上身离开床面或桌面；8～9 个月时可用上肢向前爬；12 个月左右爬时手膝并用；18 个月时可爬上台阶。

站、走、跳：8～9 个月时可扶站片刻，10 个月左右能扶走，11 个月时能独站片刻，15 个月时可独自走稳，18 个月时已能跑及倒退走，2 岁时能并足跳，2 岁半时能单足跳 1～2 次，3 岁时双足交替下楼梯，5 岁时能跳绳。

（2）细动作：新生儿两手握拳很紧；2 个月时握拳姿势逐渐松开；3～4 个月时握持反射消失；6～7 个月时出现换手与捏、敲等探索性动作；9～10 个月时可用拇、示指取物；12～15 个月时学会用匙，乱涂画；18 个月时能叠 2～3 块方积木；2 岁时能叠 6～7 块积木，能会翻书并握杯喝水；3 岁时在别人帮助下穿衣服；4 岁时基本上能自己脱、穿简单衣服。

（四）小儿心理发展

1. **语言的发展**　语言发育经过发音、理解和表达 3 个阶段。

（1）发育阶段：婴儿 1～2 个月开始发喉音，3～4 个月发"啊""咿""呜"等元音，6 个月时出现辅音，7～8 个月能发"爸爸""妈妈"等语音，8～9 个月时喜欢模仿成人的口唇动作练习发音。

（2）理解语言阶段：理解语言在发音阶段已开始。小儿通过视觉、触觉、体位觉等与听觉的联系，逐步理解一些日常用品和特定的称呼。婴儿 9 个月左右已能听懂简单的词意，如"再见"，10 个月左右能有意识地叫"爸爸""妈妈"。

（3）表达语言阶段：语言表达继理解而发展，一般 1 岁会说单词，后组成句子，从讲简单句到复杂句。

2. **情感的发展**　6 个月后小儿能辨认陌生人时，逐渐产生对母亲的依恋及分离性焦虑，9～12 个月时依恋达高峰。

三、小儿的营养与喂养

（一）小儿能量与营养素的需要

1. **能量的需要**　是维持机体新陈代谢的物质基础。机体所需能量主要来自糖类、脂肪，其次为蛋白质。小儿对能量需要包括 5 个方面：基础代谢所需、生长发育所需、食物特殊动力作用、活动所需和排泄损失。其中生长所需的能量为小儿所特有。小儿总热量的需要约为：婴儿每日 110kcal（460kJ）/kg，以后每增加 3 岁减 10kcal（42kJ）/kg，到 15 岁时约为 60 kcal（250kJ）/kg。

2. **营养素的需要**

（1）产能营养素：①蛋白质，是组织细胞增长、修复的重要物质，其提供的能量占总能量的 8%～15%。蛋白质来源于动、植物食品，其中奶、蛋、肉、鱼和豆类中含有的必需氨基酸高，其生物学价值比谷类食物中蛋白质高。②脂肪，婴儿期脂肪提供的能量占总能量的

35%～50%，年长儿为 25%～30%。脂肪来源于食物中的乳类、肉类、植物油等，必需脂肪酸（如亚麻油酸）必须由食物供给。③糖类，为人体最主要的供能物质，其所提供的能量占总能量的 50%～60%。糖类主要来源于食物中乳类、谷类、水果、蔬菜。

（2）非产能营养素：①维生素，维生素按其溶解性分为脂溶性（A、D、E、K）与水溶性（B 族和 C）两大类。其中脂溶性维生素因排泄较慢，缺乏时症状出现较迟，过量时易中毒。②矿物质，非供能物质，但具有维持体液渗透压、调节酸碱平衡的作用。包括常量元素和微量元素。每日膳食需要量在 100mg 以上的元素为常量元素。体内除氢、氧、氮、碳 4 种基本元素外，钠、钙、磷、钾、氯、硫亦为常量元素。铁、铜、锌、碘及氟等为微量元素，婴幼儿易缺乏微量元素，如铁、锌，碘对体格生长和智能发育关系密切。③水，年龄越小需水量相对越多，婴儿每日需水量约 150ml/kg，以后每增长 3 岁减少 25ml/kg，成人每日需要 45～50ml/kg。

（二）儿童、少年膳食安排

1. 幼儿膳食　食物制作要细、碎、软，易于咀嚼、便于消化，逐渐增加食物品种及花色，并培养定时进餐、不挑食、不吃零食等良好习惯。饮食次数以每日 3 餐加 2～3 次点心和（或）乳品为宜。

2. 学龄前小儿膳食　基本上接近成人，避免过于硬、油腻和辛辣刺激性食物，午睡后可加 1 次点心。

3. 学龄儿童膳食　食物种类与成人相同，早餐要保证高营养价值，提倡课间加餐，注意饮食多样化、荤素粗细搭配、平衡饮食，以补充蛋白质和足够的热量。

4. 青春期少年膳食　青春期是第二个生长高峰，需增加各种营养素，如蛋白质、维生素及总能量。女孩因月经来潮，在饮食中应供给足够的铁剂。

试题精选

1. 在小儿年龄分期中，幼儿期是指
A. 从出生到满 28d 内
B. 从出生到满 1 周岁
C. 从 28d 到满 1 周岁
D. 1 周岁后到满 3 周岁之前
E. 3 周岁后到满 6 周岁之前
答案：D

2. 新生儿期是指
A. 自出生脐带结扎开始至生后 28d 内
B. 自受孕 28 周开始至生后 28d
C. 自出生脐带结扎开始至生后满 1 个月
D. 自受孕至生后脐带结扎
E. 自出生脐带结扎开始至生后 7d
答案：A

3. 婴儿期是指
A. 自出生到满 2 岁
B. 自出生后到满 1 周岁之前
C. 自 1 周岁至 3 周岁之前
D. 自出生后到满 1 个月
E. 自孕 28 周开始至满 1 周岁
答案：B

4. 小儿生长发育顺序规律正确的是
A. 由远到近
B. 由下到上
C. 由细到粗
D. 由低级到高级
E. 由复杂到简单
答案：D

5. 目前我国围生期的时间规定是
A. 孕满 28 周至出生后 7d

B. 孕满 32 周至出生后 7d
C. 孕满 36 周至出生后 7d
D. 孕满 38 周至出生后 7d
E. 孕满 40 周至出生后 7d
答案：A

6. 出生体重为 3.5kg，现体重为 7kg，按公式计算其月龄为
A. 3 个月
B. 5 个月
C. 6 个月
D. 8 个月
E. 10 个月
答案：B

7. 最能反映小儿体格生长，尤其是营养状况的指标是
A. 身长
B. 头围
C. 体重
D. 胸围
E. 皮下脂肪
答案：C

8. 母亲带 1 岁男孩来院体查，经检查该小儿体格发育正常。测得头围应是
A. 38cm
B. 40cm
C. 46cm
D. 48cm
E. 50cm
答案：C

9. 母亲带 1 岁男孩来院体查，经检查该小儿体格发育正常。身高应约为
A. 46cm
B. 50cm
C. 55cm
D. 60cm
E. 75cm
答案：E

10. 母亲带 1 岁男孩来院体查，经检查该小儿体格发育正常。其体重可达

A. 6～7kg
B. 9～10kg
C. 15～16kg
D. 7～8kg
E. 13～14kg
答案：B

11. 小儿头围与胸围两者几乎相等的年龄是
A. 6 个月
B. 8 个月
C. 10 个月
D. 12 个月
E. 18 个月
答案：D

12. 判断小儿体格发育的常用主要指标有
A. 智力发育水平
B. 语言发育程度
C. 动作能力或运动能力
D. 对外界反应能力
E. 体重、身高、头围、胸围
答案：E

13. 正常 6 个月婴儿应会的动作是
A. 会翻身
B. 能独坐
C. 会爬行
D. 会独立行走
E. 会上下台阶
答案：B

14. 根据小儿运动功能的发育规律，开始会爬的月龄是
A. 3～4 个月
B. 5～6 个月
C. 6～7 个月
D. 8～9 个月
E. 10～11 个月
答案：D

15. 婴儿平均每日每千克体重所需水量为
A. 100ml
B. 110ml
C. 120ml

D．150ml　　　　　　　　　　　　　　　答案：D
E．180ml

第3单元　新生儿及患病新生儿的护理

一、概述

【新生儿分类】

1．根据胎龄分类　①足月儿，胎龄满37周至未满42周的新生儿。②早产儿，胎龄满28周至未满37周的新生儿。③过期产儿，胎龄满42周（294d）以上的新生儿。

2．根据出生体重分类　①正常体重儿，出生体重为2500～4000g的新生儿。②低出生体重儿，初生1h内体重＜2500g的新生儿。体重＜1500g者称极低出生体重儿，体重＜1000g者称超低出生体重儿。③巨大儿，出生体重≥4000g，包括正常儿和有疾病儿。

3．根据体重与胎龄关系分类　①适于胎龄儿，出生体重在同胎龄儿平均体重的第10～90百分位的新生儿。②小于胎龄儿，出生体重在同胎龄儿平均体重的第10百分位以下的新生儿。③大于胎龄儿，出生体重在同胎龄儿平均体重的第90百分位以上的新生儿。

4．按生后周龄分类　早期新生儿、晚期新生儿。

5．高危儿　是指已发生或可能发生危重疾病的新生儿。出现高危儿原因：①母亲有异常妊娠史的新生儿；②异常分娩的新生儿；③出生时异常的新生儿。

二、足月新生儿的特点及护理

正常足月新生儿是指胎龄满37周至未满42周出生，体重2500～4000g，身长47cm以上，无任何畸形和疾病的活产新生儿，

（一）正常新生儿的特点

1．外观特点　出生时哭声响亮，皮肤红润，胎毛少，头发分条清楚，耳郭软骨发育好、轮廓清楚，乳晕清晰，乳房可打到结节，指（趾）甲超过指（趾）尖，男婴睾丸降至阴囊，女婴大阴唇可覆盖小阴唇，足底有较深的足纹，四肢肌张力好。

2．呼吸系统　呼吸浅快，40～60次/分，以腹式呼吸为主。

3．循环系统　心率波动较大，120～160次/分，足月儿血压平均9.33/6.67kPa（70/50mmHg）。

4．消化系统　**胃呈水平位**，贲门括约肌松弛，幽门括约肌较发达，易溢乳甚至呕吐。生后12h开始排墨绿色胎粪，2～3d排完，粪便转为黄绿色。24h未排胎粪者应检查有无消化道畸形。

5．血液系统　出生时血液中红细胞和血红蛋白量高，血容量85～100ml/kg，白细胞计数生后第1天可达（5～20）×10^9/L，分类中以中性粒细胞为主，4～6d中性粒细胞与淋巴细胞相近，以后以淋巴细胞占优势。

6．泌尿系统　生后24h内排尿，如生后48h仍无尿需要检查原因。

7．神经系统　生后具有觅食反射、吸吮反射、握持反射、拥抱反射、颈肢反射。正常

情况下，觅食反射、吸吮反射、握持反射、拥抱反射于 3～4 个月消失，颈肢反射于 6 个月后消失。新生儿期若上述反射减弱、消失或数月后仍存在，提示神经系统有病变。

8. 体温调节　新生儿体温调节中枢发育不完善，皮下脂肪薄，体表面积相对较大，易散热，且体温易随外界温度而变化。新生儿生后 30min 至 1h 体温下降 1.5～2℃，新生儿体温波动在 36～37℃，其适中温度与体重及日龄有关。

9. 免疫系统　新生儿通过胎盘唯一从母体获得的免疫球蛋白是 IgG，因此，不易感染某些传染病（如麻疹等）。而免疫球蛋白 IgA 和 IgM 不能通过胎盘，易患呼吸道、消化道感染。

（二）新生儿的特殊生理状态

1. 生理性黄疸　生后 2～3d 即出现黄疸，4～5d 最重，1～2 周内消退，小儿一般情况良好，食欲正常。

2. 生理性体重下降　新生儿出生数日内，因丢失水分较多、进食少可出现体重下降，但不超过 10%（一般 3%～9%），生后 10d 左右恢复到出生体重。

3. 假月经　少数女婴生后 5～7d 有少量阴道出血，持续 1～3d 自止。是因母体雌激素在孕期进入胎儿体内，出生后突然消失引起，一般不必处理。

4. 乳腺肿大　男、女新生儿都可发生，在生后 3～5d 出现乳房肿大，如蚕豆或鸽蛋大小。多于 2～3 周消退，不必特殊处理。

5. 口腔内改变　新生儿上腭中线和齿龈切缘上常有黄白色斑点，是上皮细胞堆积或黏液腺分泌物积留所致，又称"上皮珠"，生后数周至数月自行消失，不可挑破。新生儿面颊部的脂肪垫称"螳螂嘴"有利于吸奶，不应挑割，以免发生感染。

三、早产儿的特点及护理

早产儿又称未成熟儿，是指胎龄＞28 周，但不满 37 周的活产婴儿。

【早产儿的特点】

1. 外观特点　体重＜2500g，身长＜47cm，哭声轻弱，颈肌软弱，四肢肌张力低下呈伸直状。皮肤红嫩、胎毛多、头发分条不清楚，耳郭软骨发育不好，扪不到乳房结节，指（趾）甲未超过指（趾）尖，男婴睾丸未降或未全降，阴囊少皱襞，女婴大阴唇不能遮盖小阴唇，足底纹少，足跟光滑。

2. 呼吸系统　早产儿呼吸中枢系统不成熟，呼吸不规则，常发生呼吸暂停。早产儿的肺部发育不成熟，肺泡表面活性物质少，易发生肺透明膜病。

3. 消化系统　早产儿更容易发生溢乳甚至呕吐；因吞咽反射差，各种消化酶不足，胆酸分泌少，消化吸收功能差，故以母乳喂养为宜；缺氧或喂养不当可引起坏死性小肠结肠炎。肝发育不成熟，肝葡萄糖醛酸转移酶活性低，生理性黄疸的程度较足月儿重，持续时间也长；早产儿常有胎粪排出延迟。

4. 神经系统　胎龄越小，反射越差，早产儿易发生缺氧，而导致缺氧缺血性脑病。早产儿脑室管膜下存在发达的胚胎生发层组织，因而易导致颅内出血。

5. 血液系统　由于维生素 K 储存量少，凝血因子Ⅱ、Ⅶ、Ⅸ、Ⅹ活性较低。由于红细胞生成素水平低下，先天储铁不足，血容量迅速增加，"生理性贫血"出现早。

6. 体温调节　早产儿体温调节中枢较足月儿更不完善，棕色脂肪含量少，产热能力差，寒冷时更易出现低体温，甚至寒冷损伤综合征。

7. 生长发育快　早产儿体重与其他生长发育指标的增长速度较足月儿快，<u>由于生长快，易发生佝偻病</u>。

8. 其他　早产儿还易发生酸中毒、低钠血症、低钙血症、低血糖。由于特异性和非特异性免疫发育不够完善，特别是 **SIgA 缺乏**，易患感染性疾病。

四、新生儿窒息

【病因及发病机制】

1. 凡造成胎儿或新生儿血氧浓度下降的任何因素都可引起窒息。①孕母因素：母亲患全身性疾病，如糖尿病、心功能不全、严重贫血等，或患妊娠高血压综合征、前置胎盘等，或孕母吸毒、吸烟等；②分娩因素：脐带打结、受压、绕颈、脱垂等造成脐带血流中断；③胎儿因素：各种高危新生儿。

2. 血管扩张，血管壁渗透性增加，从而引起器官的充血和出血，缺氧时胎儿胎动增加，呼吸运动加强，可吸入羊水，可引起呼吸性和代谢性酸中毒，使血液经动脉导管由右向左分流，发绀加重。

五、新生儿缺血缺氧性脑病

新生儿缺血缺氧性脑病（HIE）主要是由于各种因素引起的缺氧和脑血流减少或暂停而导致胎儿和新生儿的脑损伤，是新生儿窒息的严重并发症。

【病因及发病机制】

缺氧是发病的核心，其中围生期窒息是最主要的病因。另外，出生后肺部疾病、心脏疾病及严重失血或贫血也可引起脑损伤。

缺氧缺血性脑病引起脑损伤的部位与胎龄有关，<u>足月儿主要累及脑皮质、矢状窦旁区，早产儿则易发生在脑室周围白质区</u>。

六、新生儿颅内出血

新生儿颅内出血是新生儿期最严重的脑损伤性疾病。<u>主要是**因缺氧或产伤**引起</u>，早产儿发病率较高，预后较差。

【病因与发病机制】

1. 缺氧　任何引起缺氧的原因均可导致颅内出血的发生，多见未成熟儿。

2. 产伤　以足月儿多见，因胎头过大、臀位产、急产、高位产钳、胎头吸引器等，使胎头受挤压、牵拉而引起颅内血管撕裂。出血部位以硬脑膜下多见。

3. 其他　高渗液体快速输入、机械通气不当、血压波动过大、操作时对头部按压过重均可引起颅内出血。少数颅内出血者，是由原发性出血性疾病或脑血管畸形引起的。

七、新生儿黄疸

新生儿黄疸是胆红素在体内积聚，而引起巩膜、皮肤、黏膜、体液和其他组织被黄染。分为生理性黄疸和病理性黄疸两种。引起黄疸的原因复杂，病情轻重不一，<u>重者可导致胆红</u>

素脑病（核黄疸），常引起严重后遗症。

【新生儿胆红素代谢特点】

1．胆红素生成相对较多　新生儿每日生成的胆红素为成人的 2 倍多（新生儿 8.8mg/kg，成人 3.8mg/kg），主要属于未结合胆红素。

2．肝酶系统功能不成熟　肝细胞内尿苷二磷酸葡萄糖醛基转移酶的量少，酶活力不足，不能将未结合胆红素有效转变为结合胆红素，以致未结合胆红素潴留在血液中。

3．肝摄取胆红素能力差　新生儿肝细胞内 Y 蛋白、Z 蛋白含量低，出生后 5~10d 才达到成人水平。

4．肠壁吸收胆红素增加（肠肝循环）　由于新生儿肠道内正常菌群尚未建立，不能将进入肠道的胆红素还原成尿胆原、粪胆原排出体外，而肠道内 β-葡萄糖醛酸苷酶活性较高，将结合的胆红素水解成葡萄糖醛酸和未结合胆红素，再经肠壁吸收经门静脉到达肝，加重肝负担。

【新生儿黄疸分类】

1．生理性黄疸　①新生儿**一般情况良好**，食欲正常。②足月儿生后 2~3d 出现黄疸，4~5d 最明显，一般 2 周内消退；早产儿可延至 3~4 周。③血清胆红素足月儿<221μmol/L（12.9mg/dl），早产儿<257μmol/L（15mg/dl）。

2．病理性黄疸　①黄疸出现早（生后 24h 内）；②黄疸程度重，血清胆红素足月儿>221μmol/L（12.9mg/dl）早产儿>257μmol/L（15mg/dl）或每日上升>85μmol/L（5mg/dl）；③黄疸持续时间长，足月儿>2 周，早产儿>4 周；④黄疸退而复现；⑤血清结合胆红素>34μmol/L（2mg/dl）。

【病因】

1．感染性　新生儿肝炎、新生儿败血症、尿路感染。

2．非感染　新生儿溶血症、胆道闭锁、胎粪延迟排出、母乳性黄疸、遗传性疾病[红细胞-6-磷酸葡萄糖脱氢酶（G-6-PD）缺陷]、药物性黄疸、其他（低血糖、缺氧、酸中毒等）。

八、新生儿肺透明膜病

【病因与发病机制】**多发于早产儿，**是由于**缺乏肺泡表面活性物质**所致。肺泡表面活性物质具有降低肺泡表面张力、保持肺泡张开的作用。缺乏时肺泡壁表面张力增高，肺泡逐渐萎缩，影响气体交换，缺氧产生酸中毒、肺血管痉挛，使动脉导管、卵圆孔开放，产生右向左分流。肺组织在缺血缺氧情况下纤维蛋白沉着，形成透明膜，加重缺氧。早产是诱发新生儿呼吸窘迫综合征的主要因素。本病患儿 3d 内死亡率较高。

九、新生儿肺炎

新生儿肺炎分为吸入性肺炎和感染性肺炎两大类，死亡率较高。

【病因与发病机制】

1．吸入性肺炎　吸入羊水、胎粪、乳汁等所致，其中以胎粪吸入所致肺炎最为严重。新生儿肺炎通过羊水感染常见的致病菌是**大肠埃希菌。**胎粪吸入引起气管、细支气管阻塞而出现**肺不张和肺气肿**、肺内水肿、充血等炎性反应。羊水吸入性肺炎主要由于宫内或分娩过程中，胎儿因缺氧而出现呼吸运动加强引起。

2．感染性肺炎 病原体的侵入可发生在宫内、出生时及出生后。①宫内感染：多由胎儿在子宫内吸入污染羊水所致，或胎膜早破孕母阴道细菌上行引起的感染。病原体可以是病毒、细菌。②出生时感染：因分娩过程中吸入污染的产道分泌物或断脐不洁发生血行感染。③产后感染：由上呼吸道下行感染肺部或病原体通过血循环直接引起肺感染。病原菌以革兰阳性球菌，如金黄色葡萄球菌、链球菌、肺炎链球菌为主。亦可病毒和真菌。医源性感染以铜绿假单胞菌多见。

十、新生儿败血症

新生儿败血症是指新生儿期致病菌侵入血液循环并在血液中生长繁殖、产生毒素而造成的全身感染。其发病率及病死率较高。未成熟儿多见。

【病因与发病机制】

1．病原菌 致病菌种类较多，我国以葡萄球菌最多见，其次为大肠埃希菌、表皮葡萄球菌。近年来，条件致病菌和厌氧菌、真菌感染有增多趋势。

2．感染途径 感染途径有产前、产时和产后。产前孕妇有明显的感染史，细菌通过血行或直接感染胎儿。产时感染多因产程延长、胎膜早破或分娩时吸入污染的羊水后感染等。产后感染多由细菌从脐部、皮肤黏膜及呼吸道、消化道等侵入引起，脐部是最易受感染的部位。

3．自身免疫力低下 新生儿，尤其是早产儿和极低出生体重儿，非特异性和特异性免疫功能均低下，IgM、IgA缺乏，细菌进入体内易使感染扩散而致败血症。

十一、新生儿寒冷损伤综合征

新生儿寒冷损伤综合征又称新生儿冷伤，亦称新生儿硬肿症，是新生儿期由于寒冷和（或）多种疾病所致，以低体温和皮肤硬肿为主要临床表现，重症并发多器官功能衰竭。以未成熟儿发病率高。

【病因及发病机制】与寒冷、早产、低体重、感染和窒息等有关。新生儿体温调节中枢不成熟，体表面积相对较大，皮肤薄，血管丰富，易散热；早产儿棕色脂肪储存不足，且在缺氧、酸中毒及感染时棕色脂肪产热不足，加之寒冷时无寒战产热反应，故容易出现体温下降。新生儿皮下脂肪组织中饱和脂肪酸含量多，熔点较高，体温降低时易凝固。低体温和皮肤硬肿使皮肤血管痉挛收缩，血流缓慢凝滞，造成组织缺氧、代谢性酸中毒和微循环障碍，引起弥散性血管内凝血和全身多器官损伤，甚至多器官功能衰竭。

十二、新生儿破伤风

新生儿破伤风是破伤风梭状芽孢杆菌经脐部侵入引起的中枢神经系统严重中毒感染，临床上以全身骨骼肌强直性阵发性痉挛和牙关紧闭、苦笑面容为特征。

【病因与发病机制】破伤风梭状芽孢杆菌是引起本病的致病菌，为革兰阳性厌氧菌。因为断脐时消毒处理不当，破伤风杆菌自脐部侵入后在缺氧环境中繁殖并产生外毒素，外毒素与神经细胞结合而产生的症状。

试题精选

1. 极低出生体重儿是指出生体重不足
A. 1000g
B. 1250g
C. 1500g
D. 2000g
E. 2500g
答案：C

2. 新生儿通过胎盘从母体获得的免疫球蛋白是
A. IgA
B. IgG
C. IgM
D. IgE
E. SIgA
答案：B

3. 小儿原始反射中消失最晚的反射是
A. 觅食反射
B. 握持反射
C. 拥抱反射
D. 吸吮反射
E. 颈肢反射
答案：E

4. 婴儿易发生溢乳的最主要原因是
A. 胃较垂直
B. 胃容量小
C. 胃排空时间长
D. 常发生胃肠逆蠕动
E. 贲门肌发育差而幽门括约肌发育良好
答案：E

5. 出生时存在，且永不消失的神经反射是
A. 吸吮反射
B. 觅食反射
C. 拥抱反射
D. 握持反射
E. 吞咽反射
答案：E

6. 新生儿出生后开始排出胎粪的正常时间是
A. 12h 内
B. 18h 内
C. 24h 内
D. 36h 内
E. 48h 内
答案：A

7. 新生儿的中性温度是一种适宜的
A. 皮肤温度
B. 环境温度
C. 腋表温度
D. 肛表温度
E. 口表温度
答案：B

8. 护士发现新生儿口腔黏膜上腭中线和齿龈切缘处有黄白色小斑点，此时应
A. 不必处理
B. 用力擦净
C. 手术切除
D. 涂抹制霉菌素
E. 用无菌针头挑破
答案：A

9. 新生儿生理性体重下降的恢复时间是
A. 3d 左右
B. 5d 左右
C. 7d 左右
D. 10d 左右
E. 20d 左右
答案：D

10. 出生后几天出现新生儿生理性黄疸
A. 1～2d
B. 2～3d
C. 3～4d
D. 4～5d
E. 5～6d
答案：B

11. 新生儿生理体重下降，正常不应超过出生体重的

A. 5%

B. 7%

C. 10%

D. 15%

E. 20%

答案：C

12. 医嘱给患儿输入液体，输完后护士在拔针时，穿刺部位不容易止血，可能与缺乏下列哪种营养素有关

A. 维生素 E

B. 维生素 K

C. 维生素 B_{12}

D. 铁

E. 钙

答案：B

13. 足月新生儿生理性黄疸血清胆红素值最高不超过

A. 85.5μmol/L（5mg/dl）

B. 171μmol/L（10mg/dl）

C. 221μmol/L（12.9mg/dl）

D. 256.5μmol/L（15mg/dl）

E. 342μmol/L（20mg/dl）

答案：C

14. 导致新生儿窒息的原因哪项不对

A. 肺发育不良

B. 新生儿骨折

C. 膈疝

D. 心脏发育不全

E. 胎儿吸入羊水

答案：B

15. 新生儿肺透明膜病的主要病因是

A. 肺发育不良

B. 肺部炎症

C. 缺乏肺组织

D. 肺泡表面活性物质缺乏

E. 肺表面物质增多所致

答案：D

16. 新生儿肺透明膜病的主要症状是

A. 抽搐

B. 体温降低

C. 拒乳、呕吐

D. 肝增大、心率增快

E. 进行性呼吸困难、发绀

答案：E

17. 引起新生儿败血症最常见的病原菌是

A. 大肠埃希菌

B. 葡萄球菌

C. 铜绿假单胞菌

D. 脑膜炎双球菌

E. 溶血性链球菌

答案：B

18. 小儿患上呼吸道感染时，感染通过血行蔓延可发生

A. 败血症

B. 风湿热

C. 胃肠炎

D. 咽后壁脓肿

E. 支气管肺炎

答案：A

第 4 单元　营养性疾病患儿的护理

一、营养不良

营养不良是指因缺乏热量和（或）蛋白质引起的一种营养缺乏症，多见于 3 岁以下的婴幼儿。临床表现为体重减轻、皮下脂肪减少或消失、皮下水肿，常伴有各个器官不同程度的功能紊乱。

【病因与发病机制】

1．病因　①长期摄入不足，**喂养不当是最常见病因**；②消化吸收障碍，特别是消化系统的先天畸形，如唇裂、腭裂、幽门梗阻等，这是本病其次病因；③需要量增多；④消耗量过大。

2．机制　由于长期能量供应不足，导致自身组织消耗。糖原消耗过多致低血糖；脂肪消耗致血清胆固醇下降；蛋白质供给不足或消耗致低蛋白水肿；全身总液量增多致细胞外液呈低渗状态。同时还发生消化、循环、泌尿、免疫及中枢神经系统的功能低下。

二、小儿肥胖症

肥胖症是指长期能量摄入超过人体的消耗，导致体内脂肪蓄积过多，体重超过一定范围的营养障碍性疾病。体重超过同性别、同身高（长）小儿正常标准20%以上者即可诊断。

【病因与发病机制】

主要病因是营养素摄入过多，如长期过多摄入淀粉类、高脂肪的食物，热能转化为脂肪，积聚于体内；缺乏适当活动和体育锻炼也是重要因素之一；肥胖具有高度遗传性，以及进食过快、精神创伤、心理因素等均可引起小儿肥胖。

三、维生素D缺乏性佝偻病

维生素D缺乏性佝偻病是由于体内维生素D缺乏导致钙、磷代谢紊乱，引起的以骨骼病变为特征的全身慢性营养性疾病。多见于2岁以下小儿，为我国儿科重点防治的四病之一。

【病因与发病机制】

1．病因　①日光照射不足：是最主要原因。体内维生素D主要来源于皮肤下7-脱氢胆固醇经日光照射而成，在北方，由于寒冷季节长、小儿户外活动少，紫外线照射量不足。②维生素D摄入不足：亦是重要病因。③生长过速：特别是早产儿生后追赶性生长会造成维生素D的需求量增加。④疾病与药物的影响等。

2．发病机制　维生素D缺乏时，肠道钙、磷吸收减少，血钙、血磷水平下降。血钙降低刺激甲状旁腺分泌增加，促进骨溶解，释放骨钙入血，以维持血钙正常或接近正常水平。但因甲状旁腺素（PTH）抑制肾小管对磷的重吸收而使尿磷排出增加，导致血磷降低、钙磷乘积降低，最终骨样组织钙化受阻，成骨细胞代偿性增生，局部骨样组织堆积，碱性磷酸酶增多，从而形成骨骼病变和一系列佝偻病的症状、体征及血液生化改变。

四、维生素D缺乏性手足搐搦症

维生素D缺乏性手足搐搦症主要是由于维生素D缺乏，血钙降低导致神经肌肉兴奋性增高，出现惊厥、喉痉挛或手足抽搐等症状。多见于4个月至3岁的婴幼儿。

【病因与发病机制】

1．血清钙离子降低是导致惊厥、喉痉挛、手足抽搐的直接原因。

2．血磷过高。人工喂养儿使用含磷过高的奶制品，导致高血磷、低血钙症状。

3．发热、感染、饥饿时组织细胞分解释放磷，使血磷增加，钙离子下降，由此出现低钙抽搐。

4．酸中毒时，使用纠酸治疗致血 pH 上升，钙离子下降，患儿出现低血钙抽搐。

当血钙低于 1.75～1.88mmol/L（7.0～7.5mg/dl）或血清钙离子浓度低于 1mmol/L（4mg/dl）时出现惊厥。

📑 试题精选

1．小儿患营养不良最常见的病因是

A．先天不足

B．喂养不当

C．缺少锻炼

D．疾病影响

E．免疫缺陷

答案：B

2．人类维生素 D 的主要来源为

A．蛋黄中的维生素 D

B．牛奶中的维生素 D

C．动物肝中的维生素 D

D．植物食品中的维生素 D

E．皮肤中的 7-脱氢胆固醇

答案：E

3．小儿佝偻病的主要病因是

A．缺乏产能营养素

B．缺乏维生素 D

C．辅食添加不足

D．生长发育过快

E．缺乏钙质

答案：B

4．女婴，4 个月，人工喂养，因枕部颅骨软化，肌内注射维生素 D_3，2d 后清晨突然惊厥，应考虑

A．低血糖症

B．低镁血症

C．婴儿痉挛症

D．手足搐搦症

E．甲状旁腺功能减退症

答案：D

第 5 单元　消化系统疾病患儿的护理

一、小儿消化系统解剖生理特点

1．口腔　足月新生儿出生时有较好吸吮和吞咽功能，早产儿较差。3 个月以下小儿唾液中淀粉酶含量低，不宜喂淀粉类食物。3～4 个月涎液分泌增加，而婴儿口底浅，不能吞咽所分泌的全部唾液，常出现生理性流涎。

2．食管　似漏斗状，弹力组织及肌层尚不发达，食管下端贲门肌发育不成熟，常发生胃食管反流，通常8～10 个月消失。新生儿食管有 3 个狭窄部位，其中通过膈部的狭窄相对较窄。

3．胃　呈水平位，贲门肌发育差，幽门括约肌发育良好，婴儿若哺乳时吸入空气，易发生溢乳和呕吐。新生儿胃容量 30～60ml，1～3 个月时 90～150ml，1 岁时 250～300ml，5 岁时 700～850ml，成人 2000ml。胃排空时间因食物种类不同而异：水为 1.5～2h，母乳为 2～3h，牛乳为 3～4h。

4．肠及肠道菌群　小儿肠系膜相对较长且活动度大，易患肠套叠及肠扭转。哺乳后有细菌繁殖，母乳喂养儿肠内菌以双歧杆菌为主，人工喂养儿以大肠埃希菌为主。

5．肝　年龄越小，肝相对越大。正常婴幼儿肝在右肋缘下 1～2cm 可触及，6 岁后不能

触及。

6．消化酶　＜6 个月小儿胰淀粉酶活性较低，1 岁接近成人，故不宜过早喂淀粉类食物。

7．婴儿粪便

（1）正常粪便：①胎粪：新生儿出生 12h 内排出，持续 2～3d。②母乳喂养儿粪便：呈金黄色，均匀糊状，不臭，有酸味，每日 2～4 次。③牛、羊乳喂养儿粪便：呈淡黄色，较稠，多成形，量多，较臭，每日 1～2 次。④混合喂养儿粪便：与喂牛乳者相似，但比较软、黄。

（2）异常粪便：①生理性腹泻，大便每日 4～6 次，但一般情况良好，无其他不适，体重增长正常；②若粪便干结，多因蛋白质摄入偏多、淀粉或糖过少或肠蠕动弱、水分吸收过多所致；③粪便如呈黑色，系肠上部及胃出血或用铁剂或大量进食含铁食物所致；④粪便如带血丝，多系肛裂、直肠息肉所致；⑤粪便呈灰白色常提示胆道梗阻。

二、口腔炎

口腔炎是指口腔黏膜的炎症。

【病因】常见的口腔炎有 3 种。

1．疱疹性口腔炎　由单纯疱疹病毒感染所致。

2．溃疡性口腔炎　主要由链球菌、金黄色葡萄球菌、肺炎链球菌等感染引起。

3．鹅口疮　又称雪口病，由白色念珠菌感染引起。

婴幼儿口腔解剖生理特点及口腔不卫生或疾病导致机体抵抗力下降均是引起口腔炎的诱因。

三、小儿腹泻

小儿腹泻是由多病原、多因素引起的以大便次数增多和大便性状改变为特征的一组临床综合征。多发生于 6 个月至 2 岁以下小儿，夏秋季发病率最高。

【病因与发病机制】

1．易感因素　①婴幼儿消化系统发育不完善；②生长发育快，食物以液体为主，消化道负担重；③婴儿血清 IgG、IgA 和胃肠道 SIgA 均较低，对感染的防御能力差；④肠道菌群失调；⑤人工喂养儿的食具极易被污染，肠道感染发生率明显高于母乳喂养小儿。

2．感染因素　约占 85% 以上。又分为肠道内感染和肠道外感染。

（1）肠道内感染：主要由细菌、病毒引起。秋冬季婴儿腹泻 80% 由病毒感染所致，以轮状病毒感染最常见；细菌感染（不包括法定传染病）以致病性大肠埃希菌常见。

（2）肠道外感染：如肺炎等疾病，可因发热及病原体毒素作用而导致腹泻。

3．非感染因素　主要由饮食因素或气候因素所致。

四、急性坏死性小肠结肠炎

本病是一组病因不明的急性肠道节段性坏死疾病。病变以空肠为主，发病年龄以 3～9 岁儿童多见，夏秋季为发病高峰。

【病因与发病机制】病因不明，与细菌，特别是 C 型产气荚膜梭状芽孢杆菌产生的肠毒素有关，该毒素可引起组织坏死。

五、小儿液体疗法及护理

【小儿体液平衡特点】体液分细胞内液和细胞外液，后者包括血浆及间质液两部分。年龄越小，体液总量占体重的百分比越高。新生儿体液占体重的 78%，婴儿体液占 70%，2～14 岁体液占 65%，成人体液占 55%～60%，主要是间质液比例高。婴幼儿水的交换率比成人快 3～4 倍，所以小儿较成人对缺水的耐受力差，容易发生脱水。

试题精选

1. 婴幼儿的肠梗阻多为
A. 粘连性肠梗阻
B. 肠扭转
C. 肠套叠
D. 嵌顿疝
E. 蛔虫性肠梗阻
答案：C

2. 婴儿生理性流涎常发生在生后
A. 1～2 个月
B. 3～4 个月
C. 5～6 个月
D. 7～8 个月
E. 9～10 个月
答案：B

3. 正常新生儿的排尿应在生后
A. 6h
B. 12h
C. 24h
D. 36h
E. 48h
答案：C

4. 母乳喂养小儿的粪便特点为

A. 大便黏稠、深绿色、无臭
B. 大便次频粪少、黏液多、绿色
C. 大便质较稠、淡黄色、有臭味
D. 大便较稀、黄绿色、每天 4～5 次
E. 大便均匀糊状、金黄色、无明显臭味
答案：E

5. 患儿，男，20d，口腔黏膜有白色乳凝状物附着，呈小片状。经检查诊断为"鹅口疮"，为患儿清洁口腔宜使用
A. 白开水
B. 生理盐水
C. 0.1%依沙吖啶溶液
D. 2%碳酸氢钠溶液
E. 3%过氧化氢溶液
答案：D

6. 引起夏季小儿腹泻的病原体主要是
A. 致病性大肠埃希菌
B. 金黄色葡萄球菌
C. 轮状病毒
D. 变形杆菌
E. 柯萨奇病毒
答案：A

第 6 单元 呼吸系统疾病患儿的护理

一、小儿呼吸系统解剖生理特点

（一）解剖特点

呼吸系统以环状软骨为界，划分为上、下呼吸道。上呼吸道包括鼻、鼻窦、咽、咽鼓管、会厌及喉；下呼吸道包括气管、支气管、毛细支气管、呼吸性毛细支气管、肺泡管及肺泡。

1．上呼吸道　①鼻：鼻腔相对小，无鼻毛，后鼻道狭窄，黏膜柔嫩，血管丰富，易于感染；炎症时易充血肿胀出现鼻塞，导致呼吸困难、张口呼吸，而影响吮乳。②鼻窦：鼻腔黏膜与鼻窦黏膜相连续，且鼻窦口相对较大，故急性鼻炎时易导致鼻窦炎。③咽鼓管：**较宽、短、直，呈水平位**，故鼻咽炎易侵及中耳而致中耳炎。④咽部：咽部狭窄且垂直。腭扁桃体在 1 岁末逐渐增大，至 4～10 岁时达高峰，14～15 岁时逐渐退化，故腭扁桃体炎多见于**年长儿**，1 岁以内少见。⑤喉部：喉部较长、狭窄，呈漏斗形，黏膜柔嫩，血管丰富，易发生炎症肿胀，故喉炎时易发生梗阻而致窒息、痉挛及吸气性呼吸困难和声音嘶哑。

2．下呼吸道　气管及支气管管腔相对狭窄，缺乏弹性组织，纤毛运动差，所以不但易发生炎症，炎症时也易导致阻塞。右侧支气管粗短，是由气管直接延伸，因此，异物易进入右侧支气管。肺组织尚未发育完善，弹性组织发育差，血管丰富，间质发育旺盛，肺泡数量较少，使其含血量相对多而含气量少，易于感染，并易引起间质性肺炎、肺不张及肺气肿等。

3．胸廓　婴幼儿胸廓较短且呈桶状，肋骨呈水平位，膈位置较高，使心脏呈横位；胸腔较小而肺相对较大。呼吸肌发育差，呼吸时胸廓运动不充分，肺的扩张受到限制，不能充分通气和换气；小儿纵隔相对较大，纵隔周围组织松软、富于弹性，胸腔积液或积气时易致纵隔移位。

（二）生理特点

1．呼吸频率和节律　小儿年龄越小，呼吸频率越快，不同年龄小儿呼吸频率为新生儿40～45 次/分；1 岁以内 30～40 次/分；2～3 岁 25～30 次/分；4～7 岁 20～25 次/分；8～14岁 18～20 次/分。婴幼儿由于呼吸中枢发育未成熟，易出现呼吸**节律不齐**，尤以早产儿、新生儿明显。

2．呼吸形态　婴幼儿呼吸肌发育差，呼吸时胸廓的活动范围小而膈肌活动明显，呈腹膈式呼吸；随着年龄的增长，出现胸腹式呼吸。

3．呼吸功能　小儿肺活量、潮气量、每分通气量和气体弥散量均较成人小，而呼吸道阻力较成人大，故各项呼吸功能的储备能力均较低，当患呼吸道疾病时，易发生呼吸功能不全。

4．血气分析　婴幼儿的肺活量不易检查，但可通过血气分析了解血氧饱和度水平及血液酸碱平衡状态。

（三）免疫特点

小儿呼吸道的非特异性及特异性免疫功能均较差。婴幼儿体内免疫球蛋白含量低，尤以分泌型 IgA（SIgA）为低，故易患呼吸道感染。

二、急性上呼吸道感染

急性上呼吸道感染是小儿最常见的疾病，主要指鼻、鼻咽和咽部的急性感染。根据主要感染部位的不同可诊断为急性鼻炎、急性咽炎、急性扁桃体炎等。该病一年四季均可发生，而以冬、春季节多见。

【病因】90%以上由**病毒**引起，如鼻病毒、合胞病毒、流感病毒、副流感病毒、腺病毒、冠状病毒等。也可原发或继发细菌感染，常见链球菌、葡萄球菌感染等。

三、急性感染性喉炎

急性感染性喉炎为喉部黏膜急性弥漫性炎症，以犬吠样咳嗽、声音嘶哑、喉鸣、吸气性呼吸困难为特征，多发生在冬春季节，婴幼儿多见。

【病因】病毒或细菌感染引起，常为上呼吸道感染的一部分。有时可在麻疹或其他急性传染病的病程中并发。

四、急性支气管炎

急性支气管炎是指由于各种致病原引起的支气管黏膜的急性炎症，气管常同时受累，故又称为急性气管支气管炎，婴幼儿多见。常继发于上呼吸道感染或为一些急性呼吸道传染病（麻疹、百日咳等）的一种临床表现。

【病因与发病机制】病原为各种病毒或细菌，或为混合感染。特异性体质、免疫功能失调、营养不良、佝偻病、鼻窦炎等均为本病的危险因素。

五、小儿肺炎

肺炎是由不同致病原或其他因素所引起的肺部炎症。临床以发热、咳嗽、气促、呼吸困难及肺部固定湿啰音为特征。肺炎是婴幼儿时期的常见病，是我国住院小儿死亡的第一位。本病全年发病，以冬、春季节多见。

【分类】

1. 病因分类 可分为①感染性肺炎：如病毒性肺炎、细菌性肺炎、真菌性肺炎、支原体肺炎、衣原体肺炎、原虫性肺炎；②非感染性肺炎：如吸入性肺炎、过敏性肺炎等。

2. 病理分类 可分为大叶性肺炎、支气管肺炎、间质性肺炎等。

3. 病程分类 分为急性肺炎（病程<1个月）、迁延性肺炎（1~3个月）、慢性肺炎（>3个月）。

4. 病情分类 分为轻症（主要是呼吸系统受累，其他系统无或轻微受累，无全身中毒症状）、重症（除呼吸系统受累外，其他系统也受累，且全身中毒症状明显）。

5. 临床表现典型与分类 分为①典型性肺炎：指由肺炎链球菌、金黄色葡萄球菌、流感嗜血杆菌、大肠埃希菌等引起的肺炎；②非典型肺炎：指由肺炎支原体、衣原体、军团菌、病毒等引起的肺炎。2003年春季在我国发生的传染性非典型肺炎，世界卫生组织（WHO）将其命名为严重急性呼吸综合征，初步认定由新型冠状病毒引起，传染性强，病死率高。

支气管肺炎是小儿时期最常见的肺炎。

【病因】

1. 病原体 主要致病原为细菌、病毒、支原体、真菌等。发达国家小儿肺炎病原体以病毒为主，如呼吸道合胞病毒、腺病毒、流感病毒等；发展中国家以细菌为主，仍以肺炎链球菌多见，亦可金黄色葡萄球菌。近年来肺炎支原体、衣原体和流感嗜血杆菌肺炎有增多趋势。

2. 内在因素 婴幼儿免疫功能不健全，加上呼吸系统本身的解剖生理特点。

3. 其他因素 营养不良、维生素D缺乏性佝偻病、先天性心脏病等患儿易患此病，且病情严重，易迁延不愈。

【发病机制】病原体常由呼吸道入侵，少数经血行入肺，引起肺组织充血、水肿、炎性细胞浸润。炎症使肺泡壁充血水肿而增厚，支气管黏膜水肿，管腔狭窄，造成通气和换气功能障碍，导致缺氧和二氧化碳潴留，从而造成循环、神经、呼吸、消化系统等发生改变，导致心力衰竭、中毒性脑病、中毒性肠麻痹，以及混合性酸中毒、电解质紊乱。严重者可发生 DIC。

试题精选

1. 小儿扁桃体炎的好发年龄为
A. 新生儿
B. 1 岁
C. 4~10 岁
D. 1~3 岁
E. 14~15 岁
答案：C

2. 婴幼儿上呼吸道感染时易并发中耳炎的主要原因是
A. 咽鼓管细、长、平
B. 咽鼓管短、平、粗
C. IgM 含量不足
D. SIgA 含量不足
E. IgG 含量不足
答案：B

3. 新生儿出生时呼吸频率为
A. 10~20 次/分
B. 20~30 次/分
C. 40~50 次/分
D. 40~60 次/分
E. 50~60 次/分
答案：C

4. 正常 5 岁小儿每分钟呼吸次数为
A. 20~25 次
B. 25~30 次
C. 30~35 次
D. 35~40 次
E. 40~50 次
答案：A

5. 婴幼儿易患呼吸道感染的免疫因素是
A. 呼吸道黏膜缺少 SIgA
B. 呼吸道黏膜缺少 IgM
C. 呼吸道黏膜缺少 IgG
D. 呼吸道黏膜缺少 IgE
E. 呼吸道黏膜缺少补体
答案：A

6. 小儿急性上呼吸道感染最常见的病原体是
A. 细菌
B. 真菌
C. 病毒
D. 支原体
E. 衣原体
答案：C

第 7 单元　循环系统疾病患儿的护理

一、小儿循环系统解剖生理特点

1. **心脏的胚胎发育**　胚胎发育 2~8 周为心脏大血管形成的关键期，先天性心脏畸形的形成主要在此期。

2. **心脏位置**　心脏位置随年龄而改变。新生儿心脏位置较高并呈横位，心尖冲动在左侧第 4 肋间锁骨中线外，心尖部分主要为右心室。2 岁以后，小儿心脏由横位转为斜位，心尖冲动下移至第 5 肋间左锁骨中线处，左心室形成心尖部。7 岁以后心尖位置逐渐移到锁骨中线内 0.5~1cm。

3. **心率**　小儿新陈代谢旺盛和交感神经兴奋性较高，故心率相对较快。新生儿 120~

140次/分1岁内110～130次/分；2～3岁100～120次/分；4～7岁80～100次/分；8～14岁，70～90次/分。进食、活动、哭闹和发热等使心率加快，一般体温每升高1℃，脉搏增加10～15次/分。

4. 血压　新生儿收缩压60～70mmHg（8.00～9.33kPa）；1岁以内70～80mmHg（9.33～10.7kPa）；2岁以后收缩压可用（年龄×2＋80mmHg）或（年龄×0.27＋10.7kPa）公式计算，舒张压＝收缩压×2/3。如收缩压高于此标准20mmHg（2.67kPa）为高血压。测血压时，袖带宽度为上臂长度的2/3为宜。

二、先天性心脏病

【概述】先天性心脏病是胎儿时期心脏血管发育异常而导致的畸形，是小儿最常见的心脏病。发病率为活产婴儿的7‰～8‰。

【病因】与遗传和环境因素有关。①遗传因素：特别是染色体异常。②环境因素：较重要的原因是宫内感染（风疹、流行性感冒、流行性腮腺炎和柯萨奇病毒感染等）。孕母接触大剂量放射线、药物影响、患有代谢性疾病等。

【分类】根据左、右心腔或大血管间有无分流和临床有无青紫，分为3类。

1. 左向右分流型（潜伏青紫型）　正常情况下，体循环的压力高于肺循环压力，血液从左向右侧分流，故平时不出现青紫。当剧烈哭闹或任何原因使肺动脉或右心压力增高并超过左心时，血液自右向左分流，可出现暂时性青紫。常见房间隔缺损、室间隔缺损或动脉导管未闭。

2. 右向左分流型（青紫型）　由于畸形存在，造成右心压力增高并超过左心时，血液从右向左分流，或因大动脉起源异常，使大量静脉血流入体循环，出现持续性青紫。常见的有法洛四联症、大动脉错位等。

3. 无分流型（无青紫型）　在心脏左、右两侧或动、静脉之间无异常通路或分流，如主动脉缩窄和肺动脉狭窄等。通常无青紫，只有在心力衰竭时发生。

试题精选

1. 1岁以内小儿正常心率为
A. 80～90次/分
B. 90～100次/分
C. 100～110次/分
D. 110～130次/分
E. 130～150次/分
答案：D

2. 护士对5岁小儿查体：体温36.8℃，呼吸24次/分，心率100次/分，其结果说明
A. 呼吸正常、心率正常
B. 呼吸慢、心率慢
C. 呼吸慢、心率快

D. 呼吸快、心率快
E. 呼吸快、心率慢
答案：A

3. 5岁小儿正常血压为
A. 14.7/9.33kPa（110/70mmHg）
B. 13.3/8.00kPa（100/60mmHg）
C. 12.0/8.00kPa（90/60mmHg）
D. 12.0/6.67kPa（90/50mmHg）
E. 10.7/6.67kPa（80/50mmHg）
答案：C

4. 判断小儿高血压的标准是
A. 收缩压高于标准血压1.33kPa（10mmHg）

B. 收缩压高于标准血压 2.67kPa（20mmHg）

C. 舒张压高于标准血压 2.67kPa（20mmHg）

D. 收缩压高于标准血压 4.00kPa（30mmHg）

E. 舒张压高于标准血压 4.00kPa（30mmHg）

答案：B

5. 小儿最常见的青紫型先天性心脏病是

A. 室间隔缺损

B. 房间隔缺损

C. 肺动脉狭窄

D. 大血管错位

E. 法洛四联症

答案：E

6. 决定法洛四联症病情轻重的病变是

A. 房间隔缺损

B. 室间隔缺损

C. 主动脉骑跨

D. 肺动脉狭窄

E. 右心室肥大

答案：D

第 8 单元　血液系统疾病患儿的护理

一、小儿造血和血液特点

（一）小儿造血特点

1. **胚胎期造血**　分为 3 个阶段：①中胚叶造血期，约从胚胎第 3 周开始，在卵黄囊上形成许多血岛，含有原始血细胞。②肝（脾）造血期，胚胎 6～8 周时肝出现造血组织，4～5 个月达高峰，6 个月后肝造血逐渐减退，出生后 4～5d 造血停止。胚胎 8 周时脾造血，主要造红细胞、粒细胞、淋巴细胞等，5 个月后逐渐停止造红细胞和粒细胞，仅保留造淋巴细胞。③骨髓造血期，胚胎 4 个月开始造血，至生后 2～5 周后成为唯一的造血场所。

2. **生后造血**　①骨髓造血，是胚胎造血的继续，也是出生后主要的造血器官。②<u>髓外造血</u>，婴幼儿时期，当发生各种感染或贫血等造血增加时，肝、脾和淋巴结可恢复到胎儿时期的造血状态，出现肝、脾、淋巴结肿大，外周血液中出现有核红细胞和（或）幼稚中性粒细胞。这是小儿造血器官的一种特殊反应，当病因去除后即恢复正常。

（二）小儿血液特点

1. **红细胞数和血红蛋白量**　由于胎儿期组织处于缺氧状态，故红细胞数和血红蛋白量较高，小儿出生时红细胞计数为（5～7）×10^{12}/L，血红蛋白量 150～220g/L。因生理性溶血和血容量增加，出生后 10d，红细胞数和血红蛋白量下降，至 2～3 个月时红细胞数降至 3.0×10^{12}/L 左右，血红蛋白量降至 100g/L 左右，出现轻度贫血，称为"<u>生理性贫血</u>"。以后缓慢增加，于 12 岁达成人水平。

2. **白细胞数与分类**　初生时白细胞达（15～20）×10^9/L，生后 6～12h 可达（21～28）×10^9/L，然后逐渐下降，婴儿期白细胞数维持在 10×10^9/L，8 岁后接近成人水平。出生时中性粒细胞约 0.65，淋巴细胞 0.30。随着白细胞总数下降，中性粒细胞也下降，生后 4～6d 两者比例相等（<u>第一次交叉</u>），以后淋巴细胞约 0.60，中性粒细胞 0.35，至 4～6 岁两者又相等（<u>第二次交叉</u>），6 岁以后与成人相似。

3. **血小板**　与成人相似，为（150～250）×10^9/L。

4. **血容量**　新生儿血容量约占体重的 10%，平均 300ml；儿童占体重的 8%～10%。

二、小儿贫血概述

1．贫血诊断标准　6个月以下婴儿按国内标准：**新生儿血红蛋白（Hb）＜145g/L，1～4个月 Hb＜90g/L，4～6个月 Hb＜100g/L 为贫血**。6个月以上按**世界卫生组织（WHO）标准：6个月至6岁 Hb＜110g/L，6～14岁 Hb＜120g/L 为贫血**。

2．分度　根据末梢血中血红蛋白量可将贫血分为轻、中、重、极重4度：Hb为120～90g/L属轻度；90～60g/L为中度；60～30g/L为重度；＜30g/L为极重度。

3．分类

（1）病因分类：①红细胞和血红蛋白生成不足性贫血，包括造血物质缺乏（缺乏铁、维生素 B_{12}、叶酸等）和造血功能障碍引起的贫血。前者是小儿贫血**最常见**的原因，如**营养性缺铁性贫血、营养性巨幼细胞贫血**；后者见于再生障碍性贫血等。②红细胞破坏过多性贫血（溶血性贫血），如遗传性球形红细胞增多症、红细胞葡萄糖-6-磷酸脱氢酶缺乏症、珠蛋白生成障碍性贫血、自身免疫性溶血性贫血等。③红细胞丢失过多性贫血，如急性、慢性失血性贫血。

（2）形态分类：根据红细胞平均容积（MCV）、红细胞平均血红蛋白量（MCH）和红细胞平均血红蛋白浓度（MCHC）的结果，将贫血分为大细胞性、正细胞性、单纯小细胞性、小细胞低色素性4类（表4-1）。

表4-1　贫血的细胞形态分类

	MCV（f1）	MCH（pg）	MCHC（%）
正常值	80～94	28～32	32～38
正细胞性	80～94	28～32	32～38
大细胞性	＞94	＞32	32～38
单纯小细胞性	＜80	＜28	32～38
小细胞低色素性	＜80	＜28	＜32

三、营养性缺铁性贫血

营养性缺铁性贫血是由于体内铁缺乏导致血红蛋白合成减少而引起的一种贫血。临床上以**小细胞低色素性贫血、血清铁蛋白减少和铁剂治疗有效为特点**。6个月至2岁的婴幼儿最多见，为我国儿童重点防治的"四病"之一。

【病因与发病机制】

1．铁储存不足　早产儿、双胎或多胎，均可因胎儿储存铁减少而致病。

2．铁摄入不足　是导致缺铁性贫血的主要原因。

3．生长发育快　婴儿期、青春期的儿童生长发育快，早产儿生长发育更快，其铁的需要量相对增多，易发生缺铁。

4．铁吸收、利用障碍　慢性腹泻、反复感染等可影响铁的吸收、利用而导致缺铁。

5．丢失过多　用未经加热的鲜牛奶喂养婴儿，可因蛋白过敏而发生少量肠出血，患有肠息肉、膈疝、钩虫病等均可因小量肠出血导致铁丢失过多。

四、营养性巨幼细胞贫血

营养性巨幼细胞性贫血是由于缺乏维生素 B_{12} 和（或）叶酸所引起的一种大细胞性贫血。

主要临床特点是贫血、**神经精神症状**、红细胞的胞体变大、骨髓中出现巨幼细胞、用维生素 B$_{12}$ 或（和）叶酸治疗有效。多见于 2 岁以下婴幼儿。

【病因】

1．**摄入不足**。因乳类中维生素 B$_{12}$ 和叶酸含量较少，或母亲长期素食或未按时添加辅食所致。长期羊乳喂养、牛乳类制品在加工过程中叶酸被破坏都是摄入不足的原因。

2．需要量增加。婴幼儿生长发育迅速，对维生素 B$_{12}$ 和叶酸需求量增加。

3．疾病导致的吸收障碍。

4．消耗增加和某些药物的影响。

五、特发性血小板减少性紫癜

特发性血小板减少性紫癜是一种免疫性疾病，是小儿最常见的**出血性疾病**。临床上以皮肤、黏膜自发性出血、血小板减少、出血时间延长、血块收缩不良、束臂试验阳性为特征。本病多见于 1～5 岁小儿。

【病因与发病机制】

1．与病毒感染有关，但不是导致血小板减少的直接原因，而是病毒感染后使机体产生相应抗体，这类抗体可与血小板发生交叉反应，使血小板受到损伤而被单核-巨噬细胞系统所清除。

2．病毒感染后，体内形成抗原-抗体复合物并附着血小板表面，使血小板易被单核-巨噬细胞系统吞噬和破坏，使血小板寿命缩短，导致血小板减少。

3．感染可加重血小板减少或使疾病复发。

试题精选

1．小儿易出现髓外造血的原因是

A．缺乏红骨髓

B．骨髓造血功能尚不成熟

C．骨髓造血器官功能活跃

D．缺乏黄骨髓，造血代偿潜力很低

E．红骨髓过多，造血代偿潜力过高

答案：D

2．小儿造血的两个阶段是

A．中胚叶造血和肝（脾）造血

B．肝（脾）造血和生后造血

C．胚胎造血和骨髓造血

D．骨髓造血和骨髓外造血

E．胚胎造血和生后造血

答案：E

3．关于小儿生理性贫血，正确的描述是

A．出生后 6 个月发生

B．与红细胞生成素不足有关

C．与铁摄入不足有关

D．为小细胞低色素性贫血

E．早产儿不易发生

答案：B

4．6～14 岁小儿血红蛋白正常值的低限是

A．80g/L

B．90g/L

C．100g/L

D．110g/L

E．120g/L

答案：E

5．婴幼儿最常见的贫血是

A．感染性贫血

B．失血性贫血

C．溶血性贫血

D．营养性缺铁性贫血

E．巨幼红细胞性贫血

答案：D

6．青春期儿童发生缺铁的主要原因是

A．先天性铁储存不足

B．铁丢失过多

C．生长发育快

D．铁摄入不足

E．铁吸收减少

答案：C

7．用未加热的牛奶喂养婴儿可能导致

A．先天性铁储存不足

B．铁丢失过多

C．生长发育快

D．铁摄入不足

E．铁吸收减少

答案：B

8．孕母患缺铁性贫血可致胎儿出生后

A．先天性铁储存不足

B．铁丢失过多

C．生长发育快

D．铁摄入不足

E．铁吸收减少

答案：A

9．慢性腹泻可使婴儿

A．先天性铁储存不足

B．铁丢失过多

C．生长发育快

D．铁摄入不足

E．铁吸收减少

答案：E

10．婴幼儿长期偏食可导致

A．先天性铁储存不足

B．铁丢失过多

C．生长发育快

D．铁摄入不足

E．铁吸收减少

答案：D

11．小儿使用要素饮食时最大浓度不超过

A．10%

B．11.5%

C．12.5%

D．14%

E．15%

答案：C

第9单元　泌尿系统疾病患儿的护理

一、小儿泌尿系统解剖生理特点

【解剖特点】

1．肾　小儿年龄越小，肾相对越大。2岁以内小儿腹部触诊时容易扣及。婴儿肾的表面呈分叶状，2～4岁时分叶消失。

2．肾盂和输尿管　婴儿肾盂和输尿管比较宽，管壁肌肉及弹性纤维发育不全，容易受压扭曲，导致尿潴留和泌尿系感染。

3．膀胱　婴儿膀胱位置比年长儿和成人高，尿液充盈时易在腹部触及。小儿1.5岁左右时可自主排尿。

4．尿道　新生儿女婴尿道较短，仅为1cm（性成熟期3～5cm），外口暴露，且接近肛门，易被粪便污染，上行感染较多。男婴尿道虽长，但常因包茎污垢积聚引起上行感染。

【生理特点】

1. 肾功能　新生儿及婴幼儿的肾小球滤过率、肾血流量、肾小管重吸收能力及排泄功能均不成熟，表现为排尿次数增多，尿比重低，浓缩功能差，<u>1.5 岁时达成人水平</u>。

2. 尿液特点　出生后 24h 内开始排尿。正常尿液为**淡黄色**，尿量与液体的入量、气温、食物种类、活动量及精神因素有关。婴幼儿每昼夜尿量 400～600ml，学龄前儿童为 600～800ml，学龄儿童为 800～1 400ml。<u>小儿少尿标准：学龄儿童尿量<400ml/24h，学龄前<300ml/24h，婴幼儿<200ml/24h；无尿标准：<30～50ml/24h</u>。

二、急性肾小球肾炎

急性肾小球肾炎，是小儿泌尿系统最常见的疾病。急性起病，以**水肿、少尿、血尿、高血压**为主要表现。临床上绝大多数属链球菌感染后肾炎。

【病因与发病机制】本病是由 <u>A 组乙型溶血性链球菌</u>感染引起的免疫复合物性肾小球肾炎。

三、原发性肾病综合征

肾病综合征是由多种病因引起的以大量蛋白尿、低蛋白血症、高脂血症和不同程度的水肿为临床表现的一组综合征。

按病因可分为原发性、继发性和先天性 3 大类，其中 90% 以上患儿为原发性。原发性肾病又分为单纯性肾病和肾炎性肾病。

【病因与发病机制】病因不清，单纯性肾病与 T 细胞功能紊乱有关，患儿起病或复发前常有呼吸道感染。

本病最根本的病理生理特点是**大量蛋白尿**，水肿、低蛋白血症、高脂血症均是蛋白尿的结果。

肾病时肾小球滤过膜通透性增高，大量血浆蛋白滤出，超过肾小管的回收能力，蛋白随尿排出。大量蛋白丢失而导致低蛋白血症，血浆胶体渗透压下降，出现水肿，同时低蛋白血症使肝合成脂蛋白增多，出现血脂特别是胆固醇增高。

四、泌尿道感染

泌尿道感染是指病原体直接侵入尿路，在尿中生长繁殖并侵犯尿路黏膜或组织而引起损伤。

1. 致病菌　多为肠道革兰阴性菌，<u>80% 以上为**大肠埃希菌**</u>，其次为克雷伯杆菌、肠杆菌、变形杆菌，革兰阳性球菌少见，金黄色葡萄球菌见于血源性感染。

2. 感染途径　①**上行感染，最为常见，女婴多于男婴**；②血行感染，多发生于新生儿及婴儿败血症或体内化脓性病灶所致，以金黄色葡萄球菌多见；③淋巴感染和直接蔓延。

3. 易感因素　①与解剖生理特点有关；②与新生儿和婴儿的免疫功能差，感染多为血行播散；③小儿再发性和慢性泌尿系感染常与先天畸形和膀胱、输尿管尿液反流有关。

📄 试题精选

1. 有关少尿的诊断标准正确的是

A. 婴幼儿每日尿量<50ml

B. 婴幼儿每日尿量＜100ml

C. 学龄前儿童每日尿量＜200ml

D. 学龄儿童每日尿量＜300ml

E. 学龄儿童每日尿量＜400ml

答案：E

2. 学龄前儿童每日的尿量是

A. 800～1000ml

B. 600～800ml

C. 400～600ml

D. 400ml

E. 300ml

答案：B

3. 婴幼儿每日尿量是

A. 800～1000ml

B. 600～800ml

C. 400～600ml

D. 400ml

E. 300ml

答案：C

4. 患儿，8岁，2周前患上呼吸道感染，2d来颜面水肿，尿少，尿为浓茶色。诊断为急性肾小球肾炎。患儿感染的致病菌最可能是

A. A组乙型溶血性链球菌

B. 甲型链球菌

C. 草绿色链球菌

D. 肺炎球菌

E. 粪链球菌

答案：A

5. 年长儿链球菌感染引起的上呼吸道感染可诱发

A. 肠炎

B. 脑膜炎

C. 肺脓肿

D. 急性肾小球肾炎

E. 泌尿系感染

答案：D

6. 对急性肾小球肾炎的描述，正确的是

A. 是细菌引起的感染性疾病

B. 病变主要累及肾小管

C. 血尿、水肿、高血压是主要症状

D. 常见的致病菌是葡萄球菌

E. 多见于学龄前儿童

答案：C

第10单元　神经系统疾病患儿的护理

一、小儿神经系统解剖生理特点

【小儿神经系统特点】

1. 脑　出生时脑表面有主要沟回，但较浅且发育不完善，细胞分化较差，髓鞘形成不全，对外来刺激反应缓慢且易泛化。在基础代谢状况下，小儿脑耗氧量占机体总耗氧量的50%，而成人则为20%，所以小儿对缺氧耐受性较成人差。

2. 脊髓　新生儿时脊髓末端达第3腰椎水平，4岁时达第1腰椎上缘，故给新生儿做腰椎穿刺时位置要低，应以第4～5腰椎间隙为宜。

3. 脑脊液　新生儿脑脊液量少，约50ml，压力30～80mmH$_2$O，随年龄增长，脑脊液量逐渐增多，儿童脑脊液压力为70～200mmH$_2$O，外观无色透明，生化检查与成人近似。

二、化脓性脑膜炎

化脓性脑膜炎　是由各种化脓性细菌感染引起的脑膜炎症，是小儿常见的感染性疾病之

一。临床表现以发热、呕吐、头痛、烦躁、嗜睡、惊厥、脑膜刺激征及脑脊液改变为主要特征。

【病因及发病机制】

1．病因　常见病原体为脑膜炎奈瑟菌、流感嗜血杆菌、大肠埃希菌、肺炎链球菌、葡萄球菌等，其中**脑膜炎奈瑟菌、流感嗜血杆菌最为多见**。

2．发病机制　在细菌毒素和多种炎症相关细胞因子作用下，形成软脑膜、蛛网膜和表层脑组织为主的炎症反应，表现为广泛性血管充血、大量中性粒细胞浸润和纤维蛋白渗出，伴有弥散性血管源性和细胞毒性脑水肿。并可发生脑室膜炎，导致硬脑膜下积液和（或）积脓、脑积水。

三、病毒性脑膜炎、脑炎

病毒性脑膜炎、脑炎是由多种病毒引起的中枢神经系统感染性疾病。若炎症主要累及脑膜，临床表现为病毒性脑膜炎；若病变累及大脑实质，则以病毒性脑炎为临床表现。

【病因】**80%是由肠道病毒**引起的，包括脊髓灰质炎、柯萨奇病毒和埃可病毒；其次为虫媒病毒、腮腺炎病毒和单纯疱疹病毒等。

四、急性感染性多发性神经根神经炎

急性感染性多发性神经根神经炎又称吉兰－巴雷综合征，好发 10 岁以内小儿，以夏秋季为发病高峰季节。临床以急性、对称性、弛缓性肢体瘫痪，伴有周围性感觉障碍为主要特征。大多数在数周内恢复，严重者死于呼吸衰竭。

【病因与发病机制】可能与病毒感染等前驱疾病所诱发的脱髓鞘病变和机体免疫功能紊乱有关。受凉、疲劳是本病的诱发因素。病变主要发生在脊神经根，近、远端神经均可受累，以近端神经根及神经较重，脑神经也可受累。

五、脑性瘫痪

脑性瘫痪是指发育早期阶段（出生前到出生后 1 个月期间）多种原因引起的脑损伤，临床以非进行性中枢性运动功能障碍和姿势异常为特征。

【病因与发病机制】一般将致病因分为 3 类。

1．出生前因素　胎儿期的感染、出血、畸形及受孕前、后与孕妇相关的环境、遗传因素与疾病等。

2．出生时因素　早产、窒息、难产、产钳夹伤等。

3．出生后因素　缺氧、感染、外伤、颅内出血、核黄疸等。

六、注意缺陷多动障碍

注意缺陷多动障碍是以多动、注意力不集中、参与事件能力差，但智力基本正常的行为障碍，1/3 以上患儿伴有学习困难和心理异常。

【病因】可能是一种**多基因的**遗传性疾病；亦与产前、产时、产后的轻度脑损伤有关。

【发病机制】至今尚无肯定结论，认为患儿全脑葡萄糖代谢率减低，尤其在运动前回和前额皮质，而前脑与注意力形成有关。另外临床和动物实验证明神经递质代谢异常与该病发生也有关。

第 11 单元 结缔组织疾病患儿的护理

一、风湿热

风湿热是一种累及多系统具有反复发作倾向的全身结缔组织病，其发病与 **A 组乙型溶血性链球菌感染**密切相关。发病年龄以 5～15 岁多见。

【病因与发病机制】一般认为本病与 A 组乙型溶血性链球菌感染后的两种免疫反应有关，即变态反应和自身免疫。也有研究者提出病毒可能是风湿热的病因，或是细菌与病毒的协同作用。

二、幼年特发性关节炎

幼年特发性关节炎是儿童时期常见的风湿性疾病，以慢性关节滑膜炎为主要特征，伴全身多脏器功能损害，是小儿时期残疾或失明的重要原因。

【病因与发病机制】病因未明，可能与感染、遗传、自身免疫、寒冷、潮湿、疲劳、营养不良、精神因素等有关。发病机制中有一系列复杂的免疫过程参与，导致组织损伤。

三、过敏性紫癜

过敏性紫癜是小儿时期最常见的一种血管炎，以毛细血管变态反应性炎症为病理基础。多见于学龄期儿童。

【病因与发病机制】病因不明，目前认为与某种致敏因素引起的**自身免疫反应**有关。致敏原可为病原体（细菌、病毒、支原体或寄生虫）、食物、药物、预防接种、花粉、蚊虫叮咬等。发病机制中有一系列复杂的免疫过程参与，导致了组织损伤。

四、皮肤黏膜淋巴结综合征

皮肤黏膜淋巴结综合征又称川崎病，是一种以变态反应性血管炎为主要病理改变的结缔组织病，婴幼儿多见，**心肌梗死是主要死因**。

【病因与发病机制】病因未明，一般认为可能与多种病原感染有关；也有人认为与环境污染、药物、化学制剂等因素有关。其基本病理变化为血管周围炎、血管内膜炎或全层血管炎，涉及动脉、静脉和毛细血管。

试题精选

1. 小儿患上呼吸道感染后，可引起的变态反应性疾病是
A. 败血症
B. 风湿热
C. 胃肠炎
D. 咽后壁脓肿
E. 支气管肺炎
答案：B

2. 与风湿热发病密切相关的细菌是
A. 金黄色葡萄球菌

B．A 组乙型溶血性链球菌

C．肺炎球菌

D．大肠埃希菌

E．白色葡萄球菌

答案：B

第 12 单元　常见传染病患儿的护理

一、总论

1. **传染过程**　是病原体侵入人体，机体与病原体相互斗争、相互作用的过程。可产生 5 种不同的结果。①显性感染：病原体感染人体后，不但引起机体发生免疫应答，而且引起组织损伤和病理改变，出现临床症状和体征。②隐性感染：病原体感染人体后，引起机体发生特异性免疫应答，但不引起或仅引起轻微的组织损伤，临床上无任何症状、体征，只有通过免疫学检查才发现特异性抗原或抗体。③病原携带者：病原体在人体内生长、繁殖，并可排出体外，但不引起人体出现疾病的临床表现，称病原携带者状态。<u>病原携带者是传染病重要的传染源</u>。④潜伏性感染：感染过程中，病原体与人体互相作用时，保持暂时的平衡状态，不出现临床表现，但当机体防御功能减低时，原已潜入在人体内的病原体便乘机繁殖，引起发病，如带状疱疹、疟疾。⑤病原体被清除：病原体侵入人体后，被人体的非特异性免疫屏障（如胃酸）所清除；也可被人体的特异性被动免疫所中和；还可被预防注射或感染后获得的特异性主动免疫而清除。

传染过程的 5 种表现形式，在一定条件下可以相互转化。病原体侵入机体后，**隐性感染最多见**，其次为病原携带状态，而显性感染最少，但最易识别。

2. **基本特征**　包括有病原体、有传染性及有流行性、季节性和地方性、有免疫性。

3. **传染病流行的 3 个环节**　**传染源、传播途径**和**易感人群**为传染病流行的 3 个环节。切断其中任何一个环节都能阻止传染病的流行。

（1）传染源：传染源包括患者、病原携带者、受感染的动物。特别是患者为多种传染病的重要传染源，在潜伏期和临床症状期传染性最强。

（2）传播途径：病原体可通过内源性和外源性两种方式播散。

（3）人群易感性：当对某种传染病缺乏特异性免疫力的易感者比例增高，同时有传染源和相应的传播途径时，该传染病易暴发流行。

4. **影响流行过程的因素**　传染病流行受**社会**因素和**自然**因素影响。

二、麻疹

麻疹是由麻疹病毒引起的急性呼吸道传染病，以发热、咳嗽、流涕、结膜炎、口腔麻疹黏膜斑及全身皮肤斑丘疹为主要表现。麻疹传染性强，易并发肺炎。

【病因与发病机制】病原体是麻疹病毒，属副黏液病毒科，为 RNA 病毒，不耐热，对日光和消毒剂均敏感。55℃时 15min 被破坏，在流通的空气或日光中 30min 失去活力。麻疹病毒侵入上呼吸道和眼结膜上皮细胞，短期繁殖，同时少量病毒侵入血液，形成第一次病毒血症，被单核细胞吞噬后大量繁殖，再次侵入血液，引起第二次病毒血症，出现高热和皮疹。

【流行病学】麻疹患者是唯一的传染源。出疹前 5d 至出疹后 5d 均有传染性，有并发症者传染性可延至出疹后 10d。病毒通过打喷嚏、咳嗽和说话等由飞沫传播。凡未接种麻疹疫苗的人均为易感人群。全年均可发病，以冬、春两季为主。

三、水痘

水痘是由水痘-带状疱疹病毒所引起的传染性较强的儿童常见急性传染病。临床以轻度发热、全身性分批出现的皮肤黏膜斑疹、丘疹、疱疹和结痂并存为特点，全身中毒症状轻。水痘的传染性极强。

【病因与发病机制】病原体为水痘-带状疱疹病毒，为 DNA 病毒，只有一个血清型。该病毒在体外抵抗力弱，不耐酸和热，对乙醚敏感，不能在痂皮中存活，但在疱疹液中可长期存活。

水痘-带状疱疹病毒主要由飞沫传播，病毒侵入机体后在呼吸道黏膜细胞中复制，而后进入血液，形成病毒血症。在单核巨噬细胞系统内再次增殖后释放入血，形成第二次病毒血症。由于病毒入血呈间歇性，导致患儿皮疹分批出现，且不同性状皮疹同时存在。皮肤病变仅限于表皮棘细胞层，故脱屑后不留瘢痕。

【流行病学】水痘患者是唯一传染源，主要通过空气飞沫传播，亦可直接接触感染。出疹前 1～2d 至疱疹全部结痂时均具有传染性。易感人群以 2～6 岁儿童多见。水痘以冬、春季节高发。

四、猩红热

猩红热是由 A 组乙型溶血性链球菌引起的急性传染病，临床以发热、咽炎、草莓舌、全身弥散性鲜红色皮疹和疹退后片状蜕皮为特征。少数起病后 1～5 周可发生变态反应性风湿病及急性肾小球肾炎。

【病因与发病机制】A 组乙型溶血性链球菌是本病的致病菌，能产生致热性外毒素（又称红疹毒素）。该菌外界生命力较强，但对热及一般消毒剂敏感。

链球菌及其毒素侵入机体后，主要产生 3 种病变。①化脓性病变：引起咽峡炎、化脓性扁桃体炎。②中毒性病变：引起发热等全身中毒症状及出现典型猩红热皮疹。③变态反应性病变：病后 2～3 周，少数患者发生变态反应性病理损害；少数出现心、肾及关节的非化脓性炎症。

【流行病学】猩红热患者及带菌者为主要传染源，自发病前 24 小时至疾病高峰传染性最强。主要通过呼吸道飞沫传播。春季多见，3～7 岁小儿发病率高。

五、流行性腮腺炎

流行性腮腺炎是由腮腺炎病毒引起的急性呼吸道传染病，其临床表现以腮腺非化脓性肿痛为特征，多伴发热、咀嚼受限，可累及其他腺体和器官。好发于儿童及青少年。

【病因与发病机制】腮腺炎病毒属副黏液病毒属的单股 RNA 病毒，人是该病毒的唯一宿主。此病毒对外界抵抗力弱，室温 2～3d 可失去传染性，加热 55～60℃20min 就失去活性，紫外线照射可迅速灭活。病毒经口、鼻侵入人体后，在局部黏膜上皮细胞中增殖。引起局部炎症后入血产生病毒血症，产生多种腺体（腮腺、下颌下腺、舌下腺、胰腺、性腺）炎症改变和中枢神经系统炎症。表现为非化脓性炎症。

【流行病学】传染源是早期患者和隐性感染者，主要经<u>飞沫传播</u>，好发于<u>5～15 岁儿童</u>，全年发病，但以冬、春季多见。

六、中毒型细菌性痢疾

中毒型细菌性痢疾是急性细菌性痢疾的危重型，临床以急起高热、反复抽搐、嗜睡、昏迷，以及迅速发生循环衰竭和（或）呼吸衰竭为特征。而早期肠道症状可很轻或无。

【病因与发病机制】病原菌为痢疾杆菌，属志贺菌属，是革兰阴性杆菌，对外界抵抗力强，耐寒，耐湿，但加热至 60℃时 10min 可灭活，各种消毒剂均有效果。

痢疾杆菌致病性很强，可释放内毒素和外毒素，<u>内毒素是造成全身中毒症状的主要原因</u>。外毒素具有细胞毒性（可使肠黏膜细胞坏死）、神经毒性（吸收后产生神经系统表现）和肠毒性（使肠内分泌物增加）。痢疾杆菌经口进入结肠，侵入肠黏膜上皮细胞和黏膜固有层，在局部迅速繁殖并裂解，产生大量内毒素，形成内毒素血症，引起周身和（或）脑的急性微循环障碍，产生休克和（或）脑病。抽搐的发生与神经毒素有关。

【流行病学】痢疾患者及带菌者都是传染源，夏、秋季为发病高峰，<u>通过粪-口途径传播</u>，人群普遍易感，<u>以 2～7 岁体格健壮小儿多发</u>。

试题精选

1. 人体被病原体侵袭后，不出现或仅出现不明显的临床表现，但可产生特异性免疫，被称为
A. 潜在性感染
B. 病原体被消灭
C. 隐性感染
D. 显性感染
E. 带菌者
答案：C

2. 构成传染过程必须具备的 3 个因素是
A. 传染源、传播途径、易感人群
B. 病原体、社会因素、自然因素
C. 病原体的数量、致病力、特异性定位
D. 病原体、人体和病原体所处的环境
E. 屏障作用、吞噬作用、体液作用
答案：A

3. 确定传染病检疫期的依据是
A. 潜伏期
B. 传染期

C. 症状明显期
D. 恢复期
E. 前驱期
答案：A

4. 甲类传染病是指
A. 鼠疫、霍乱
B. 霍乱、狂犬病
C. 鼠疫、狂犬病
D. 鼠疫、黑热病
E. 炭疽、狂犬病
答案：A

5. 麻疹早期的诊断依据是
A. 麻疹黏膜斑
B. 未按时接种麻疹疫苗
C. 发热 3～4d 后耳后出疹
D. 接触麻疹患儿 10～12d 后发热
E. 高热及耳后、枕部淋巴结肿大
答案：A

6. 麻疹的传播途径是

A．飞沫呼吸道传染

B．虫媒传播

C．血液传播

D．皮肤接触传播

E．消化道传播

答案：A

7．水痘的传播途径是

A．食物传播

B．虫媒传播

C．土壤传播

D．呼吸道传播

E．消化道传播

答案：D

8．水痘的传染期是

A．发热至结痂脱落为止

B．出疹期至痂脱落为止

C．潜伏期至结痂

D．前驱期至出疹

E．出疹前1～2d至皮疹全部结痂为止

答案：E

9．猩红热的主要传染源是

A．乙型溶血性链球菌携带者

B．链球菌引起咽峡炎患儿

C．伤口感染患儿

D．猩红热患儿

E．猩红热患儿和带菌者

答案：E

10．流行性腮腺炎的传播途径是

A．呼吸道传播

B．消化道传播

C．体液传播

D．接触传播

E．虫媒传播

答案：A

第13单元 小儿结核病的护理

一、总论

结核病是由结核杆菌引起的一种慢性传染病，各个脏器均可受累，其中以原发型肺结核最常见，严重病例可引起血行播散，发生粟粒型结核或结核性脑膜炎。

【病因与发病机制】结核菌属于分枝杆菌属，具有抗酸性。对人具有致病性的主要是人型结核杆菌，其次为牛型结核杆菌。结核杆菌对温热较敏感，65℃时 30min 即可灭活，干热100℃时 20min 灭活。将痰吐在纸上直接焚烧是最简单的灭菌方法。

小儿初次感染结核菌是否发展为结核病，取决于细菌的毒力、数量和机体的免疫力。机体感染结核菌后，在产生免疫力的同时也产生变态反应，是同一细胞免疫过程中的两种不同表现。

小儿对结核菌及其代谢产物具有较高的敏感性，机体初次感染结核菌4～8周后，通过致敏的T淋巴细胞产生迟发型变态反应（Ⅳ型变态反应），同时获得一定的免疫力。

【流行病学】开放性肺结核患者是主要传染源，呼吸道传播为主要传播途径，亦可经消化道传播。新生儿对结核菌非常易感。生活贫困、居住拥挤、营养不良、社会经济落后等是人群结核病高发的原因。

二、原发型肺结核

原发型肺结核是结核杆菌初次侵入人体后发生的原发感染，是小儿肺结核的主要类型。

包括原发综合征和支气管淋巴结结核，此型多呈良性经过，但亦可进展，导致干酪性肺炎、结核性胸膜炎，或恶化血行播散致急性粟粒型结核或结核性脑膜炎。

【发病机制与病理改变】结核杆菌被吸入肺内形成原发病灶。原发灶多见于胸膜下，在肺上叶底部和下叶上部，以右侧多见。原发综合征病变由 3 部分组成：肺部**原发病灶、肿大的淋巴结**和连接两者之间的**淋巴管炎**。支气管淋巴结结核以胸腔内肿大的淋巴结为主。两者除 X 线表现不同外，在临床上难于区别，故两者并为一型，即原发型肺结核。**基本病理改变为渗出、增殖和坏死。**

原发型肺结核的病理转归：①吸收好转，钙化或硬结。此种转归最常见。②病变进展：产生空洞、支气管淋巴结周围炎、支气管内膜结核和结核性胸膜炎。③病变恶化：**血行播散**导致急性或全身性粟粒性结核病。

三、急性粟粒型肺结核

急性粟粒型肺结核或称急性血行播散型肺结核，常是原发综合征发展的结果。是由于胸腔内淋巴结或原发灶内大量结核菌进入血流所引起，多见于婴幼儿初染后 3～6 个月。

【病因与发病机制】原发灶或胸腔内淋巴结干酪样坏死病变破坏血管，导致大量结核菌进入肺动脉引起粟粒型肺结核。如结核菌进入肺静脉经血行或经淋巴播散至全身引起急性全身性粟粒型结核病。

病理改变为灰黄色、直径 1～2mm 的粟粒样结核结节，均匀布满两肺，肺上部较多，位于间质，很少在肺泡腔内。

四、结核性脑膜炎

结核性脑膜炎是结核菌侵犯脑膜所引起的炎症，常为血行播散所致的全身性粟粒型结核病的一部分，是小儿结核病中**最严重**的类型。病死率较高，存活者后遗症多，常在结核原发感染后 1 年内发生，尤其在初染结核 3～6 个月最易发生，婴幼儿多见。

【病因与发病机制】病原菌为人型或牛型结核杆菌。结核性脑膜炎为全身粟粒型结核的一部分，由于小儿血-脑屏障功能差，中枢神经系统发育不成熟，免疫功能不完善，入侵的结核菌易经血行播散，由肺或骨结核等播散而来。

结核菌使软脑膜呈弥漫性特异性改变，在大脑、小脑、脑底部及沿血管形成多发结核结节；蛛网膜下腔积聚大量炎性渗出物，尤以脑底部最为明显，易引起脑神经损害和脑脊液循环受阻。脑血管亦呈炎性改变，严重者致脑组织缺血、软化，出现瘫痪。

试题精选

1. 结核性脑膜炎多由下列哪种结核播散所致
A. 肺部粟粒型结核经血行传播
B. 脑膜结核干酪病变破溃
C. 中耳及乳突结核灶
D. 脑实质结核灶
E. 支气管结核播散
答案：A
2. 属于中枢神经系统炎性病变的是
A. 阿-斯综合征
B. 脑膜炎

C. 脑肿瘤

D. 肝性脑病

E. 休克

答案：B

第14单元 常见急症患儿的护理

一、小儿惊厥

惊厥是指全身或局部骨骼肌突然发生不自主收缩，常伴意识障碍，是儿科常见的急症，婴幼儿多见。由于小儿大脑皮质功能发育未成熟，各种较弱刺激也能在大脑引起强烈的兴奋与扩散，导致神经细胞突然大量异常反复放电活动所致。

【病因与发病机制】

1. 感染性疾病 ①颅内感染：各种细菌、病毒、原虫、寄生虫、真菌等引起的脑膜炎、脑炎及脑脓肿等或随之引起的脑水肿；②颅外感染：各种感染造成的高热惊厥、中毒性脑病和破伤风等，其中高热惊厥最常见。

2. 非感染性疾病 ①颅内疾病：各型癫痫、占位性病变、颅脑损伤、畸形、脑退行性病变，其他如接种后脑炎等；②颅外疾病：如中毒（杀鼠药、农药及中枢神经兴奋药等中毒）、水电解质紊乱（如低钙血症、低镁血症、低钠血症等）、肾源性、代谢性因素（如低血糖、苯丙酮尿症）及其他（如缺氧缺血性脑病、窒息、溺水、心肺严重疾病等）。

二、急性颅内压增高

急性颅内压增高是由多种原因引起脑实质体积增大或颅内液体量异常增加，造成颅内压增高的一种严重临床综合征。临床主要表现为头痛、呕吐、意识障碍、惊厥、生命体征改变等，若抢救不及时易发生脑疝导致死亡。

【病因与发病机制】颅内、外感染及颅内占位性病变、脑缺血缺氧、脑积水，以及高血压脑病、水电解质紊乱、药物或食物中毒等均是颅内压增高的原因。

颅内压是指颅腔内脑组织、脑血管系统及脑脊液所产生的压力，正常时压力相对恒定，如脑组织、脑脊液或颅内血管床中任何一种内容物体积增大时，其余内容物的容积则相应地缩小，以缓冲颅内压的增高，当代偿功能超过限度时即发生颅内压增高，严重时迫使部分脑组织嵌入孔隙，形成脑疝，导致中枢性呼吸衰竭，危及生命。

三、急性呼吸衰竭

急性呼吸衰竭是指累及呼吸器官及呼吸中枢的各种疾病，均导致呼吸衰竭，表现为低氧血症和（或）高碳酸血症。根据血气结果，将呼吸衰竭分为Ⅰ型（单纯低氧血症）和Ⅱ型（低氧血症伴高碳酸血症）。

【病因与发病机制】

1. 病因 ①中枢性：常见于颅内感染、出血、脑损伤、脑肿瘤、颅内压增高等；②周围性：常见于喉头水肿、肺炎、肺不张、肺水肿、肺气肿及支气管异物等，呼吸肌麻痹、气胸及胸腔积液等也可致病。

2．发病机制　中枢性和周围性呼吸衰竭的最终结果均导致机体**缺氧、二氧化碳潴留和呼吸性酸中毒**，进而引起脑水肿、心肌收缩无力和心排血量减少、血压下降、肾衰竭等，从而进一步加重缺氧和酸中毒，形成恶性循环。

四、充血性心力衰竭

充血性心力衰竭是指心脏在充足的回心血量的前提下，心排血量不能满足周身循环和组织代谢的需要，而出现的一种病理生理状态。心力衰竭是小儿时期常见的危重急症。小儿心力衰竭以 **1 岁内发病率最高**。

【病因与发病机制】

1．病因　①心血管疾病：因心肌病变引起心肌收缩力减弱所致，以**先天性心脏病最多见**。②非心血管疾病：因心脏负荷过重引起继发性心肌收缩力下降，如肺炎、支气管哮喘；急性肾炎严重循环充血；重度贫血、甲状腺功能亢进症等。③诱因：**常见急性感染、输液、输血过量或过速**、手术、严重失血及各种心律失常等。

2．发病机制　当心肌发生病损或心脏长期负荷过重，心肌收缩就会逐渐减退，早期机体通过加快心率、心肌肥厚和心脏扩大进行代偿，以增加心排血量，满足机体的需要。若病因持续存在，心脏功能失代偿，不能满足机体代谢的需要，而出现静脉回流受阻、体内水钠潴留、脏器淤血等。

五、急性肾衰竭

急性肾衰竭是指由于肾本身或肾外因素引起急性肾衰退，肾排出水分及清除代谢废物的能力下降，以致不能维持机体的内环境稳定，临床上出现少尿或无尿及氮质血症等改变的一组临床综合征。

【病因与发病机制】急性肾衰竭是由于肾前、肾性及肾外原因所致的肾功能在短期内急剧下降的临床综合征。**肾性原因是儿科最常见的肾衰竭原因**。

六、心搏呼吸骤停

心搏、呼吸骤停是临床上最危重的急症，表现为呼吸、心搏停止，意识丧失或抽搐，脉搏消失，血压测不出。心电图示：心动极缓-停搏型或心室颤动。

【病因】①窒息，是小儿心搏呼吸骤停的主要直接原因，见于各种原因所致的新生儿窒息；②突发意外事件，如严重外伤及大出血、中毒、淹溺和电击等；③各种心脏疾病；④药物中毒及过敏；⑤电解质及酸碱平衡失调，特别是高钾血症或低钾血症；⑥医源性因素，如心脏手术、麻醉意外等。

心搏呼吸骤停会引起缺氧、CO_2 潴留导致脑水肿，脑细胞死亡出现于心搏呼吸停止后 4～6min。

试题精选

1. 婴儿上呼吸道感染初期突发高热最易引起
A. 惊厥
B. 中耳炎
C. 结膜炎
D. 支气管炎
E. 咽后壁脓肿
答案：A

2. 婴儿期引起无热惊厥最常见的病因是
A. 呼吸道感染
B. 消化道感染
C. 败血症
D. 中毒性痢疾
E. 低钙血症
答案：E

第5部分
医疗机构从业人员行为规范与医学伦理学

第1单元　医疗机构从业人员行为规范

一、医疗机构从业人员基本行为规范

1. 以人为本，践行宗旨　坚持救死扶伤、防病治病的宗旨，发扬人道主义精神，以患者为中心，全心全意为人民健康服务。

2. 遵纪守法，依法执业　自觉遵守国家法律法规，遵守医疗卫生行业规章和纪律，严格执行所在医疗机构各项制度规定。

3. 尊重患者，关爱生命　遵守医学伦理道德，尊重患者的知情同意权和隐私权，为患者保守医疗秘密和健康隐私，维护患者合法权益；尊重患者被救治的权利，不因种族、宗教、地域、贫富、地位、残疾、疾病等歧视患者。

4. 优质服务，医患和谐　言语文明，举止端庄，认真践行医疗服务承诺，加强与患者的交流与沟通，积极带头控烟，自觉维护行业形象。

5. 廉洁自律，恪守医德　弘扬高尚医德，严格自律，不索取和非法收受患者财物，不利用执业之便谋取不正当利益；不收受医疗器械、药品、试剂等生产、经营企业或人员以各种名义、形式给予的回扣、提成，不参加其安排、组织或支付费用的营业性娱乐活动；不骗取、套取基本医疗保障资金或为他人骗取、套取提供便利；不违规参与医疗广告宣传和药品医疗器械促销，不倒卖号源。

6. 严谨求实，精益求精　热爱学习，钻研业务，努力提高专业素养，诚实守信，抵制学术不端行为。

7. 爱岗敬业，团结协作　忠诚职业，尽职尽责，正确处理同行同事间关系，互相尊重，互相配合，和谐共事。

8. 乐于奉献，热心公益　积极参加上级安排的指令性医疗任务和社会公益性的扶贫、义诊、助残、支农、援外等活动，主动开展公众健康教育。

二、护士行为规范

1. 护士仪表　仪容整洁简约，端庄文雅，淡妆上岗。不戴影响护理操作的饰物，不浓妆艳抹，给人以亲切、端庄、纯洁、文明的印象。燕帽整洁，头发前不过眉，后不过肩。

护士服整洁、平整、无破损，胸牌、护士表佩带整齐，不留长指甲，不涂指甲油，说话轻、走路轻、关门轻、做事轻。

2．护士举止　举止端庄，稳重大方，符合人体力学原则，站姿、坐姿、走姿保持最佳生理姿势。

3．护士谈吐　对患者语言亲切、语气温和、语音亲晰，交流中认真倾听，解答时语调适中，使用尊称和敬语；做到来有迎声、问有答声，走有送声，为患者创造一个温馨的休养环境。

4．相关礼仪

（1）电话礼仪：接电话时文明用语，响铃不要超过三声，还话时要态度和蔼，言简意赅，用语文明。

（2）接待门诊患者礼仪：接待患者时，姿势端正，背部挺直，面向并注视患者，表情和蔼自然，切忌举目四看，心不在焉。

（3）接待住院患者的礼仪：患者入院主动介绍医院环境，主管医师和主管护士，对患者进行健康教育，若患者有疑问时，应耐心细致地解释。患者出院时要做好出院指导。

（4）接待手术患者的礼仪：术前做好充分的疏导工作，教会患者如何对待手术以及术中配合、术后注意事项等。

（5）接待急诊患者的礼仪：要求急诊护士行动敏捷，技术熟练，具备良好的心理素质和行为习惯，必须有较强的应变能力，做到急而不慌，忙而不乱，争分夺秒，处理果断。

（6）接待老年患者的礼仪：对待老年人切忌直呼其名、床号，以免引起老年人的不愉快，有的老年人由于视、听、嗅及触觉功能减退，造成不同程度的语言交流障碍，护士尽量采用接触、手势、面部表情和身体姿势等多种方式与患者交流。

（7）接待儿童患者的礼仪：儿童具有生活不能自理、发病急、变化快，不善于语言表达等特点，护士要细心看，仔细倾听，善于从细微变化中发现问题。

三、护士职业素质

护士职业素质是指在合适的时间、合适的地点，用合适的方式，说合适的话，做合适的事。使护士在知识、技能、观念、思维、态度、心理上符合护士职业规范和标准。护士职业素质是指职业内在的规范和要求，是在职业过程中表现出来的综合品质，包含职业道德、职业技能、职业行为、职业作风和职业意识等方面。护士职业素质是劳动者对社会职业了解与适应能力的一种综合体现，其主要表现在职业兴趣、职业能力、职业个性及职业情况等方面。影响和制约护士职业素质的因素很多，主要包括：受教育程度、实践经验、社会环境、工作经历以及自身的一些基本情况（如身体状况等）。护士的职业素质包括：

1．热爱护理事业，热爱本职工作，具有为人类健康服务的敬业精神。关心患者疾苦，想患者所想，急患者所急。对患者有高度的责任心、同情心和爱心。有良好的医德医风，廉洁奉公。不做违反道德良心的不合法操作或不忠于职守的工作，以维护职业的声誉。具有诚实的品格、较高的慎独修养及高尚的思想情操。

2．具有一定的文化修养、护理理论与人文科学知识，参与护理教育与护理科研的基本知识。能胜任护理工作，并勇于钻研业务技术，保持高水平的护理。

3．文明礼貌，用语规范，态度和蔼，稳重端庄，服装整洁，仪表大方。

4．具有健康的心理，开朗、稳定的情绪，宽容豁达的胸怀，健壮的体格。工作作风严谨细微、主动、果断、敏捷、实事求是。应与同行及其他人员保持良好的合作关系，相互尊重、友爱、团结、协作。

5．具有较强的护理技能，能应用护理程序的工作方法解决患者存在或潜在的健康问题。

6．具有较好的慎独修养。**慎独**是护士在独处时能自觉遵守规章制度和操作规程，对自己的行为谨慎不苟。

试题精选

1．护理工作的性质决定了护士在执行医嘱、观察病情、紧急处置等工作时往往都是在无人监督下完成，在很大程度上要靠道德修养和自律信念约束。这体现了护士工作中的哪种修养

A．严谨

B．负责

C．慎独

D．慎微

E．谨慎

答案：C

2．患者，男，67岁，大学教授，因高血压住院治疗。适用于该患者的最佳护患关系模式是

A．指导型

B．被动型

C．共同-参与型

D．指导-合作型

E．主动-被动型

答案：D

第 2 单元　医学伦理道德

一、护患关系

护患关系（nursing-patient relationship）是指护患双方在相互尊重并接受彼此民族文化差异的基础上，在相互学习和促进的过程中形成的一种特殊的人际关系。护患关系是护理人员通过医疗护理活动,与患者建立起的人际关系。广义的护患关系是护士与服务对象、医生、家属及其他成员之间的关系，它包括护理人员与患者、患者家属、陪护人、监护人、单位与组织等的关系。狭义的护患关系是护士与服务对象的关系。良好的护患关系是开展护理工作的重要前提。

1．护患关系的特征

（1）以治疗为目的的专业性、帮助性关系。

（2）信任关系。

（3）群群关系。

（4）治疗关系。

（5）短暂性的人际关系。

2．护患关系的基本内容　包括技术关系和非技术性关系。技术关系：包括护理技能与

专科理论，是维系良好护患关系的基础和前提。非技术性关系包括：

(1) 道德关系：建立在相互尊重的基础上。

(2) 利益关系：通过治疗疾病达到互利互赢的目的。

(3) 法律关系：护患双方均受到法律的保护及约束。

(4) 价值关系：在护患关系中体现双方的社会价值。

(5) 文化关系：护患关系建立在以文化背景为基础的相互尊重。

3．护患关系模式　1956年，美国医生萨斯-荷伦德提出医患关系的三种模式：

(1) **主动-被动模式**：是最古老的医患关系模式。护士在治疗护理行为中处于主动地位，患者处于服从护士处置和安排的被动地位。此种模式主要适用于不能表达主观意愿、生活不能自理的**麻醉未清醒患者、昏迷、休克、高位截瘫、严重外伤**等患者。

(2) **指导-合作模式**：是主要的护患关系模式。护士根据患者的病情制定护理计划和护理措施，对患者进行健康教育和指导。患者接受护士的指导与护士合作。此种模式适用于**急性感染过程中的患者或手术后恢复期**的患者。

(3) **共同参与模式**：此种模式护士与患者之间平等合作，患者主动配合护理人员，并共同参与制定护理计划。此种模式适用于具有一定文化知识的**慢性疾病患者和心身疾病患者**。

二、医疗行为中的伦理道德

1803年英国医生、哲学家托马斯•帕茨瓦尔出版了《医学伦理学》一书，首次提出医学伦理学的概念。医学伦理学是运用一般伦理学原理和道德原则来解决和调整医学实践中人与人相互关系的一门科学，是研究**道德**的科学。

护理伦理学是由护理学与伦理学相结合的一门科学。《南丁格尔誓言》，是护理史上第一个国际性的护士伦理准则。

1．伦理道德　**伦理**就是**道德准则**，是处理人与人之间关系的道理和原则。伦理学是关于道德的科学，是对道德现象加以界定，是研究道德的本质、根源、特点、功能以及其发展规律。道德是在人们的社会实践中形成，由经济关系决定，用善恶标准去评价，依靠社会舆论，内心信念和传统习俗来维系的，用以调节人与人、人与自然关系的一类社会现象。"道"：本义是指道路，原则、规范、规律、道理或学说的意思。"德"，本义通"得"，指人们的内心情感或信念，人的本性、品德。护理伦理是研究护理行为中在道德与法律规范的学科，它是以调解各种护理人际关系，维护患者利益、社会利益及护理人员利益为目的。

2．职业道德　是指从事一定职业的人们在其特定的职业活动中形成的指导自己行为的道德规范的总和，是在职业活动中所结成的人与人之间、个人与社会之间关系在行为规范。职业道德是个体安全、顺利进行职业活动的重要保障，是社会发展的重要保障。

3．护理职业道德　是调整护理职业活动中所结成在人与人之间、个人与社会之间的行为规范在总和。护理人员选择了护理职业，也就同时选择了必须遵从一定的护理道德，才能维护好护士真、善、美的职业形象。护理道德的基本原则包括自主原则、有利原则、无害原则、公正原则、知情同意。

4．护士执业中的伦理具体原则

(1) **自主原则**：是指自我选择、自主行动或依照个人意愿作自我的管理和决策。自主原则的含义是指尊重患者自己做决定的原则，是指医护人员在为患者提供医疗照护活动之前，事先向患者说明医护活动的目的、益处以及可能的结果，然后征求患者的意见，由患者自己决定。自主原则中最能代表尊重患者自主的方式是"知情同意"。

（2）**不伤害原则**：是指不给患者带来本来可以避免的肉体和精神上的痛苦、损伤、疾病甚至死亡。不伤害原则不能简单地理解为其目的是强调使患者获得较多的益处或预防较大的伤害。

（3）**公正原则**：是指调节个人之间的利益关系。医疗上的公正是指每一个社会成员都应具有平等享受卫生资源合理或公平分配的权利，而且对卫生资源的使用和分配，也具有参与决定的权利。

（4）**行善原则**：是指医护人员对患者直接或间接履行仁慈、善良和有利的德行。行善原则要求护理人员采取措施，防止可能发生的危害

5．护理人员的权利和义务

（1）**护理人员的权利**：自主护理权、人格尊严权、特殊干涉权。①护士执业，有按照国家有关规定获取工资报酬、享受福利待遇、参加社会保险的权利。任何单位或者个人不得克扣护士工资，降低或者取消护士福利等待遇。②护士执业，有获得与其所从事的护理工作相适应的卫生防护、医疗保健服务的权利。从事直接接触有毒有害物质、有感染传染病危险工作的护士，有依照有关法律、行政法规的规定接受职业健康监护的权利；患职业病的，有依照有关法律、行政法规的规定获得赔偿的权利。③护士有按照国家有关规定获得与本人业务能力和学术水平相应的专业技术职务、职称的权利；有参加专业培训、从事学术研究和交流、参加行业协会和专业学术团体的权利。④护士有获得疾病诊疗、护理相关信息的权利和其他与履行护理职责相关的权利，可以对医疗卫生机构和卫生主管部门的工作提出意见和建议。

（2）**护理人员的义务**：治疗患者、解释病情、卫生宣教、保守秘密、尊重患者。

6．患者的权利和义务

（1）**患者的权利**：平等医疗权、诊疗自主权、知情同意权、保护隐私权、免除一定的社会责任和义务权。知情同意权由知情权和同意权两个密切相连的权利组成，知情权是同意权得以存在的前提和基础，同意权又是知情权的价值体现，强调患者的知情同意权，主要目的在于通过赋予医疗机构及其医务人员相应的告知义务，使患者在了解自己将面临的风险、付出的代价和可能取得的收益的基础上自由作出选择。在进行临床医疗前，应充分保障患者本人或家属的知情同意权。

（2）**患者的义务**：①保持和恢复健康的义务。②配合医疗和护理的义务：患者有义务遵照医生为自己所采取的治疗措施和检查安排计划，遵照医护人员执行医疗计划和规章制度时的嘱咐。③支持医学科研的义务。④尊重护理人员的义务：医患之间、患者之间都应互相尊重。不应轻视医务人员及其他患者，要尊重他们的人格，更不能打骂、侮辱医务人员。⑤缴纳医疗费用的义务：患者无论以何种方式支付医疗费，都有责任按时、按数交付，或督促单位前往医院交付。⑥尊重医院规章的义务：患者要协助医院控制和减少噪音、保持清洁安静、不吸烟、减少探亲来访人员等；有义务遵守医院的规章制度。

7．护士在保护服务对象权益中的作用　尊重及维护患者的人格及权利；工作中精益求精，以患者为中心；理解同情患者，做好健康指导。

三、医学伦理道德的评价

1．医学伦理道德评价概念　评价是指对人或事物的价值判断。医学道德评价是人们通过一定的医德标准，通过社会舆论和内心信念，对医务人员或医疗卫生部门的行为和活动所做的善恶判断。

2．医德评价标准的意义　是衡量医务人员的医疗行为的善恶，以及其社会效果优劣的尺度和依据。有利于患者疾病的缓解、痊愈和生命的安全；有利于医学科学的发展；有利于人类生存环境的保护和改善。

3．医德评价的方法　是在进行医德评价时所采取的操作步骤和方法。可以分为两类，即定性评价和定量评价。

（1）定性评价：是指在一定范围、环境、条件下，通过社会评价、组织评价、患者评价、同行评价、自我评价等所种形式，对医务人员的医德行为给予定性评价。

（2）定量评价：是指把医德所包含的具体内容加以量化，经过系统分析得出客观的评价结论。医德定量评价具体内容通常是依据医疗单位和医务人员的服务思想、服务态度、敬业精神、遵章守纪情况、医疗技术水平等因素确定。

试题精选

1．作为一门学科，护理伦理学是研究
A．护理道德的科学
B．护理道德本质的科学
C．护理道德实践的科学
D．护理道德与法律的科学
E．护理道德现象的科学
答案：A

2．在进行实验室临床医疗前，应充分保障患者本人或家属的
A．知情同意权
B．肖像权
C．隐私权
D．言论权
E．健康权
答案：A

3．患者在了解病情后签名同意手术治疗，体现了伦理学的
A．自主原则
B．不伤害原则
C．公平原则
D．行善原则
E．有利原则
答案：A

基础知识模拟试卷

模拟试卷一

一、以下每一道考题下面有 A、B、C、D、E 5 个备选答案。请从中选择一个最佳答案，并在答题卡上将相应题号的相应字母所属的方框涂黑。

1. 急性肾衰竭病因中属于肾性因素的是
   A. 休克
   B. 严重脱水
   C. 心功能不全
   D. 严重肾挤压伤
   E. 前列腺增生

2. 急性肾衰竭少尿期危害最大的电解质改变是
   A. 高磷血症
   B. 低钙血症
   C. 高钾血症
   D. 高镁血症
   E. 低钠血症

3. 在对心室颤动患者进行心肺复苏时，首选药物是
   A. 碳酸氢钠
   B. 阿托品
   C. 利多卡因
   D. 异丙肾上腺素
   E. 氯化钙

4. 意识全部丧失，所有反射均消失的状态称为
   A. 嗜睡
   B. 昏睡

C. 意识模糊
D. 浅昏迷
E. 深昏迷

5. 面容枯槁，面色灰白或发绀，表情淡漠是
   A. 急性病容
   B. 慢性病容
   C. 危重病容
   D. 甲亢病容
   E. 二尖瓣病容

6. 胸部触诊语颤增强见于
   A. 肺水肿
   B. 肺淤血
   C. 气胸
   D. 肺空洞
   E. 肺实变

7. 上消化道大出血最常见的原因是
   A. 慢性胃炎
   B. 胃癌
   C. 消化性溃疡
   D. 胆道结石
   E. 胰腺炎

8. 急性肾盂肾炎最常见的致病菌是
   A. 葡萄球菌
   B. 厌氧菌
   C. 大肠埃希菌
   D. 铜绿假单胞菌
   E. 克雷伯杆菌

9. 慢性肺源性心脏病发病的关键环节是
A. 气管阻塞
B. 肺泡膨大
C. 右心室肥大
D. 肺动脉高压
E. 右心房肥大

10. 甲状腺功能亢进症的主要原因是
A. 精神刺激
B. 细菌感染
C. 过度劳累
D. 自身免疫
E. 外部创伤

11. 阻塞性肺气肿的主要病因是
A. 慢性支气管炎
B. 急性支气管炎
C. 慢性肺心病
D. 支气管扩张
E. 肺脓肿

12. 脑出血最常见的原因是
A. 肺心病
B. 高血压
C. 心肌炎
D. 风心病
E. 冠心病

13. 支气管扩张最常见的病因是
A. 上呼吸道感染
B. 麻疹、百日咳
C. 肺结核
D. 重症肺炎
E. 支气管哮喘

14. 成人缺铁性贫血最常见的原因是
A. 饮食中缺铁
B. 骨髓造血不良
C. 铁需要量过多
D. 慢性失血
E. 吸收铁不良

15. 女性，50岁，频繁呕吐多日，不能进食，出现脱水、低钾血症，补液时家属心切，私自将补液速度加快，发生了高钾血症，此时治疗应选用
A. 硫酸镁
B. 氯化铵
C. 碳酸氢钠
D. 乳酸钠
E. 葡萄糖酸钙

16. 患者，男，57岁，门静脉高压症多年，今日入院，患者家属问及患者的主要病理改变，护士解释的重点应是
A. 肝大、脾大、腹水
B. 脾大、腹水、门腔静脉交通支扩张
C. 腹水、门腔静脉交通支扩张、黄疸
D. 门腔静脉交通支扩张、黄疸、肝大
E. 黄疸、肝大、脾大

17. 男，65岁，突发急性广泛心肌梗死，咳大量粉红色泡沫痰，其咳痰病因是
A. 急性气胸
B. 急性肺气肿
C. 肺囊肿
D. 急性肺水肿
E. 肺不张

18. 患者，男，24岁，患胰岛素依赖型（1型）糖尿病已3年，近日发生恶心呕吐、头痛、嗜睡、呼吸深快，呼气有烂苹果味，其原因是
A. 酮症酸中毒
B. 呼吸衰竭
C. 短暂脑缺血
D. 低血糖症
E. 脑血栓形成

19. 氨中毒引起肝性脑病的主要机制是氨干扰了大脑的
A. 血液循环
B. 蛋白质代谢

C. 脂肪代谢
D. 水盐代谢
E. 供能代谢

20．患者，女，38岁，已确诊糖尿病，昨天下午突然昏睡，送医院经尿化验认为是糖尿病酮症酸中毒。患者尿检结果显示是
A. 尿蛋白（＋）
B. 尿糖（＋）
C. 尿红细胞增多
D. 尿白细胞增加
E. 尿酮体（＋＋＋）

21．急性下壁心肌梗死易发生哪种心律失常
A. 心房颤动
B. 室性期前收缩
C. 室性阵发性心动过速
D. 心室颤动
E. 房室传导阻滞

22．患者，男，50岁，患肝硬化已3年，常有刷牙出血，皮肤反复出现出血点，查血小板$180×10^9$/L，出血原因是
A. 凝血因子减少
B. 毛细血管壁通透性增强
C. 血小板功能不好
D. 维生素C缺乏
E. DIC

23．平静呼气后，留在肺内的气体量是
A. 残气量
B. 功能残气量
C. 潮气量
D. 肺活量
E. 肺总量

24．冠心病患者在什么天气时更易发生心绞痛
A. 干燥
B. 潮湿
C. 炎热
D. 寒冷

E. 湿热

25．幽门梗阻患者因长期呕吐会造成
A. 低钾低氯性代谢性碱中毒
B. 低钾高氯性代谢性酸中毒
C. 低钾低氯性代谢性酸中毒
D. 高钾低氯性呼吸性碱中毒
E. 高钾低氯性代谢性碱中毒

26．误服硫酸者最佳抢救方法是
A. 饮用清水反复洗胃
B. 饮用蛋清水200ml
C. 注洗器胃管洗胃
D. 自动洗胃机洗胃
E. 口服5%硫酸镁导泻

27．肾小球滤过膜通透性增加可致
A. 血糖11.1 mmol/L
B. 尿蛋白＞3.5g/d
C. 尿沉渣大量脓细胞
D. 尿沉渣大量蜡样管型
E. 全血细胞减少

28．患者，女，68岁，患肝硬化已5年，近日发现牙龈出血、夜间睡眠时流涎呈粉红色，皮肤有许多出血点，且有尿频、尿急、腰痛，经检查后确认为肝硬化、脾功能亢进、全血细胞减少，伴泌尿系感染。泌尿系感染是由于
A. 红细胞减少
B. 血小板减少
C. 嗜酸性粒细胞减少
D. 嗜中性粒细胞减少
E. 淋巴细胞减少

29．引起呼吸系统疾病最常见的病因是
A. 吸烟
B. 理化因素
C. 感染
D. 肿瘤
E. 变态反应

30. 患者，男，32 岁，头晕，乏力，注意力不集中，经医院检查诊为小细胞低色素贫血，其原因可能是
A. 缺维生素 C
B. 缺维生素 B_{12}
C. 缺叶酸
D. 缺钙
E. 缺铁

31. 与蜘蛛痣形成有关的因素是
A. 严重感染
B. 血小板减少
C. 血糖过高
D. 酗酒
E. 雌激素过多

32. 肝硬化患者出现血性腹水，应首先考虑合并
A. 原发性腹膜炎
B. 癌变
C. 肝肾综合征
D. 门静脉血栓形成
E. 脾功能亢进

33. 下列属于致癌因素的是
A. 遗传
B. 癌前病变
C. 内分泌紊乱
D. 营养缺乏
E. 免疫功能下降

34. 急性脓胸最主要的感染灶是
A. 急性化脓性骨髓炎
B. 肝脓肿破溃
C. 腹腔脓肿
D. 肺脓肿
E. 胸部皮肤疖

35. 腹外疝发病先天性因素中不包括
A. 股管
B. 腹股沟管
C. 脐环
D. 腹壁肥胖
E. 腹白线发育不全

36. 与继发性腹膜炎相比，原发性腹膜炎具有的特点是
A. 病情较轻
B. 预后较好
C. 腹膜刺激征较轻
D. 致病菌种类单一
E. 腹腔没有原发病灶

37. 直肠长度为
A. 5～8 cm
B. 7～10 cm
C. 10～13 cm
D. 12～15 cm
E. 15～20 cm

38. 下列哪种骨折属于不完全性骨折
A. 斜形骨折
B. 粉碎骨折
C. 横形骨折
D. 青枝骨折
E. 嵌插骨折

39. 骨关节结核最多见的部位是
A. 膝关节
B. 髋关节
C. 肘关节
D. 肩关节
E. 脊柱

40. 患者，男，36 岁，车祸后出现失血性休克，患者清醒，精神紧张，面色苍白，手足湿冷，心率95次/分，血压110/95mmHg。患者处于休克早期，其微循环血流特点是
A. 少灌多流
B. 多灌多流
C. 多灌少流
D. 不灌不流
E. 不灌少流

41. 患者，男，65 岁，因心慌、胸闷 3h
急诊入院，入院第 2 天护士发现患者尿量
减少，咳粉红色泡沫样痰。患者既往有心
力衰竭史，该患者肾衰竭类型为
A. 肾前型
B. 肾型
C. 肾前型和肾型
D. 肾后型
E. 肾型和肾后型

42. 患者，女，46 岁，1d 前出现左下肢烧
灼样疼痛，同时伴体温升高，最高达 39℃，
查体：左下肢斑片状红疹，压之褪色，局
部发亮，和正常皮肤界线清楚。医生考虑
为丹毒。引起丹毒最常见致病菌是
A. 金黄色葡萄球菌
B. 乙型溶血性链球菌
C. 变形杆菌
D. 大肠埃希菌
E. 脆弱拟杆菌

43. 患儿，男，8 岁，踢足球时摔倒，膝
盖处有擦痕、出血点和浆液渗出，主诉疼
痛。患者损伤是
A. 擦伤
B. 挫伤
C. 裂伤
D. 割伤
E. 扭伤

44. 患者，男，38 岁，大面积烧伤后，计
划进行切痂植皮术，医师拟进行中厚皮片
移植。中厚皮片包括
A. 表皮
B. 表皮及极少量真皮
C. 表皮及部分真皮
D. 表皮及全部真皮
E. 表皮、真皮及少量皮下组织

45. 患者，女，12 岁，溺水复苏成功后出
现颅内压增高，其颅内压增高的最主要原
因是
A. 血管扩张致脑血流量增加
B. 脑部缺氧致脑水肿
C. 脑脊液分泌失衡致脑积水
D. 血管扩张使颅腔空间缩小
E. 脑脊液吸收失衡致脑积水

46. 患者，女，44 岁，无意中发现左侧乳腺
有无痛性包块，尚能推动，穿刺后病理报告
为乳头状癌。乳腺癌最好发的部位是乳房
A. 外上象限
B. 内上象限
C. 外下象限
D. 内下象限
E. 中心

47. 患者，男，26 岁，外伤后导致肋骨骨
折，肋骨骨折多见于
A. 第 12 肋
B. 第 11 肋
C. 第 8～10 肋
D. 第 4～7 肋
E. 第 1～3 肋

48. 患者，男，22 岁，胸部刀扎伤后引起
损伤性血气胸，出现极度呼吸困难。其呼
吸困难的主要原因是
A. 气体交换量减少
B. 回心血量减少
C. 心脏排血阻力增加
D. 肺泡表面活性物质减少
E. 肺弥散功能障碍

49. 患儿，生后 40d，哭闹时脐部出现包
块，安静时包块消失。医师诊断为脐疝。
其属于下列哪种疝
A. 易复性疝
B. 难复性疝
C. 嵌顿性疝
D. 绞窄性疝
E. 滑动性疝

50．患者，女，45岁，5年来时常便血，量少或滴出，或附在粪便表面，无痛，经检查，诊为内痔，其扩大曲张的血管主要是
A．直肠上静脉丛
B．直肠下静脉丛
C．直肠上、下静脉丛
D．直肠上动脉
E．直肠下动脉

51．患者，男，30岁，因原发性肝癌住院。追问病史，医师要了解患者以往是否患有
A．肝内胆管的慢性炎症
B．肝脓肿
C．病毒性肝炎
D．血吸虫病
E．胆道蛔虫

52．患者，女，37岁，B超检查发现胆囊结石、胆管结石。有关胆石形成描述不恰当的是
A．大肠杆菌产生的β-葡萄糖醛酸酶使游离胆红素变为结合胆红素
B．虫卵尸体可以成为结石核心
C．胆汁排泄不畅和结石形成有一定关系
D．胆固醇含量增多和胆固醇结石形成关系密切
E．肥胖人群易有结石发生

53．患者，女，40岁，3年前右侧小腿出现隆起、纤曲、扩张的静脉，无其他不适。医师考虑为原发性下肢静脉曲张。其发病原因主要是
A．下肢浅静脉病变
B．下肢深静脉病变
C．长期站立
D．妊娠
E．静脉血栓形成

54．患者，男，57岁，因间歇性跛行就诊，诊断为血栓闭塞性脉管炎。该病发病因素一般不包括
A．吸烟
B．病原体感染
C．寒冷
D．自身免疫功能紊乱
E．神经内分泌功能紊乱

55．患者，男，28岁，2h前腰部不慎被撞伤，出现轻微血尿，B超检查未见肾周围渗出。考虑为肾挫伤。有关肾挫伤描述，正确的是
A．常有肾周血肿、尿外渗、严重血尿
B．肾包膜及肾盂黏膜完整
C．肾包膜破裂或肾盂肾盏黏膜破裂
D．肾包膜、肾实质和肾盂肾盏黏膜均受损
E．肾蒂血管部分或全部撕裂

56．患者，男，38岁，因突发下腹部绞痛就诊，疼痛向会阴部放射，腹部X线平片显示肾盂输尿管交接处有结石阴影。一般情况下，引起泌尿系结石的尿液因素不包括
A．尿液中尿胆原含量高
B．尿液中钙、草酸含量增加
C．尿液酸碱度改变
D．尿液中枸橼酸含量减少
E．尿液浓缩

57．患者，男，56岁，因反复出现泌尿系刺激征、低热就诊，经尿液检查诊断为肾结核。有关肾结核描述不正确的是
A．起源于肺结核
B．经血液传播
C．肾出现进行性、破坏性病变
D．多为双侧发病
E．晚期肾积水

58．患者，女，18岁，2h前跌倒后手部着地，出现肩部疼痛、肿胀、不能活动，外观呈"方肩"畸形、原关节盂处空虚，初步考虑肩关节脱位。其脱位类型是
A．病理性脱位

B．习惯性脱位

C．先天性脱位

D．创伤性脱位

E．陈旧性脱位

59．患儿，8 岁，突发寒战高热，主诉右侧大腿持续性剧痛及深压痛，患肢活动受限，初步考虑急性血源性骨髓炎。该病最多见的致病菌是

A．乙型溶血性链球菌

B．白色葡萄球菌

C．肺炎球菌

D．金黄色葡萄球菌

E．大肠埃希菌

60．对子宫解剖的描述，正确的是

A．子宫腔是精子受精运行的通道

B．子宫内膜有 3 层

C．子宫仅有两对韧带

D．子宫肌层有 2 层

E．受精卵在输卵管着床

61．女性青春期开始的重要标志是

A．音调变高

B．乳房丰满

C．月经初潮

D．阴毛出现

E．骨盆变宽

62．容易形成植入性胎盘的是

A．羊水栓塞

B．先兆流产

C．子宫破裂

D．前置胎盘

E．胎盘早剥

63．王女士，32 岁，患有心脏病，心脏功能Ⅰ级，护士在对其进行健康宣教中，强调孕妇血容量增加最高峰在

A．孕 20～22 周

B．孕 23～25 周

C．孕 26～28 周

D．孕 29～31 周

E．孕 32～34 周

64．王某，顺产后 3d，体温 37.8℃，咳嗽，肺部有湿啰音，恶露无臭味，子宫无压痛，母乳喂养良好，会阴伤口愈合佳。考虑可能的原因

A．呼吸道感染

B．产褥感染

C．乳腺感染

D．急性宫颈炎

E．泌尿道炎

65．某孕妇妊娠 38 周，其正常羊水量的范围为

A．200～300ml

B．400～500ml

C．600～700ml

D．800～1000ml

E．1100～1200ml

66．初产妇胎头衔接的时间一般在

A．预产期前 1～2 周

B．临产前 1～2d

C．临产后

D．破膜后

E．第一产程

67．子宫内膜癌的高危因素

A．肥胖

B．月经延迟

C．高血压

D．长期服用雌激素

E．糖尿病

68．妊娠合并糖尿病对胎儿、新生儿的影响，错误的是

A．易出现胎死宫内

B．巨大儿发生率增加

C．易出现新生儿高血糖症

D．胎儿畸形发生率增加

E．易发生新生儿呼吸窘迫综合征

69．患者，女，32 岁。1 年来经期延长至 9～10d，经量增多，月经周期正常。盆腔检查无异常，基础体温呈双相型，但下降缓慢。诊断为功能失调性子宫出血，其发生的原因可能是

A．下丘脑-垂体-卵巢轴发育不完善

B．先天性卵巢发育异常

C．黄体萎缩过程不全

D．黄体发育不全

E．卵巢功能衰退

70．青春期功能失调性子宫出血最常见的类型是

A．排卵期出血

B．黄体功能不全

C．排卵型月经过多

D．子宫内膜脱落不全

E．无排卵型功血

71．某绒毛膜癌患者，治疗 6 个月后到医院复查，医师建议必须要检查的项目是拍胸片，主要是因为绒毛膜癌患者最常见的转移部位是

A．肺

B．脑

C．肝

D．阴道

E．膀胱

72．关于外阴阴道假丝酵母菌病的诱发因素，下述哪项应除外

A．糖尿病

B．长期使用抗生素

C．长期口服避孕药

D．妊娠

E．月经

73．宫颈癌的好发部位是

A．子宫颈阴道部

B．子宫颈鳞-柱状上皮交界处

C．子宫颈管处

D．子宫峡部

E．子宫颈间质部

74．导致女方不孕最常见的因素是

A．子宫因素

B．排卵障碍

C．输卵管因素

D．子宫颈因素

E．外阴阴道因素

75．在小儿年龄分期中，幼儿期是指

A．从出生到满 28d 内

B．从出生到满 1 周岁

C．从 28d 到满 1 周岁

D．1 周岁后到满 3 周岁之前

E．3 周岁后到满 6 周岁之前

76．小儿前囟最迟闭合的时间为

A．3～4 个月

B．5～6 个月

C．12 个月

D．18 个月

E．24 个月

77．出生体重为 3.5kg，现体重为 7kg，按公式计算其月龄为

A．3 个月

B．5 个月

C．6 个月

D．8 个月

E．10 个月

78．婴儿平均每日每公斤所需水量为

A．100ml

B．110ml

C．120ml

D．150ml

E．180ml

79．小儿，3 个月，体重 5kg，每日所需 8%糖牛乳的量为

A．450ml

B．550ml

C．650ml

D．750ml

E．850ml

80．极低出生体重儿是指出生体重不足

A．1000g

B．1250g

C．1500g

D．2000g

E．2500g

81．新生儿肺透明膜病的主要病因是

A．肺发育不良

B．肺部炎症

C．缺乏肺组织

D．缺乏肺泡表面活性物质

E．肺表面活性物质增多

82．婴儿易发生溢乳的最主要原因是

A．胃呈垂直

B．胃容量小

C．胃排空时间长

D．常发生胃肠逆蠕动

E．贲门肌松弛，幽门括约肌发育好

83．夏季小儿腹泻的主要病原体是

A．致病性大肠埃希菌

B．金黄色葡萄球菌

C．轮状病毒

D．变形杆菌

E．柯萨奇病毒

84．引起急性上呼吸道感染最常见的病原体是

A．细菌

B．真菌

C．病毒

D．支原体

E．衣原体

85．5岁小儿正常血压为

A．14.7/9.33kPa（110/70mmHg）

B．13.3/8.00kPa（100/60mmHg）

C．12.00/8.00kPa（90/60mmHg）

D．12.00/6.67kPa（90/50mmHg）

E．10.7/6.67kPa（80/50mmHg）

86．最常见的发绀型先天性心脏病是

A．室间隔缺损

B．房间隔缺损

C．肺动脉狭窄

D．大血管错位

E．法洛四联症

87．水痘的传播途径是

A．食物传播

B．虫媒传播

C．土壤传播

D．呼吸道传播

E．消化道传播

88．患儿，8岁，2周前患上呼吸道感染，2d来颜面水肿，尿少，尿为浓茶色。诊断为急性肾小球肾炎。导致本病最可能的致病菌是

A．乙型溶血性链球菌

B．甲型链球菌

C．草绿色链球菌

D．肺炎链球菌

E．粪链球菌

89．护士保证患者治疗效果和医疗安全的首要工作是

A．书写病历

B．病情观察

C．照顾生活

D．正确执行医嘱

E．更新知识

90．南丁格尔誓言"终身纯洁，忠贞职守，尽力提高

A．技术之标准

B．护理之标准

C. 道德之标准

D. 举止之标准

E. 品味之标准

91. 医务人员对患者的医德规范是

A. 一视同仁

B. 关心体贴谨言慎行

C. 团结友爱

D. 团结协作

E. 勤奋治学

二、以下提供若干个案例，每个案例下设若干个考题。请根据各考题题干所提供的信息，在每题下面的 A、B、C、D、E 5 个备选答案中选择一个最佳答案，并在答题卡上将相应题号的相应字母所属的方框涂黑。

（92～94 题共用题干）

患者，男，38 岁，晨起及半夜有上腹痛，进食后缓解，已经 2 个月。既往 2 年来每到秋冬季均有发作，经胃镜检查确诊为十二指肠溃疡。

92. 本病的主要因素是

A. 促胃液素

B. 胃酸

C. 胃蛋白酶

D. 胆汁反流

E. 精神紧张

93. 本病的重要致病菌是

A. 溶血链球菌

B. 葡萄球菌

C. 幽门螺杆菌

D. 铜绿假单胞菌

E. 厌氧菌

94. 治疗本病采用三（四）联疗法，主要目的是

A. 减少胃痉挛

B. 保护溃疡面

C. 减少胃酸分泌

D. 消灭幽门螺杆菌

E. 促进胃蠕动

（95～96 题共用题干）

患者，男，37 岁，因胃溃疡行胃大部切除术，术后第 5 天进食后出现剧烈呕吐，持续 4h。

95. 护士应警惕下列哪种水电解质失调类型

A. 等渗性缺水

B. 高渗性缺水

C. 低渗性缺水

D. 原发性缺水

E. 水中毒

96. X 线钡餐检查显示患者出现吻合口梗阻，如长期呕吐会造成

A. 低钾低氯性代谢性碱中毒

B. 低钾高氯性代谢性酸中毒

C. 低钾低氯性代谢性酸中毒

D. 高钾低氯性呼吸性碱中毒

E. 高钾低氯性代谢性碱中毒

（97～98 题共用题干）

患者，男，30 岁，失血性休克。入院第 2 天患者意识不清，皮肤湿冷并出现瘀斑，血压 70/50mmHg。考虑患者出现 DIC 可能

97. DIC 的主要病理改变是

A. 微血栓形成

B. 皮肤出血

C. 内脏出血

D. 器官梗死

E. 器官栓塞

98. 患者进入消耗性低凝期，**不会**出现下列哪项特点

A. 大量凝血因子和血小板被消耗

B. 以出血表现为主

C. 凝血时间延长

D. 纤维蛋白原减少

E．纤维蛋白降解产物形成

（99～100 题共用题干）

患者，男，20 岁，7h 前剑突下出现疼痛，2h 前疼痛转移到右下腹部。查体：右下腹广泛出现压痛、反跳痛、肌紧张。术中诊断为坏疽性阑尾炎。

99．有关坏疽性阑尾炎特点描述，正确的是
A．病变局限在黏膜和黏膜下层
B．阑尾有小脓肿形成，表面覆盖脓性渗出物
C．常引起局限性腹膜炎

D．是最严重的病理类型

E．阑尾表面有少量渗出物，临床症状和体征较轻

100．如患者阑尾穿孔，将引起急性腹膜炎，患者易出现哪种肠梗阻
A．机械性绞窄性肠梗阻
B．机械性单纯性肠梗阻
C．麻痹性肠梗阻
D．血运性肠梗阻
E．痉挛性肠梗阻

模拟试卷二

一、以下每一道考题下面有 A、B、C、D、E 5 个备选答案。请从中选择一个最佳答案，并在答题卡上将相应题号的相应字母所属的方框涂黑。

1．长期饮酒致肝硬化的机制是
A．引起门静脉扩张
B．直接损伤肝细胞
C．减少蛋白吸收
D．收缩肝内血管
E．阻碍胆汁流动

2．甲状腺功能亢进症患者的大便次数多，是因为
A．肠蠕动过快
B．甲状腺素过少
C．高热
D．饮水过多
E．进食过多

3．以下哪一种病可致里急后重
A．溃疡性结肠炎
B．肠结核
C．食管炎
D．甲状腺功能亢进症
E．急性胃炎

4．心绞痛与急性心肌梗死心前区痛的区别之一是
A．前者疼痛更重
B．含硝酸甘油有效
C．前者更持久
D．前者无诱因
E．前者伴高血压

5．二尖瓣狭窄患者易发生血管栓塞的原因是
A．肺淤血
B．下肢静脉淤血
C．肺动脉淤血
D．血管本身病变
E．心房颤动易致栓子

6．主动脉瓣关闭不全可致
A．水冲脉
B．细脉
C．吸停脉
D．缓脉
E．交替脉

7．急性肺水肿最突出的表现是
A．咯少量血
B．咳大量脓痰
C．咳大量白色泡沫痰
D．咳大量粉红色泡沫痰
E．咯大量血

8．急性左侧心力衰竭患者端坐位的目的是
A．减轻体循环淤血
B．减轻肺淤血
C．减轻下肢水肿
D．避免腹水发生
E．避免血压升高

9．慢性肺源性心脏病早期可出现
A．全心肥大
B．左心室肥大
C．右心室肥大
D．左心房肥大
E．心包积液

10．肺炎球菌性肺炎在一段时间内痰呈
A．黑色
B．黄色
C．粉红色

D. 铁锈色

E. 绿色

11. 支气管扩张症患者痰的特点是

A. 黄果冻样

B. 大量脓痰静置后分3层

C. 铁锈色

D. 绿色

E. 粉红色

12. 慢性阻塞性肺气肿主要引起

A. 左侧心力衰竭

B. 心肌炎

C. Ⅰ型呼吸衰竭

D. 心包炎

E. Ⅱ型呼吸衰竭

13. Ⅱ型呼吸衰竭时**不可能出现**

A. 皮肤干燥

B. 头痛、头晕

C. 球结膜水肿

D. 精神神经症状

E. 呼吸深快

14. 支气管哮喘发作时呼吸形式是

A. 潮式呼吸

B. 吸气性呼吸困难

C. 呼气性呼吸困难

D. 混合性呼吸困难

E. 间停呼吸

15. 某肺结核患者久治不愈，近日头痛加重，伴呕吐。查体有头向后仰、屈颈困难。是因为

A. 肩关节炎

B. 颈肌痉挛

C. 颈椎病

D. 脑膜刺激征

E. 习惯

16. 某甲状腺功能亢进症患者因自觉心悸，请人协助同时两人分别计数心率及脉率。发现心率比脉率多，这种情况称为

A. 水冲脉

B. 奇脉

C. 脉搏短绌

D. 速脉

E. 交替脉

17. 患者，男，65岁，自幼吸烟，长期咳嗽。查体：胸呈桶状。原因是

A. 老年性肺气肿

B. 老年缺钙胸畸形

C. 长期咳嗽所致

D. 阻塞性肺气肿

E. 尼古丁中毒

18. 某肺炎患者除呼吸困难、咳嗽、咳痰外，还可在患侧听到胸膜摩擦音。是因为

A. 肺泡炎症

B. 呼吸动作太快

C. 胸膜受累发炎

D. 支气管发炎

E. 胸腔积液

19. 某慢性肾衰竭患者，预防下肢静脉血栓形成的主要措施是

A. 多饮水

B. 被动运动肢体

C. 多输液

D. 绝对卧床休息

E. 多吃水果

20. 急性白血病患者发热38℃是由于

A. 感染

B. 吸收热

C. 红细胞破坏

D. 白细胞破坏

E. 血小板过少

21. 某老人行走时突然跌倒，神志不清，即送医院。经检查发现一侧上、下肢瘫痪，口眼㖞斜，其可能原因是

A. 颅内压增高

B. 脑动脉血栓形成

C. 脑疝

D. 脑膜炎

E. 脑肿瘤

22. 某人患十二指肠溃疡，除有空腹痛进食后缓解外，突然发生呕吐，所吐物为昨天吃的食物。引发原因是

A. 食管炎

B. 急性胃炎

C. 胆石症

D. 幽门梗阻

E. 急性胰腺炎

23. 患者，男，70 岁，有非胰岛素依赖型（2型）糖尿病，但未认真治疗，近 1 周来发现尿频、尿急、尿痛，伴腰痛、低热。引发原因是

A. 急性肾炎

B. 肾盂肾炎

C. 慢性肾炎

D. 肾结石

E. 肾结核

24. 严重挤压伤引起肾衰竭，其肾衰竭原因属于

A. 肾前性

B. 肾后性

C. 肾性

D. 肾前性及肾性

E. 肾性及肾后性

25. 胃、十二指肠溃疡大出血最好发的部位是

A. 胃大弯

B. 胃体

C. 胃窦

D. 胃小弯和十二指肠

E. 胃底

26. 高钾血症患者应用钙剂的作用是

A. 防止低钙

B. 对抗钾对心肌的抑制作用

C. 防止抽搐

D. 减低毛细血管通透性

E. 防止昏迷

27. 患者，男，44 岁，因上消化道出血，输入大量库存血，出现心率缓慢、手足抽搐、血压下降、伤口渗血，其原因是

A. 血钾升高

B. 血钾降低

C. 血钙升高

D. 血钙降低

E. 血钠降低

28. 护士小邢认为：患者的疼痛可能会导致多方面的反应，请分析下列哪些反应不是疼痛所引起的

A. 血压升高、心率增快、手掌出汗、面色苍白

B. 血钙升高、血糖升高、血钠降低、血氯降低

C. 胃肠道紊乱、骨骼肌紧张、内分泌改变

D. 皱眉、哭泣、呻吟、尖叫

E. 退缩、抑郁、愤怒、依赖

29. 为浅昏迷患者体检，可出现

A. 腹部叩诊移动性浊音

B. 呕吐咖啡色液

C. 脑膜刺激征

D. 不能唤醒，有浅反射

E. 昏迷患者呼吸有烂苹果味

30. 胃肠道中起消化作用的最主要的消化液是

A. 胃液

B. 胰液

C. 肠液

D. 唾液

E. 胆汁

31. 吸烟有损呼吸道中的

A. 纤毛

B．平滑肌
C．免疫球蛋白 IgA
D．黏液分泌
E．巨噬细胞

32．风湿性心脏病与何种细菌感染关系密切
A．大肠埃希菌
B．葡萄球菌
C．A 组乙型溶血性链球菌
D．肺炎球菌
E．铜绿假单胞菌

33．下列哪些情况会引起高钾血症
A．长期禁食
B．反复呕吐
C．大量输入库存血
D．大量注射葡萄糖和胰岛素
E．碱中毒

34．下列哪种移植不属于吻合移植
A．肝移植
B．皮瓣移植
C．心脏移植
D．断肢再植
E．肾移植

35．下列哪项是恶性肿瘤的特点
A．生长速度较慢
B．多有完整包膜
C．多呈浸润性生长
D．无转移
E．一般不危及患者生命

36．慢性脓胸特点不包括
A．病程超过 3 个月
B．脓腔壁韧、厚
C．脓腔容量已固定不变
D．瘢痕牵拉使胸廓内陷，纵隔向患侧移位
E．肋间肌萎缩、肋间隙变宽，出现肋骨畸形及脊柱侧弯

37．有关食管生理狭窄，描述不正确的

A．共有三处生理狭窄
B．第一处在环状软骨上缘平面
C．第二处在主动脉弓水平位
D．第三处在食管下端，即食管穿过膈肌裂孔处
E．生理狭窄为憩室、肿瘤等病变好发区域

38．肛管直肠环不包括
A．肛管内括约肌
B．直肠纵肌的下部
C．肛管外括约肌浅部
D．肛管外括约肌深部
E．部分肛提肌

39．泌尿系结石形成的因素不包括
A．饮食中含钙过多
B．饮水过多
C．尿液呈碱性
D．长期卧床
E．泌尿系感染

40．患者，男，45 岁，高温下劳动出现高渗性脱水，其病理生理特点是
A．体液以失钠为主
B．体液以失水为主
C．体液以失钾为主
D．体液以失钙为主
E．体液以失氯为主

41．患者，男，70 岁，因食管癌行鼻饲治疗。关于要素饮食的叙述，正确的是
A．属有渣饮食
B．含有各种分子水平的营养成分
C．适用于胃肠消化功能与吸收功能正常者
D．配制后常温下保存
E．配制后 48h 内用完

42．患者，女，25 岁，急性肾衰竭入院。护士给患者宣教，告诉患者引起肾型急性肾衰竭的因素不包括
A．急性肾炎

B．休克晚期

C．砷中毒

D．被毒蜂蜇伤

E．严重脱水

43．患者，男，24 岁，背部肿痛就诊，查体见 4cm×5cm 范围红肿，中间有多个脓头，诊断为背痈。痈的常见致病菌是

A．金黄色葡萄球菌

B．溶血性链球菌

C．大肠埃希菌

D．无芽孢厌氧菌

E．产气荚膜梭菌

44．患者，女，38 岁，颈部急性蜂窝织炎住院。护士应重点关注的并发症是

A．吞咽困难

B．继发颅内感染

C．窒息

D．败血症

E．脓血症

45．患者，女，26 岁，被硬物击打后出现脑震荡，脑震荡的病理解剖改变特点是

A．脑出血

B．无明显的器质性改变

C．脑组织明显水肿

D．脑组织裂伤

E．脑组织移位

46．患者，女，52 岁，右侧乳房外侧出现无痛性包块，诊断为乳腺癌，其最可能的淋巴转移途径是

A．肺门淋巴结

B．对侧腋窝淋巴结

C．同侧腋窝淋巴结

D．锁骨下淋巴结

E．胸骨旁淋巴结

47．患者，男，20 岁，剧烈咳嗽后出现闭合性气胸。下列哪项不是闭合性气胸的病理改

变特点

A．患侧胸膜腔压力大于大气压

B．患侧胸膜腔压力小于大气压

C．患侧部分肺压缩

D．患侧胸膜腔压力趋于稳定

E．如气体量少，不影响呼吸循环

48．患者，女，65 岁，多次因股疝就诊。3h 前出现股管嵌顿性疝，股疝易嵌顿的主要原因是

A．患者年龄大

B．患者肥胖

C．股管解剖特点

D．患者多为经产妇

E．骨盆宽大

49．患者，男，30 岁，阑尾炎切除术后出现腹膜刺激征，其腹膜炎的致病菌最可能是

A．溶血性链球菌

B．肺炎双球菌

C．变形杆菌

D．大肠埃希菌

E．厌氧类杆菌

50．患者，女，20 岁，以急性阑尾炎入院。患者麦氏点有明显压痛，麦氏点位置在

A．右髂前上棘与脐连线的中外 1/3 交界处

B．右髂前上棘与脐连线的中内 1/3 交界处

C．右髂前上棘与脐连线的中点

D．左髂前上棘与脐连线的中外 1/3 交界处

E．左髂前上棘与脐连线的中内 1/3 交界处

51．患者，男，34 岁，腹股沟嵌顿性疝引起肠梗阻 2h，局部无红肿热痛包块。该肠梗阻属于

A．机械性肠梗阻

B．动力性肠梗阻

C．麻痹性肠梗阻

D．痉挛性肠梗阻

E．绞窄性肠梗阻

52．患者，男，46岁，因右上腹胀痛1个月就诊，B超显示肝内占位，医生初步考虑原发性肝癌。与原发性肝癌的发生关系最密切的是

A．胆道感染

B．肝炎后肝硬化

C．血吸虫性肝硬化

D．酒精性肝硬化

E．肝脏良性肿瘤

53．患者，女，34岁，进食油腻食物后出现右上腹绞痛，诊断为急性胆囊炎。急性胆囊炎的主要病因是

A．细菌感染

B．结石梗阻

C．创伤

D．胰液进入胆囊

E．十二指肠液进入胆囊

54．患者，女，44岁，因左下肢站立后胀痛、静脉蜿蜒扩张就诊，下列哪项**不是**继发性下肢静脉曲张因素

A．下肢深静脉瓣膜功能不全

B．深静脉血栓形成

C．大隐静脉瓣膜缺陷

D．盆腔内肿瘤

E．妊娠子宫

55．患者，男，22岁，被木棍击伤腰部，出现腰部胀痛、肉眼血尿，CT检查显示肾包膜裂伤。有关肾部分裂伤病理描述，正确的是

A．为最轻的肾损伤

B．常伴有肾包膜破裂，肾盂肾盏黏膜完整

C．多为直接暴力引起

D．肾包膜破裂后会出现肾周血肿

E．肾周血肿内不含尿液

56．患者，男，65岁，以急性尿潴留就诊，患者既往有前列腺增生病史5年。泌尿系梗阻的基本病理改变是

A．膀胱逼尿肌受损

B．肾积水

C．梗阻部位以上尿路扩张

D．肾实质萎缩

E．肾功能快速受损

57．患者，男，63岁，以腰部持续疼痛就诊，多项检查提示骨多发转移癌。对该患者应警惕下列哪种骨折可能性

A．斜形骨折

B．粉碎性骨折

C．横形骨折

D．病理性骨折

E．撕裂性骨折

58．患者，女，23岁，从高处坠落腰部着地，出现受伤部位以下感觉、运动、反射及括约肌功能丧失，3d后功能逐渐有所恢复，医生考虑脊髓休克。关于脊髓休克的描述**不正确**的是

A．组织形态学上无病理变化

B．脊髓仍保持完整

C．脊髓损伤中最轻的一种

D．垂直暂时性的功能障碍

E．脊髓的连续性中断

59．患者，男，14岁，面部蜂窝织炎发病3d后出现寒战高热，左侧膝盖上部持续性剧痛，患肢活动受限，考虑急性血源性骨髓炎。急性血源性骨髓炎好发于长骨干骺端，原因是

A．长骨干骺端血管丰富、血流缓慢

B．长骨干骺端血管丰富、血流较快

C．长骨干骺端骨髓腔大

D．长骨干骺端骨髓腔小

E．长骨干骺端依然在发育

60．患者，男，36岁，长期伏案工作，近期出现颈部僵硬、疼痛，诊断为颈椎病。该病最主要的病因是

A．损伤

B．颈椎间盘退行性变

C．先天性颈椎管狭窄

D．遗传

E．不良坐姿

61．女性正常坐骨棘间径的平均值为

A．8cm

B．9cm

C．10cm

D．11cm

E．12cm

62．有关孕激素的作用，正确的是

A．促进子宫发育

B．促使乳腺管增生

C．使宫颈黏液变稀薄

D．促进阴道上皮增生角化

E．使子宫内膜转化为分泌期

63．使乳腺管增生的激素是

A．雌激素

B．孕激素

C．雄激素

D．胎盘生乳素

E　绒毛膜促性腺激素

64．关于软产道的组成，正确的描述是

A．由子宫体、子宫颈及阴道会阴构成的通道

B．由子宫体、子宫底、子宫颈及阴道构成的通道

C．由子宫下段、子宫颈、阴道及骨盆底软组织构成的通道

D．由子宫体、子宫下段、子宫颈及阴道构成的通道

E．由子宫颈、阴道及骨盆底软组织构成的通道

65．患者，女，26岁。G1P1。产后一日，自己在腹部触及子宫，呈球形，质硬，询问护士是否正常，护士在讲解关于子宫复旧过程时正确的是

A．产后一日宫底在脐上二横指

B．产后一日宫底在脐上一横指

C．产后一日宫底平脐

D．产后一日宫底在脐下一横指

E．产后一日宫底在脐下二横指

66．妊娠高血压综合征最基本的病理变化是

A．水钠潴留

B．全身小动脉痉挛

C．弥漫性血管内凝血

D．胎盘绒毛退行性变化

E．肾小管重吸收功能降低

67．16岁女学生，骑自行车与三轮车相撞，自觉外阴疼痛难忍并有肿胀就诊，根据女性外阴解剖学的特点可能发生的是

A．大阴唇裂伤

B．大阴唇血肿

C．阴道前庭损伤

D．前庭大腺肿大及出血

E．小阴唇裂伤

68．妊娠期羊水过多指羊水量超过

A．600ml

B．800ml

C．1000ml

D．1500ml

E．2000ml

69．妊娠满37周不满42足周终止者，称为

A．流产

B．早产

C．足月产

D．过期产

E．难产

70．羊水栓塞的诱因，**不包括**下列哪项

A．胎膜早破

B．前置胎盘

C．双胎妊娠

D．子宫收缩过强

E．宫颈裂伤

71．引起妇女子宫脱垂的主要原因是

A. 营养不良

B. 长期咳嗽

C. 从事久站体位劳动

D. 长期久蹲

E. 产伤

72. 葡萄胎术后 5 个月，出现不规律的阴道出血，病理检查可见完好的绒毛结构，应考虑为

A. 流产

B. 葡萄胎

C. 异位妊娠

D. 绒毛膜癌

E. 侵蚀性葡萄胎

73. 患者，女，32 岁。因慢性宫颈炎，白带增多，定期复查时医生为其行宫颈活体组织检查，病理诊断为宫颈息肉，其病理变化为

A. 宫颈腺管口被鳞状上皮细胞所覆盖

B. 组织充血，宫颈水肿，腺体和间质增生

C. 宫颈鳞状上皮脱落，柱状上皮覆盖

D. 宫颈管内黏膜及其下的组织充血、水肿、结缔组织增生

E. 宫颈管局部黏膜增生，向宫颈外口突出

74. 最常见的阴道炎为

A. 老年性阴道炎

B. 念珠菌阴道炎

C. 滴虫阴道炎

D. 婴幼儿性阴道炎

E. 细菌性阴道炎

75. 新生儿生理性体重下降的恢复时间是

A. 3d 左右

B. 5d 左右

C. 7d 左右

D. 10d 左右

E. 20d 左右

76. 新生儿败血症最常见的病原菌是

A. 大肠埃希菌

B. 葡萄球菌

C. 铜绿假单胞菌

D. 脑膜炎双球菌

E. 溶血性链球菌

77. 新生儿通过胎盘从母体获得的免疫球蛋白是

A. IgA

B. IgG

C. IgM

D. IgE

E. 分泌型 IgA

78. 新生儿生理性黄疸出现的时间是

A. 生后 1～2d

B. 生后 2～3d

C. 生后 3～4d

D. 生后 4～5d

E. 生后 5～6d

79. **不属于**小儿原始神经反射的是

A. 觅食反射

B. 握持反射

C. 拥抱反射

D. 吞咽反射

E. 吸吮反射

80. 患儿，7 个月，牛乳喂养，家长来院咨询可添加的辅食是

A. 菜汁

B. 碎肉

C. 蛋黄

D. 豆制品

E. 带馅食品

81. 患儿，男，2 岁，生后人工喂养，体重 12kg，身高 76cm，前囟未闭，护士考虑的可能原因是

A. 脱水

B. 脑积水

C. 佝偻病

D. 小头畸形

E. 先天性甲状腺功能减低症

82. 患儿，男，8岁，发现双侧腮部肿大，疼痛，进食时明显，拟诊流行性腮腺炎，护士判断可能的传播途径是

A. 呼吸道传播

B. 消化道传播

C. 体液传播

D. 接触传播

E. 虫媒传播

83. 患儿，男，3岁，因全身高度水肿，尿常规：蛋白（+++），白蛋白 30g/L，诊断肾病综合征，护士分析水肿的原因是

A. 低钠血症

B. 低钾血症

C. 氮质血症

D. 高脂血症

E. 低蛋白血症

84. 患儿，女，14岁，近期发现面色、口唇苍白，查血红蛋白 83g/L，血清铁下降，诊断中度缺铁性贫血，护士认为引起缺铁的原因是

A. 先天铁储存不足

B. 铁丢失过多

C. 生长发育快

D. 铁摄入不足

E. 铁吸收减少

85. 小儿易出现骨髓外造血的原因是

A. 缺乏红骨髓

B. 骨髓造血功能尚不成熟

C. 骨髓造血器官功能活跃

D. 缺乏黄骨髓，造血代偿潜力很低

E. 红骨髓过多，造血代偿潜力过高

86. 建立护患信任关系的重要基础是

A. 良好的第一印象

B. 护患的相互理解

C. 熟练的护理操作技术

D. 真挚的同情心

E. 优雅的仪态

87. 医疗服务的核心与灵魂是

A. 质量和效率

B. 质量和安全

C. 速度和安全

D. 效率和安全

E. 安全和效益

二、以下提供若干个案例，每个案例下设若干个考题。请根据各考题题干所提供的信息，在每题下面的 A、B、C、D、E 5 个备选答案中选择一个最佳答案，并在答题卡上将相应题号的相应字母所属的方框涂黑。

（88～90 题共用题干）

患者，女，27岁，支气管扩张。心悸气短 8 年，反复咯血 2 年，近 2d 又咯血不止就诊。查体：双颊紫红，唇发绀，呼吸困难，双肺底满布湿啰音，脉搏强弱交替，心率 120 次/分，心尖区有舒张期杂音，下肢无水肿，肝、脾正常大小。

88. 双肺底湿啰音及脉搏交替强弱，说明有

A. 全心衰竭

B. 右侧心室衰竭

C. 右心房衰竭

D. 左侧心力衰竭

E. 心肌炎

89. 心尖区舒张期杂音的原因是

A. 主动脉瓣狭窄

B. 二尖瓣狭窄

C. 肺动脉瓣狭窄

D. 心包炎

E. 二尖瓣关闭不全

90. 患者不断咯血的原因是

A. 肺结核

B. 支气管扩张

C．肺炎

D．肺癌

E．肺淤血

（91～92 题共用题干）

患者，男，50 岁，COPD10 年，以"呼吸困难、发绀"5h 收入院。入院后 10h 主诉头痛、恶心，血气分析 PaO_2 为 70mmHg，$PaCO_2$55mmHg。医生考虑患者出现颅内压增高。

91．该患者颅内压增高的机制是

A．血管扩张致脑血流量增加

B．脑部缺氧致脑水肿

C．脑脊液分泌失衡致脑积水

D．血管扩张使颅腔空间缩小

E．脑脊液吸收失衡致脑积水

92．颅内压增高最危险的并发症是

A．脑组织坏死

B．脑疝

C．脑水肿

D．颅内感染

E．脑出血

（93～94 题共用题干）

患者，男，67 岁，冠心病收住院，入院后行冠状动脉旁路移植术，术后出现急性肾衰竭。

93．心脏术后患者出现急性肾衰竭的原因是

A．长时间的低血压

B．红细胞破坏，游离血红蛋白升高

C．溶酶系统被激活

D．纤维蛋白原和血小板减少

E．组织灌注不良、代谢产物堆积引起的代谢性酸中毒

94．该患者肾衰竭的原因属于

A．肾前性

B．肾后性

C．肾性

D．肾前性及肾性

E．肾性及肾后性

（95～97 题共用题干）

患者，男，28 岁，足球运动员，竞赛时踢球用力过猛，引起胫骨结节撕脱骨折，同时有开放性气胸，腰区扭伤，肩关节脱位，脑震荡。

95．该运动员的骨折原因属于

A．直接暴力

B．间接暴力

C．肌肉牵拉

D．骨骼劳损

E．骨骼疾病

96．优先处理的是

A．胫骨骨折

B．开放性气胸

C．腰区扭伤

D．肩关节脱位

E．脑震荡

97．下列哪项**不是**开放性气胸的病理改变

A．患侧压力等于大气压

B．患侧压力小于大气压

C．伤侧肺压缩

D．纵隔左右摆动

E．呼吸循环受到严重影响

（98～100 题共用题干）

某患儿出生 1 个月，家长咨询有关佝偻病防治知识，护士给予的正确回答是

98．引起佝偻病的最常见原因是

A．日光照射不足

B．喂养不当

C．生长发育过快

D．肝肾疾病影响

E．服用药物影响

99．服用维生素 D 的时间是

A. 生后立即
B. 出生2周后
C. 出生1个月
D. 出生4个月
E. 生后6个月

A. 100IU
B. 200 IU
C. 300 IU
D. 400 IU
E. 1000 IU

100. 每日服用维生素D的计量是多少

模拟试卷三

一、以下每一道考题下面有 A、B、C、D、E 5 个备选答案。请从中选择一个最佳答案，并在答题卡上将相应题号的相应字母所属的方框涂黑。

1. 抢救咯血窒息患者时应采取的体位是
A. 患侧卧位
B. 俯卧位
C. 端坐位
D. 平卧位
E. 头低足高位

2. 呼气性呼吸困难的病因是
A. 气管异物
B. 大气管肿瘤
C. 大片肺实变
D. 小支气管痉挛
E. 大量胸腔积液

3. 高血压脑病指的是
A. 脑小动脉严重痉挛致脑水肿
B. 血黏稠致脑血栓形成
C. 脑血管内压高而破裂
D. 脑肿瘤
E. 外来血栓堵塞脑动脉

4. 二尖瓣狭窄患者伴心房颤动时左心房血栓脱落最常栓塞于
A. 脑
B. 肾
C. 四肢
D. 脾
E. 肺

5. 消化性溃疡具有的特征性的临床表现是
A. 反酸、嗳气
B. 节律性上腹痛

C. 消化功能紊乱
D. 恶心、呕吐
E. 营养失调

6. 评估肝硬化患者，当出现下列哪种现象说明已进入肝功能失代偿期
A. 食欲缺乏
B. 消化不良
C. 恶心、呕吐
D. 腹部移动性浊音（＋）
E. 肝、脾轻度大

7. 对肝性脑病患者的护理，**不妥**的是
A. 禁用蛋白饮食
B. 弱酸溶液灌肠
C. 保持大便通畅
D. 烦躁者给镇静药
E. 注意观察生命体征

8. 急性肾盂肾炎最重要的护理措施是
A. 卧床休息
B. 多饮水
C. PP 液坐浴
D. 每天留尿化验
E. 观察药物反应

9. 原发性肾病综合征的特征**不包括**
A. 高度水肿
B. 大量蛋白尿
C. 低蛋白血症
D. 高脂血症
E. 高血压

10. 慢性肾小球肾炎的发病机制是
A. 病毒直接感染
B. 代谢紊乱
C. 细菌直接感染

D. 免疫反应

E. 感染所致中毒

11. 成年人缺铁性贫血最常见的原因是

A. 摄入铁不足

B. 铁吸收不良

C. 慢性失血

D. 免疫功能不佳

E. 游离铁丧失

12. 急性再生障碍性贫血最主要的表现是

A. 出血和感染

B. 头晕、心悸

C. 严重贫血

D. 肝、脾大

E. 毛发枯干

13. 甲状腺功能亢进症甲状腺危象的表现是

A. T_3、T_4不增高

B. 体温35℃

C. 严重吐泻、大汗

D. 脉搏110次/分

E. 烦躁或嗜睡

14. 各型糖尿病患者最基本的治疗护理措施是

A. 控制饮食

B. 口服降糖药

C. 胰岛素治疗

D. 运动疗法

E. 心理疗法

15. 对低钾血症患者静脉补钾，最重要的是

A. 给药速度

B. 药液浓度

C. 患者尿量

D. 用药总量

E. 患者精神状态

16. 对颅内高压患者行脱水治疗时，如应用20%甘露醇溶液250ml静脉滴注，应在多长时间内注完

A. 5~14min

B. 15~30min

C. 31~45min

D. 60min

E. 90min

17. 患者，女，68岁，患肝硬化已5年，近日发现牙龈出血、夜间睡眠时流涎呈粉红色，皮肤有许多出血点，且有尿频、尿急、腰痛，经检查后确认为肝硬化、脾功能亢进、全血细胞减少，伴泌尿系感染。泌尿系感染是由于

A. 红细胞减少

B. 血小板减少

C. 嗜酸性粒细胞减少

D. 嗜中性粒细胞减少

E. 淋巴细胞减少

18. 肝硬化腹水患者的腹水性质是

A. 渗出液

B. 漏出液

C. 乳糜液

D. 血性液

E. 脓性液

19. 急性心肌梗死患者发生左侧心力衰竭的主要原因是

A. 肺部感染

B. 心脏负荷加重

C. 房室传导阻滞

D. 情绪激动

E. 心肌收缩力减弱和不协调

20. 下列哪项与原发性肝癌的病因最有关

A. 饮水中某些稀有金属量过多

B. 黄曲霉素

C. 酒精中毒

D. 胆道感染

E. 乙型肝炎、肝硬化

21. 引起呼吸系统疾病最常见的病因是

A. 吸烟

B. 理化因素

C. 感染

D. 肿瘤

E. 变态反应

22. 患者，男，32 岁，因头晕，乏力，注意力不集中，经医院检查诊为小细胞低色素贫血，其原因可能是

A. 缺维生素 C

B. 缺维生素 B_{12}

C. 缺叶酸

D. 缺钙

E. 缺铁

23. 与蜘蛛痣形成有关的因素是

A. 严重感染

B. 血小板减少

C. 血糖过高

D. 酗酒

E. 雌激素过多

24. 成年肥厚型心肌病患者最常见的死亡原因是

A. 心力衰竭

B. 心律失常

C. 心源性休克

D. 猝死

E. 急性心肌梗死

25. 深昏迷患者**不能**将痰液咳出的主要原因是

A. 咳嗽反射迟钝

B. 咳嗽反射消失

C. 吞咽反射消失

D. 痰液稀薄

E. 咳嗽无力

26. 慢性肺源性心脏病发病机制是

A. 右心前负荷加重

B. 右心后负荷加重

C. 左心前负荷加重

D. 左心后负荷加重

E. 以上都不是

27. 急性心肌梗死患者发生左侧心力衰竭的主要原因是

A. 肺部感染

B. 心脏负荷加重

C. 房室传导阻滞

D. 情绪激动

E. 心肌收缩力减弱和不协调

28. 深昏迷患者**不能**将痰液咳出的主要原因是

A. 咳嗽反射迟钝

B. 咳嗽反射消失

C. 吞咽反射消失

D. 痰液稀薄

E. 咳嗽无力

29. 下列哪种情况要考虑呼吸性碱中毒的可能

A. 低血容量休克

B. 幽门梗阻

C. 低钾血症

D. 呼吸道梗阻

E. 呼吸机辅助过度通气

30. 影响伤口愈合的全身因素**不包括**

A. 年龄

B. 糖尿病

C. 低蛋白血症

D. 伤口感染

E. 使用糖皮质激素

31. 下列哪项是引起腹外疝的先天性因素

A. 手术切口愈合不良

B. 腹壁外伤

C. 腹壁神经损伤

D. 年老

E. 脐环

32. 最容易发生绞窄的肠梗阻是

A. 粘连性肠梗阻

B. 蛔虫性肠梗阻

C. 肠麻痹

D. 肠痉挛

E. 肠扭转

33．有关肝窦解剖生理描述，**不正确**的是

A．一端与肝动脉相通

B．另一端与肝中央静脉连通

C．是肝毛细血管网

D．周围是单层肝细胞索

E．是肝进行物质交换的场所

34．下列哪项属于不稳定性骨折

A．横形骨折

B．嵌插骨折

C．青枝骨折

D．粉碎性骨折

E．裂缝骨折

35．有关急性血源性骨髓炎病因病理的描述，**不恰当**的是

A．常见致病菌是金黄色葡萄球菌

B．多为血行感染

C．多见于成年人

D．好发于长骨干骺端

E．晚期形成骨性死腔

36．患者，男，36岁，大面积烧伤后行补液治疗，补液量应为4000ml，补充2000ml后血清钠为130mmol/L。考虑该患者为低渗性脱水。有关低渗性脱水病理改变下列哪项描述**不正确**

A．失钠比例多于失水

B．细胞外液低渗

C．细胞外液脱水最重

D．细胞内水肿

E．细胞内脱水

37．患者，男，44岁，因上消化道出血，输入大量库存血，出现心率缓慢、手足抽搐、血压下降、伤口渗血，其原因是

A．血钾升高

B．血钾降低

C．血钙升高

D．血钙降低

E．血钠降低

38．患者，男，20岁，局麻下行背痈切开清创术，术中患者出现面色苍白、出冷汗、胸闷、气短、呼吸困难等表现，考虑为局麻药中毒反应。处理时首选下列哪种药物

A．苯巴比妥

B．地西泮

C．吗啡

D．氯丙嗪

E．东莨菪碱

39．患者，男，27岁，胸部被车撞伤后出现胸壁软化，其发生机制是

A．单根肋骨单处骨折

B．单根肋骨多处骨折

C．胸骨骨折

D．相邻多根肋骨多处骨折

E．多根肋骨单处骨折

40．患者，男，30岁，胸部外伤后发生张力性气胸。有关张力性气胸病理特点描述，**不正确**的是

A．伤处呈单向活瓣

B．胸腔内压力不断上升

C．患侧听诊呼吸音消失

D．患侧肋间变窄

E．立即排气减压

41．患者，男，43岁，急性脓胸最主要的感染途径是

A．肝脓肿经淋巴管侵犯胸膜腔

B．脓毒血症患者经血液循环进入胸膜腔

C．细菌经伤口进入胸膜腔

D．临近化脓病灶直接破入胸膜腔

E．胸部异物手术后继发感染

42．患者，男，55岁，在体外循环下行心脏旁路移植术。有关体外循环作用机制和特点描述，**不恰当**的是

A．将回心静脉血从上、下腔静脉或右心房引出体外

B．在人工心肺机内进行氧合并排出二氧化碳

C．血液进行气体交换后，再由血泵输回体内动脉继续进行血液循环

D．可阻断心脏血流，进行心内直视操作

E．不会对血液细胞造成损害

43．患者，女，23 岁，因阑尾穿孔、急性腹膜炎收住院，入院后患者出现休克表现。急性腹膜炎患者发生休克的主要原因

A．剧烈疼痛

B．肠内积液刺激

C．腹膜吸收大量毒素，血容量减少

D．大量呕吐失液

E．腹胀引起呼吸困难

44．患者，男，57 岁，因左上腹隐痛就诊，胃镜检查确诊为胃癌。胃癌最早、最主要的转移途径是

A．淋巴转移

B．血行转移

C．腹腔种植

D．直接浸润

E．胸膜腔种植

45．患者，女，24 岁，5h 前脐部出现疼痛，1h 前疼痛转移到右下腹部。查体：麦氏点压痛、反跳痛、肌紧张。术中显示阑尾表面有小脓肿形成，覆盖脓性渗出物。该患者阑尾炎病理类型属于

A．单纯性阑尾炎

B．化脓性阑尾炎

C．坏疽性阑尾炎

D．穿孔性阑尾炎

E．阑尾周围脓肿

46．患者，男，58 岁，因大肠癌行右侧结肠切除术。术后为监测有无复发转移，应定期检查的脏器为

A．肾

B．肝

C．肺

D．脑

E．骨

47．患者，男，22 岁，用力排便后出现肛门部剧痛，诊断为肛裂。有关肛裂病因病理描述，**不正确**的是

A．常发生在肛管前正中线

B．是肛管皮肤的全层裂伤

C．主要原因是便秘

D．排便时干硬粪便造成机械性损伤

E．裂口上端的肛瓣和肛乳头水肿形成肥大乳头

48．患者，女，37 岁，进食油腻食物后出现右上腹部绞痛、寒战高热，诊断为急性胆管炎。该病最常见的发病原因是

A．胆道肿瘤

B．胆管结石

C．胆道蛔虫

D．胆管扭转

E．胆道狭窄

49．患者，男，47 岁，加油站工人，近期诊断为血栓闭塞性脉管炎。有关血栓闭塞性脉管炎的叙述，**错误**的是

A．早期表现为间歇性跛行

B．后期肢体远端发生坏疽

C．该病发生与吸烟有密切关系

D．主要为下肢中、小静脉病变

E．高压氧治疗有一定效果

50．有关腹膜外型膀胱破裂，描述正确的是

A．损伤膀胱黏膜或肌层，未穿破膀胱壁

B．膀胱壁破裂，但腹膜完整

C．尿液进入腹腔，引起腹膜炎

D．无尿液外渗，可有血尿

E．尿外渗进入盆腔内膀胱周围间隙，不会引起感染

51．患者，男，45 岁，骨折卧床 1 个月后发现有泌尿系结石。患者患泌尿系结石的原因可能是

A．肾功能不全

B. 液体摄入不足

C. 血液循环减慢

D. 活动少而增加钙质的游离

E. 饮用水的成分

52. 患者，女，45 岁，以反复出现尿频、尿急、血尿就诊，多项检查确诊为肾结核。有关肾结核描述**不正确**的是

A. 起源于肺结核

B. 早期为病理肾结核，逐渐发展为临床肾结核

C. 肾出现进行性、破坏性病变

D. 早期为双侧发病

E. 晚期肾功能下降

53. 患者，男，78 岁，家人诉 6h 未排小便并出现躁动不安。查体：下腹部膨隆，叩诊浊音。考虑为急性尿潴留。老年男性尿潴留最常见的原因是

A. 尿道狭窄

B. 膀胱结石

C. 膀胱肿瘤

D. 前列腺增生

E. 膀胱结核

54. 患者，男，28 岁，胫骨骨折行石膏固定术，3 个月后患者出现膝关节僵硬，其主要原因是

A. 合并关节面骨折

B. 合并神经损伤

C. 合并血管损伤

D. 肌肉嵌入骨断面

E. 缺乏功能锻炼

55. 患儿，5 岁，一年前因外力出现肩关节脱位，其后反复多次出现。其原因是

A. 初次脱位时外力太大

B. 关节盂发育不良

C. 关节可能患有某种疾病

D. 初次治疗不当

E. 年龄过小

56. 患者，男，15 岁，主诉右侧髋部疼痛，活动加重，休息减轻，疼痛向膝部放射，"4"字试验阳性，考虑髋关节结核。结核的原发病灶多为

A. 肺

B. 肠道

C. 肾

D. 肝

E. 腹腔

57. 患者，男，28 岁，以腰部疼痛就诊，诊断为腰椎间盘突出症。腰椎间盘最常见的突出和退变间隙依次排列为

A. 腰 $_{3\sim4}$，腰 $_5\sim$ 骶 $_1$

B. 腰 $_{3\sim4}$，腰 $_{4\sim5}$

C. 腰 $_5\sim$ 骶 $_1$，腰 $_{4\sim5}$

D. 腰 $_{4\sim5}$，腰 $_5\sim$ 骶 $_1$

E. 腰 $_{4\sim5}$，腰 $_{3\sim4}$

58. 女性正常骨盆出口横径平均值为

A. 8cm

B. 9cm

C. 10cm

D. 11cm

E. 12cm

59. 怀孕妇女循环血容量开始增加是于妊娠

A. 4 周

B. 6 周

C. 8 周

D. 10 周

E. 12 周

60. 与胎膜早破发生无关的是

A. 妊娠早期性交

B. 羊膜腔内压力增加

C. 子宫颈内口松弛

D. 胎膜菲薄脆弱

E. 下生殖道感染

61. 受精卵着床后的子宫内膜称

A. 增生期子宫内膜

B．分泌期子宫内膜

C．羊膜

D．蜕膜

E．绒毛膜

62．早期妊娠是指妊娠

A．12 周末以前

B．12～28 周

C．13～28 周

D．18～28 周

E．20～28 周

63．胎先露是指

A．胎儿身体纵轴与母体纵轴之间的关系

B．胎儿在子宫腔内的姿势

C．最先进入骨盆入口的胎儿部分

D．胎儿先露部指示点与母体骨盆的关系

E．胎儿在子宫腔内冲击子宫壁的动作

64．某产妇，孕 1 产 1，足月顺产一女婴，胎儿娩出后，即出现阴道出血约 500ml，血液呈鲜红色，很快凝成血块，此时胎盘尚未娩出，根据上述情况，考虑出血原因的最大可能是

A．宫缩乏力

B．软产道损伤

C．胎盘滞留

D．胎盘残留

E．凝血功能障碍

65．继发性闭经是指月经初潮后，因某种病理性原因停经在

A．6 个月以上

B．5 个月以上

C．4 个月以上

D．3 个月以上

E．2 个月以上

66．女性生殖系统恶性肿瘤中发病率最高的是

A．宫颈癌

B．绒毛膜癌

C．子宫内膜癌

D．卵巢癌

E．外阴癌

67．目前我国育龄妇女采用的主要避孕措施是

A．安全期避孕

B．宫内节育器

C．短效口服避孕药

D．速效避孕药

E．皮下埋置缓释系统避孕药

68．抑制排卵的避孕方法为

A．安全期避孕

B．药物避孕

C．使用避孕套

D．放置宫内节育器

E．使用阴道隔膜

69．最能反映小儿体格生长，尤其是营养状况的指标是

A．身长

B．头围

C．体重

D．胸围

E．皮下脂肪

70．根据小儿运动功能的发育规律，开始会爬的月龄是

A．3～4 个月

B．5～6 个月

C．6～7 个月

D．8～9 个月

E．10～11 个月

71．小儿乳牙出齐的年龄阶段是

A．1 岁

B．1 岁半

C．2 岁半

D．3 岁

E．3 岁半

72．足月儿生理性黄疸消退时间多为生后

A．两天内

B. 2～4d

C. 4～6d

D. 10～14d

E. 2～3周

73. 新生儿生理性体重下降不应超过出生体重的

A. 5%

B. 7%

C. 10%

D. 15%

E. 20%

74. 婴儿生理性流涎发生在生后

A. 1～2个月

B. 3～4个月

C. 5～6个月

D. 7～8个月

E. 9～10个月

75. 幼儿，女，10个月，生后母乳喂养，护士建议断奶的适宜季节是

A. 冬季

B. 夏季

C. 春、秋季

D. 夏、秋季

E. 冬、春季

76. 护士为家长宣传母乳喂养的优越性，尤其告知初乳中最重要的成分是

A. 乳白蛋白含量多

B. 不饱和脂肪较多

C. 乳糖含量高

D. SIgA含量高

E. 钙、磷含量多

77. 男婴，6个月，生后持续发绀，喂奶时更甚，最可能患有

A. 房间隔缺损

B. 室间隔缺损

C. 肺动脉狭窄

D. 法洛四联症

E. 动脉导管未闭

78. 男婴，8个月，生后人工喂养，未添加辅食，近半月发现面色苍白，检查有中度贫血，考虑患儿可能的贫血是

A. 感染性贫血

B. 失血性贫血

C. 溶血性贫血

D. 营养性缺铁性贫血

E. 巨幼红细胞性贫血

79. 患儿，8个月，单纯羊乳喂养，为预防巨幼红细胞性贫血，建议饮食中增加叶酸，下列含叶酸较多的食物是

A. 蛋类

B. 瘦肉

C. 海产品

D. 干果类

E. 新鲜绿叶蔬菜

80. 护士对家长健康宣教，重点告知麻疹的传播途径是

A. 飞沫呼吸道传染

B. 虫媒传播

C. 血液传播

D. 皮肤接触传播

E. 消化道传播

81. 下面哪项不是护士应履行的护理职责

A. 医学照顾

B. 病情观察

C. 医疗诊断

D. 治疗实施

E. 健康教育

82. 护理人员对患者的关心及提供的服务是根据

A. 患者的信仰

B. 患者的地位

C. 患者的经济

D. 病情的需要

E. 患者的文化

83. 临终关怀的根本目的是
A. 提高临终患者的生存质量
B. 减轻家庭的经济负担
C. 加速患者死亡
D. 防止患者自杀
E. 节约卫生资源

84. 护理人员最基本的道德义务是
A. 对患者个体尽义务
B. 对社会尽义务
C. 对患者个体和家属尽义务
D. 对患者家属和对社会尽义务统一起来
E. 对患者个体尽义务和对社会尽义务统一起来

85. 患者，男，28岁，精神分裂症。因服用大量的安眠药一昼夜未醒被送至急诊室。护理该患者在伦理规范上应注意
A. 理解患者，尊重人格
B. 主动关心，耐心看护
C. 严格管理，密切观察
D. 保守秘密，恪守慎独
E. 严格药物禁忌，保证人身安全

二、以下提供若干个案例，每个案例下设若干个考题。请根据各考题题干所提供的信息，在每题下面的A、B、C、D、E 5个备选答案中选择一个最佳答案，并在答题卡上将相应题号的相应字母所属的方框涂黑。

（86～88 题共用题干）

患者，男，65岁，高血压病10年，昨夜睡眠中突然感到极度胸闷、气急、大汗、咳嗽、咳泡沫样血痰，端坐呼吸，血压 26.6/14.7kPa（200/110mmHg），心率 110 次/分。

86. 估计患者可能发生了
A. 高血压危象
B. 肺梗死
C. 急性肺水肿
D. 高血压心脏病
E. 高血压脑病

87. 对患者的护理，应立即采取的有效措施是
A. 安慰患者
B. 双腿下垂端坐位
C. 观察血压变化
D. 详细护理记录
E. 高浓度吸氧

88. 配合抢救患者时，以下用药护理**不妥**的是
A. 快速静脉注射呋塞米可利尿
B. 缓慢静脉注射硝普钠可扩血管
C. 氨茶碱静脉注射可扩气管
D. 注射吗啡可扩张小动脉
E. 乙醇湿化氧气可增加肺泡张力

（89～91 题共用题干）

患者，男，45岁，在建筑施工中因突然塌方，双下肢压伤长达 2h，经抢救解除压迫，双下肢有肿胀、疼痛，3h 后出现尿少，尿比重低，尿中未见血细胞。

89. 该患者诊断为
A. 急性肾衰竭
B. 休克
C. 脱水
D. 膀胱损伤
E. 尿道损伤

90. 引起以上变化的原因是
A. 失血
B. 液体入量不足
C. 尿外渗
D. 挤压综合征
E. 腹部损伤

91. 当前重要的处理是
A. 碱化尿液
B. 大量补液
C. 输血
D. 紧急手术
E. 补钾

（92～93 题共用题干）

患者，男，34 岁，车祸导致骨盆骨折，并发尿道损伤。

92．尿道损伤部位多在

A．海绵体部

B．球部

C．膜部

D．前列腺部

E．球膜交界处

93．如果患者尿道断裂，血尿外渗的范围在

A．会阴部皮下

B．下腹部皮下

C．阴囊

D．耻骨后腹膜外间隙

E．腹腔内

（94～95 题共用题干）

患者，男，20 岁，膝关节外伤后出现化脓性关节炎。

94．关节炎主要致病菌是

A．金黄色葡萄球菌

B．白色葡萄球菌

C．链球菌

D．淋病双球菌

E．大肠埃希菌

95．有关化脓性关节炎浆液渗出期描述，不正确的是

A．滑膜充血、水肿、渗出

B．关节软骨无明显改变

C．及时治疗后关节功能可完全恢复

D．关节功能部分受损

E．属于早期病理改变

（96～98 题共用题干）

患者，女，60 岁，已婚，绝经 8 年，原发不孕，既往身体健康。因血性白带 3 个月就医。妇科检查：阴道黏膜正常，宫颈轻度糜烂，子宫较绝经期年龄稍大，两侧附件阴性。

96．首先考虑该患者的疾病是

A．老年性阴道炎

B．宫颈癌

C．宫颈炎

D．子宫内膜癌

E．卵巢颗粒细胞瘤

97．为了确诊首选的检查项目是

A．宫颈刮片细胞学检查

B．宫颈活体组织检查

C．分段诊断性刮宫术

D．阴道镜检查

E．宫腔镜检查

98．在产前门诊，护士向孕妇解释产前复诊检查的正确时间是

A．妊娠 12 周内不做检查

B．妊娠 24 周起做产前系列检查

C．妊娠 28～36 周期间每 4 周检查 1 次

D．妊娠 36 周起每周检查 1 次

E．妊娠 38 周起每 3d 检查 1 次

（99～100 题共用题干）

护士发现新生儿口腔黏膜上腭中线和齿龈切缘处有黄白色小斑点，余正常。

99．可能的情况是

A．鹅口疮

B．马牙

C．螳螂嘴

D．口腔溃疡

E．乳牙

100．护士此时应处置原则是

A．不必处理

B．用无菌针头挑破

C．手术切除

D．涂抹制霉菌素

E．用力擦净

基础知识模拟试卷参考答案

模拟试卷一

1. D　2. C　3. C　4. E　5. C　6. E　7. C　8. C　9. D　10. D
11. A　12. B　13. B　14. D　15. E　16. B　17. D　18. A　19. E　20. E
21. E　22. A　23. B　24. D　25. A　26. B　27. B　28. D　29. C　30. E
31. E　32. B　33. B　34. D　35. D　36. E　37. D　38. D　39. E　40. A
41. A　42. B　43. A　44. C　45. B　46. A　47. D　48. A　49. A　50. A
51. C　52. A　53. A　54. B　55. B　56. A　57. D　58. D　59. A　60. B
61. C　62. D　63. E　64. A　65. D　66. A　67. D　68. C　69. C　70. E
71. A　72. E　73. B　74. C　75. D　76. D　77. B　78. D　79. B　80. C
81. D　82. E　83. A　84. C　85. C　86. E　87. D　88. A　89. D　90. B
91. A　92. B　93. C　94. D　95. A　96. A　97. A　98. E　99. D　100. C

模拟试卷二

1. B　2. A　3. A　4. B　5. E　6. A　7. D　8. B　9. C　10. D
11. B　12. E　13. E　14. C　15. D　16. C　17. D　18. C　19. B　20. A
21. B　22. D　23. B　24. C　25. D　26. B　27. D　28. B　29. D　30. B
31. A　32. C　33. C　34. B　35. C　36. E　37. B　38. C　39. B　40. B
41. B　42. E　43. A　44. C　45. B　46. C　47. A　48. C　49. D　50. A
51. A　52. B　53. B　54. C　55. E　56. C　57. D　58. E　59. A　60. B
61. C　62. E　63. A　64. C　65. C　66. B　67. B　68. E　69. C　70. C
71. E　72. E　73. E　74. C　75. D　76. B　77. B　78. B　79. D　80. C
81. C　82. A　83. E　84. C　85. B　86. E　87. B　88. D　89. B　90. B
91. A　92. B　93. B　94. C　95. C　96. B　97. B　98. A　99. B　100. D

模拟试卷三

1. E　2. D　3. A　4. A　5. B　6. D　7. D　8. B　9. E　10. D
11. C　12. C　13. C　14. A　15. C　16. B　17. D　18. B　19. E　20. E
21. C　22. E　23. E　24. D　25. A　26. B　27. E　28. A　29. E　30. D
31. E　32. E　33. A　34. D　35. C　36. E　37. D　38. B　39. D　40. D
41. D　42. E　43. C　44. A　45. D　46. B　47. A　48. B　49. D　50. B
51. D　52. D　53. D　54. E　55. D　56. A　57. D　58. B　59. B　60. A
61. D　62. A　63. C　64. B　65. A　66. A　67. B　68. B　69. C　70. D
71. C　72. D　73. C　74. B　75. C　76. D　77. D　78. D　79. E　80. A
81. C　82. D　83. A　84. E　85. D　86. C　87. B　88. E　89. A　90. D
91. A　92. C　93. D　94. A　95. D　96. D　97. C　98. D　99. B　100. A